S\MOVES
UMDENKEN IM STRESS

Ein ganzheitliches Stress- und Gesundheitskonzept

DANKSAGUNG

Der größte Dank gilt Miriam, ohne die das Buch niemals Gestalt angenommen hätte (im wahrsten Sinne des Wortes). Sie hat sich mit Liebe zum Detail und unendlicher Geduld um inhaltliche Stimmigkeit, Form und Gestalt gekümmert.

Dankeschön an Alex, die für Gestaltung und Satz zuständig war, immer wieder wertvolle Impulse gegeben hat und uns zu einem ganz wichtigen Zeitpunkt motiviert hat, nicht aufzugeben.

Dank gebührt der Firma blickpunkt x, und insbesondere Frank, der uns mit Martin einen humor- und phantasievollen Illustratorprofi vermittelt hat und in der ganzen Zeit ein wichtiger Ansprechpartner war.

Einen Dank auch an unseren Freund Volker, der uns in philosophischen Fragen stets ein geschätzter Gesprächspartner war und uns mit der Albernheit als Stresslöser vertraut machte.

Ein Dank gebührt den vielen Stress-Management-Trainer/innen, die uns immer wieder darin bestärkt haben, das Buch zu schreiben.

M

MOTIVATION 68

Was will ich eigentlich? 70

Motivationsforschung oder wie geht Veränderung? 74

Erwartung-Mal-Wert-Modell 74

Das Rubikon-Modell 75

Transtheoretisches Modell der Veränderung 77

Dranbleiben 82

Visionen und Ziele 84

Vision entwickeln 84

Von der Vision zum Ziel 85

Ziele formulieren 86

S

STRESS 16

Stressevolution 18

Stressphysiologie 31

Zwei Hauptachsen der Stressphysiologie 33

Stressphysiologie als Feuerwehreinsatz 34

Wirkung der Stresshormone 39

Über guten und schlechten Stress 46

Burnout – was ist das eigentlich? 47

Aktuelle Zahlen 49

Stressdiagnostik 51

Stressorentest 52

Der S\MOVES-Kreis 55

Auswertung S\MOVES-Kreis 60

Medizinische und physiologische Stresstests? 66

O

ORGANISATION 88

Chronobiologie 95

Zeit- und Selbstmanagement 97

Der Weg ist das Ziel 99

Der Weg zum Ziel 100

Wegelagerer 107

Umgang mit digitalen Medien 113

Aufräumen und Wegschmeißen 115

Die Philosophie des einfachen Lebens 116

Gerümpel und Krempel 118

Inhaltsverzeichnis 6

Vorwort 8

S\MOVES als Arzneimittel 15

INHALTSVERZEICHNIS

V

VITALITÄT 120

Bewegung 124
Bewegung und Sport: der kleine Unterschied 124
Warum Bewegung wichtig ist 125
Welche Bewegung kommt infrage? 127
10 Regeln der Sportärzte 129
Superkompensation 130
5 Säulen der Fitness 131

Ernährung 143
Ernährungspraxis bei Stress 143
Teufelskreis von Stress und schlechter Ernährung 146
Ernährungsfallen im Stress 147
Mit Superfood gegen Stress 167
Stress und Gewicht 169
Stress und Nahrungsergänzung 171

Natur 177
Der Biophilia-Effekt 177
Naturheilverfahren bei Stress 178
- Hydrotherapie 184
- Phytotherapie 186

Entspannung und Regeneration 197
Pausen und Regeneration 197
Entspannungsverfahren 199
- Mindfulness-Based-Stress-Reduction 200
- Autogenes Training 204
- Progressive Muskelentspannung nach Jacobson 205
- Biofeedback/Neurofeedback 206
- Hypnose 206

Ausdrucksformen zum Stressabbau 210

E

ERKENNTNIS 212

Gefühls- und Gedankenwelten 215

Strategien im Umgang mit Stress 219
Glaubenssätze und Selbsttheorien 220
Persönlichkeitsressourcen 222
Emotionsregulation 223

Erkennen in der Praxis 228
A – Anschauen und Ändern 228
H – Haltung entwickeln 233
A – Ausrichten 236

S

SOZIALES

Bindungen – warum Ver-Bindung so wichtig ist 242
- Parentale Bildschirm-Ablenkung – ein Thema dieser Zeit 247
- Welche und wie viele Beziehungen? 248
- Wie sind die Beziehungen, die wir haben? 250
- Haustiere gegen Stress 251

Kommunikation und Netzwerke 253

Ständige Erreichbarkeit 258

Rituale 260

Albernheit 262

Literaturverzeichnis 264

Tabellen- und Abbildungsverzeichnis 276

Impressum 278

Ein Leben ohne Stress ist eine Illusion und auch nicht erstrebenswert. Stress hat zwei Seiten: eine gute, die persönliche Entwicklung und Reife fördert und eine zerstörerische, die krank macht oder Krankheiten verstärkt.

VORWORT

Es war an einem verregneten Wochenende in Köln, als mein Bruder, unser Vater und ich zusammensaßen und uns austauschten. Mein Bruder erzählte von seinem ungemeinen Stress. Er berichtete von den schwierigen Arbeitsbedingungen, seinen langen Arbeitszeiten, seinem Anspruch an sich selbst und den ersten Warnzeichen, die sein Körper ihm zeigten. Wir suchten nach Lösungen und trugen all das zusammen, was uns unmittelbar in den Kopf kam. Dabei merkten wir, dass jeder zunächst seine eigene Brille trug, sehr beeinflusst von der jeweiligen inhaltlichen Herkunft. Mein Vater als Ernährungs- und Sportwissenschaftler hatte ganz andere Ideen als ich meines Zeichens Psychologin und Therapeutin. Schnell merkten wir, dass die meisten Antistresskonzepte flickenteppichartig alles Mögliche zusammentrugen, aber dennoch den Schwerpunkt auf ihre eigene Profession legten, dabei diese favorisierten, ähnlich wie wir an diesem Abend. Uns wurde schnell klar, was als nächstes passieren musste.

Wir starteten ein Vater-Tochter-Projekt, das uns nicht nur zu diesem Buch führte, sondern auf eine Reise mit dem Ziel, Stress nachhaltig und ganzheitlich zu betrachten. Wir begaben uns auf die Suche und durchforsteten dabei all das, was wir aus unseren Professionen darüber wussten. Durch die jahrelange Ausbildung von Stressmanagementtrainern hatte mein Vater eine gute Idee davon, was bei Gestressten tatsächlich wirken kann, was Menschen brauchen, um nachhaltig ins Handeln zu kommen. So trugen wir alles zusammen, diskutierten, fragten andere Menschen nach ihren Stresserfahrungen, probierten die Dinge an uns selbst aus und entwickelten ein Konzept, bei dem alle Ideen gleichermaßen und wertfrei integriert werden.

Stress, so die erste, aber bedeutende Erkenntnis, ist eine äußerst individuelle Angelegenheit und es gibt viele Wege, die nach Rom führen. Bemerkenswert sind Wechselwirkungen, sprich eine Verbesserung in dem einen Bereich kann den anderen gleichermaßen beeinflussen. So kann ein Mehr an Bewegung und eine gute Versorgung mit den notwendigen Nährstoffen unsere Stimmung beeinflussen. Umgekehrt führt eine verbesserte Stimmungslage, initiiert durch mentale Prozesse zu einem gesünderen Lebensstil, der sich darin äußert, dass wir uns gesünder ernähren und uns mehr bewegen. Es kommt jedoch nicht darauf an, wo genau wir ansetzen, es kommt darauf an, DASS wir anfangen. Dabei ist es uns wichtig zu betonen, dass ein Leben ohne Stress eine Illusion ist und auch nicht erstrebenswert. Stress hat zwei Seiten: eine gute, die persönliche Entwicklung und Reife fördert und eine zerstörerische, die krank macht oder Krankheiten verstärkt. Wir möchten Sie einladen, sich Zeit für Ihre persönliche Reise zu nehmen und sich auf den Weg zu einem Leben zu machen, das Stress als Wachstumschance begreift und Sie auf die gute Seite führt.

Über dieses Buch

Sie fragen sich zu Recht: Warum ein weiteres Buch zum Thema Stress? Bücher über Stress und wie man ihn am besten bewältigt gibt es unzählige. Inflationär verbreitet sind oberflächliche Tipps zum Umgang mit Stress. Sie ähneln dem Rat(schlag) an einen depressiven Menschen, doch einmal etwas fröhlicher zu sein. Ein Mensch im Stress ist gefangen in seiner Lage. In seinem Blickfeld und seinen Wahlmöglichkeiten eingeengt zu sein, bringt die Natur des Stresses mit sich. Das ist vor dem Kampf mit dem Säbelzahntiger, dem Urstress schlechthin, sehr sinnvoll. Moderne Stressszenarien sind jedoch komplexer: Wie bewältige ich mein Arbeitspensum; wie organisiere ich die Pflege meiner an Demenz erkrankten Eltern; wie werde ich der täglichen Informationsflut Herr? Dabei hat jede Altersgruppe ihr Stresspäckchen zu tragen. Unter Stress leiden fast alle; die Art des Stresses oder fachlich ausgedrückt die Stressoren (Stressauslöser) unterscheiden sich.

Und nicht nur die Stressoren sind vielfältig, auch die Tipps zur Stressbewältigung, neudeutsch „Coping", gehen in die Tausende. Sie erhöhen sogar den Druck, weil sie die schon übervolle „To-do-Liste" noch verlängern. Diese kriegt man schon nicht abgearbeitet und jetzt schlagen die Experten noch vor, jeden Tag mindestens eine halbe Stunde zu joggen, die nötigen Vitalstoffe zuzuführen und am besten täglich zu meditieren. Ein perfekter Teufelskreis: Der Alltag stresst → Die Umgebung sagt: *„Du musst was tun gegen deinen Stress!"* → Du sagst dir: *„Ich will ja, aber wann soll ich das alles machen?"* → Der Alltag stresst noch mehr!

Pauschale Anti-Stress-Tipps helfen also nicht weiter, eine Veränderung des Blickwinkels schon. Von oben – mithilfe eines Perspektivwechsels – betrachtet, erkennt man den richtigen Weg durch das Labyrinth. Im Sinne einer ganzheitlichen Betrachtung stellt dieses Buch Ihnen alle Themen vor, die für die Bewältigung Ihrer persönlichen Stressbelastung relevant sind. Bei einigen dieser Themen sind Sie vielleicht schon gut aufgestellt, sie sind eine gute Ressourcenbasis. Welche weiteren Ressourcen Sie noch benötigen, erfahren Sie im Kontext unserer individuellen Stressdiagnostik. Der Weg und vor allem der Ausgang liegen anschließend klar und deutlich vor Ihnen. Was verhilft Ihnen zu dem notwendigen Perspektivwechsel? Es ist eine tiefgehende Analyse Ihrer Situation. Die richtigen Fragen helfen weiter. Was sind Ihre Hauptstressoren, wie sind sie genau zu beschreiben? Welche Baustellen müssen zuerst bearbeitet, welche Löcher als erste gestopft werden? Wer oder was kann Ihnen dabei helfen?

Reichen Ihre Kräfte überhaupt noch aus, um Ihre unbefriedigende Lage zu verändern? Welche unbewussten Kräfte wirken in Ihnen, dass Sie immer wieder in die gleichen Fallen tappen? Antworten auf all diese Fragen und noch viele mehr führen zu mehr Klarheit und zum notwendigen Perspektivwechsel. Erst nach einer genauen Analyse macht es Sinn, in aller Ruhe einen Handlungsplan zu erstellen, der Sic nicht überfordert und passgenau auf Sie zugeschnitten ist. Auf diesem Weg möchten wir Sie mit unserem Buch begleiten.

Mit S\MOVES bekommen Sie einen Fahrplan an die Hand, der Sie in die Lage versetzt, Ihr Leben so zu ändern, dass Sie den täglichen Herausforderungen gelassener und konstruktiver begegnen und auch Ihre physischen und psychischen Ressourcen stärken.

In aller Bescheidenheit können wir auf viele Jahre Erfahrung in der Seminararbeit zum Thema Stressmanagement verweisen. Basierend auf den praktischen Erfahrungen, die wir in dieser Zeit gesammelt haben, ist es uns gelungen, ein Konzept zu entwickeln, das stimmig und ganzheitlich angelegt ist und vor allem behutsam vorgeht; in einer Geschwindigkeit, die Sie selbst bestimmen können. Die Rückmeldungen der Teilnehmerinnen und Teilnehmer haben uns motiviert, dieses Buch zu schreiben.

S\MOVES

Die Veränderung des Lebensstils ist die im Gesundheitssystem meist empfohlene Maßnahme, den mittel- oder unmittelbar durch Stress bedingten körperlichen und seelischen Beschwerden zu begegnen. Eine solche „Lebensreform" hat historisch betrachtet starke Wurzeln in Deutschland. Die Lebensreformbewegung anfangs des 19. Jahrhunderts ist entstanden aus Fehlentwicklungen der frühen Industrialisierung wie Umweltverseuchung, unmenschliche Arbeitsbedingungen in Bergwerken und Fabriken, unwirtliche Städte, eine Entfernung von der Natur und eine Zeittaktung, die den natürlichen Rhythmen zusetzten. Hier zeigen sich verblüffende Parallelen zu den heutigen ökologischen und sozialen Problemen: Artensterben, Klimawandel, eine zunehmende Gesellschaftsspaltung in arm und reich sowie immer mehr seelische Probleme, die die Menschen förmlich ausbrennen lassen. Die Antworten der Lebensreformpioniere lagen in einer Besinnung auf die Stärkung der inneren und äußeren Ressourcen des Menschen: Ernährungsreform, Kleiderreform, Bewegung möglichst in der Natur, die Wiederentdeckung der Natur (-heilmittel) und weitere –

heute würde man sagen ganzheitliche und ökologische – Initiativen. Diese erinnern stark an Lösungsansätze, die zur Zeit intensiv diskutiert werden. Es ist daher an der Zeit, eine „Lebensrefom 2.0" einzuleiten. Genau dies wollen wir mit S\MOVES anstoßen.

S\MOVES ist ein sogenanntes Akronym: Jeder Buchstabe beschreibt einen bedeutenden Aspekt des Stressgeschehens. Alle Aspekte hängen eng zusammen und bedingen sich wechselseitig. Eine Veränderung in einem Bereich kann daher sinngemäß eine Verbesserung in den anderen Bereichen bewirken und umgekehrt.

S für Stress
S steht schlicht und ergreifend für das Thema Stress. Für das Verständnis der emotionalen, körperlichen und mentalen Zustände, die eine kurz- und/oder langandauernde Stresssituation erzeugen, ist das Wissen um die Stressphysiologie und -psychologie sehr hilfreich.

So manche Teilnehmerin und so mancher Teilnehmer im Seminar hatte diverse „Aha-Erlebnisse" nach dem Kennenlernen dieser Zustände, die mittlerweile wissenschaftlich bis in die zelluläre Ebene sehr gut geklärt und dokumentiert sind. Um herauszufinden, wie es um Ihren persönlichen Stress bestellt ist, haben wir den S\MOVES-Kreis entwickelt, einen „Stresstest", der Ihr individuelles Stressprofil detailliert und differenziert erkennen lässt. Das Ergebnis des S\MOVES-Kreises bildet das Fundament für das weitere Vorgehen und die auf Sie zugeschnittene Stressbewältigung.

M für Motivation
Die Motivation steht am Anfang des S\MOVES-Kreises. Ohne Motivation ist alles andere hinfällig und im wahrsten Sinn des Wortes „Sinn-los". Sie bildet den Ausgangspunkt, etwas zu verändern und sich auf den Weg zu machen, sich zu bewegen (englisch: move).

Hier lernen Sie, wie man sich seinen Lebensvisionen nähern kann und sich Ziele setzt, die auch erreichbar sind.

> *O für Organisation*
> **Das O steht für Organisation und beinhaltet Aspekte zum Selbst- und Zeitmanagement. Hier zeigen wir Ihnen konkrete Techniken und Tricks, mit denen Sie Ihren Alltag strukturieren können.**

Keine Angst: Es ist nicht notwendig, ein mehrwöchiges Zeitmanagementseminar zu absolvieren, um sich in diesem Bereich weiterzuentwickeln. Einige wenige Konzepte, reichen völlig aus, die Zeit besser zu nutzen.

> *V für Vitalität*
> **Als zentrales Element steht in der Mitte das V, die Vitalität. Zur Vitalität zählen Bewegung, Entspannung/Regeneration, Ernährung und die (Rück-)Besinnung auf die Natur, die uns in ihrer Vielfalt ein Antistressprogramm bietet, an das kein Fünf-Sterne-Wellness-SPA herankommt.**

Die zentrale Stellung des V im S\MOVES ist kein Zufall: Ein gesunder und vitaler Mensch hat wesentlich bessere Voraussetzungen, stressige Lebensphasen unbeschadet zu überstehen. Körperliche und seelische Prozesse beeinflussen sich wechselseitig. Ein Mangel bestimmter Nährstoffe, wie zum Beispiel des Spurenelements Eisen, hat nicht nur körperliche Auswirkungen; er zieht in der Regel auch mentale und psychische Reaktionen nach sich. Eisen ermöglicht unter anderem den Sauerstofftransport im Blut und Sauerstoff ist für die Energiegewinnung unverzichtbar. Besteht ein Eisenmangel – eventuell hervorgerufen durch eine schlechte Ernährung, die im Übrigen typisch ist bei stressbelasteten Menschen –, können Antriebslosigkeit und eine depressive Verstimmung die Folge sein. Dies gilt ebenfalls für eine Reihe weiterer Vitalstoffe!

Wird ein Mensch, dessen wesentliche Stressursache an einem oder mehreren Vitalitätsproblemen liegt, auf einer mentalen oder psychologischen Therapieebene behandelt, wird die wahre Ursache nicht beseitigt. Eine solche Wechselwirkung kann auch umgekehrt auftreten, wenn nur auf der körperlichen Ebene behandelt wird, die mentalen und psychischen Komponenten jedoch außer Acht gelassen werden. Psyche (Seele), die mentale Struktur (Geist) und Soma (Körper) sind also absolut gleichberechtigt und bedingen sich permanent wechselseitig. Daher sind für uns alle drei Ebenen im S\MOVES gleichrangig und müssen intensiv betrachtet werden. Leider kommt die körperliche, also die Vitalitätsebene in der Literatur zum Thema Stress nach unserer Auffassung häufig zu kurz. Das ist nicht überraschend, stammen die Autoren doch meist aus dem Umfeld der Fachrichtung Psychologie. Diese Klippe können wir in unserem Buch elegant umschiffen, da wir alle wesentlichen Fachrichtungen in unseren Biografien vertreten.

Beim Aspekt der Vitalität sind Bewegung, Entspannung, Ernährung und die „Natur als Heilmittel" die zentrale Säulen. Die Studienlage über die Zusammenhänge zwischen diesen Bereichen und dem Thema Stress zeigt eindrucksvoll deren präventive und therapeutische Bedeutung. Auch hier können Sie mithilfe des S\MOVES-Kreises schnell erkennen, welche Ressourcen Sie vielleicht schon nutzen und welche noch entwickelt werden sollten.

E für Erkenntnis
Das E in S\MOVES steht für Erkenntnis. Dieses Kapitel steht ganz unter dem Motto „Erkennen Sie sich selbst und Sie werden in der Lage sein, Ihren Stress nachhaltig zu verändern."

Dazu erhalten Sie theoretisch und praktisch Einblick in die Möglichkeiten, unsere Gefühle und Gedanken zu lenken. Wir gehen mit Ihnen drei entscheidende Schritte: Zunächst werden Sie sich mit Ihren Glaubenssätzen befassen, im Anschluss entwickeln Sie eine freundliche Haltung sich selbst und anderen gegenüber und am Ende werden Sie die Möglichkeit haben, der Zukunft positiv zu begegnen.

S für Soziales
Das S steht für Ihr soziales Netzwerk als System, in dem Sie sich bewegen. Dieses kann Sie im Hinblick auf Stress einerseits unterstützen, gleichzeitig aber auch ein weiterer Stressor sein.

Es lohnt sich, hier näher hinzuschauen, welche Personen in Ihrer Umgebung Ihnen guttun, wo ein Gleichgewicht aus Geben und Nehmen besteht und wo vielleicht über die Zeit ein Ungleichgewicht entstanden ist. Außerdem wollen wir einen Blick auf die aktuellen Entwicklungen im Bereich Social Networking und seine Auswirkungen auf das Stressempfinden werfen. Die soziale Komponente berührt nicht nur die sozialen Beziehungen zu Ihren Mitmenschen. Auch Tiere können einen wesentlichen Teil dazu beitragen, dass Menschen weniger depressiv und weniger einsam sind.

S\MOVES als Arzneimittel

Betrachten Sie S\MOVES wie ein Arzneimittel, das Ihnen dabei hilft, Ihren Stress zu lindern beziehungsweise Sie vom negativen, gelegentlich auch toxisch genannten Stress zu heilen.

Hier unsere Packungsbeilage:

Wirkstoff: Motivorgvitemosoz

Liebe Gestresste, lieber Gestresster!
Bitte lesen Sie die gesamte Packungsbeilage sorgfältig durch, denn sie enthält wichtige Informationen für Sie. Um eine optimale Antistresswirkung zu erzielen, sollte dieses Buch behutsam angewendet werden.

1. Zusammensetzung
Motivation, Organisation, Vitalität, Erkenntnis, Soziales

2. Darreichungsform und Inhalt
Ein S\MOVES Buch enthält die Module M, O, V, E, S. Unterteilt sind diese in folgende Rubriken: informativer Text, Handlungsanleitungen, gekennzeichnet durch TU! DAS!, und sinnvolle Werkzeuge, um Ihr Stresslevel zu überprüfen, gekennzeichnet durch TESTE! DICH! Zusätzlich enthält dieses Buch durch BESSER! WISSER! gekennzeichnete Passagen. Diese liefern interessante zusätzliche Informationen zu dem jeweiligen Thema, die für das Gesamtverständnis aber nicht zwingend gelesen werden müssen.

3. Anwendungsgebiete
Bei massiven Stresssymptomen wie innerer Unruhe, Nervosität, Genervtheit, Hektik, Ungeduld, Zeitdruck, Vernachlässigung von Hobbys, Spaß und sozialen Kontakten und/oder stressbedingtem Durchfall beziehungsweise Verstopfung oder einfach Burnout. S\MOVES reduziert Ihr Stressempfinden, macht Sie widerstandsfähiger gegenüber Disstress, erhöht Ihren Eustress, verbessert Ihre Resilienz und erhöht Ihre Achtsamkeit.

4. Gegenanzeigen
Darf nicht angewendet werden bei Veranlagung zu chronischer Nörgelei, grundsätzlich pessimistischer Weltsicht, starkem Wunsch nach Beibehaltung von Gewohnheiten, zu starkem sekundären Krankheitsgewinn oder einfach stagnierender Opferhaltung.

5. Vorsichtsmaßnahmen und Warnhinweise
Kann Personen in Ihrem nahen Umfeld erheblich irritieren oder bei ihnen gar zu Neidzuständen führen, wenn diese Sie nur als stressgeplagte Persönlichkeit kennen.

6. Wechselwirkungen mit anderen Mitteln
Bücher, Broschüren und Seminare, die Ihnen Stressfreiheit und Reichtum in drei Tagen versprechen, können den Genesungsprozess kurzfristig stören. Kritisches Hinterfragen jeglichen Lesestoffs wird empfohlen.

7. Dosierung, Art und Dauer der Anwendung
Soweit nicht anders verordnet, sollten Erwachsene ab dem 18. Lebensjahr bei Bedarf jeden Tag ein TU! DAS! umsetzen. S\MOVES eignet sich für die lebenslange Einnahme.

8. Nebenwirkungen
Häufig kommt es zu Veränderungen von Gewohnheiten, Auflösung von vertrauten Glaubenssätzen, intensiven Gesprächen und unerwarteten Energieschüben.

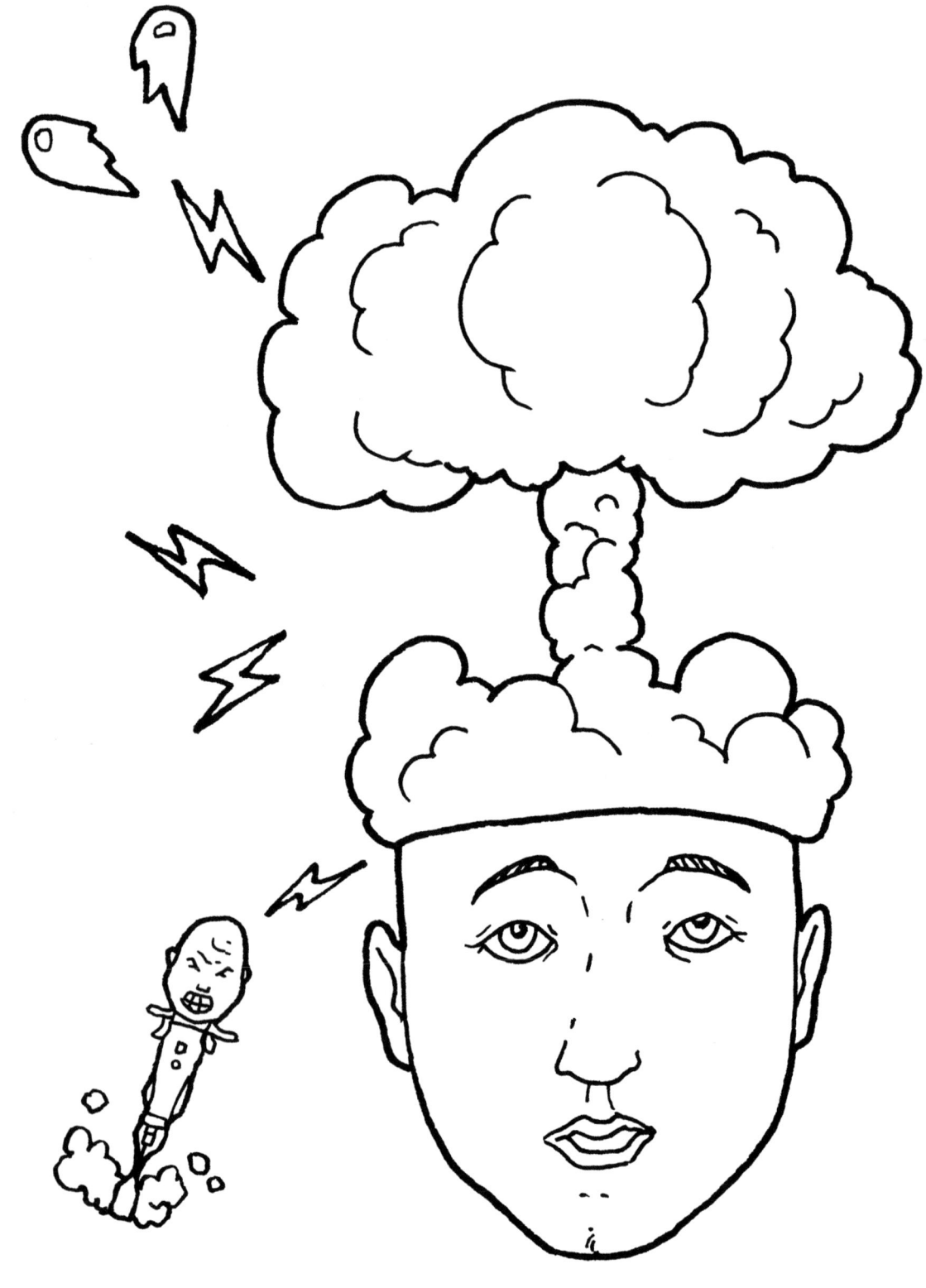

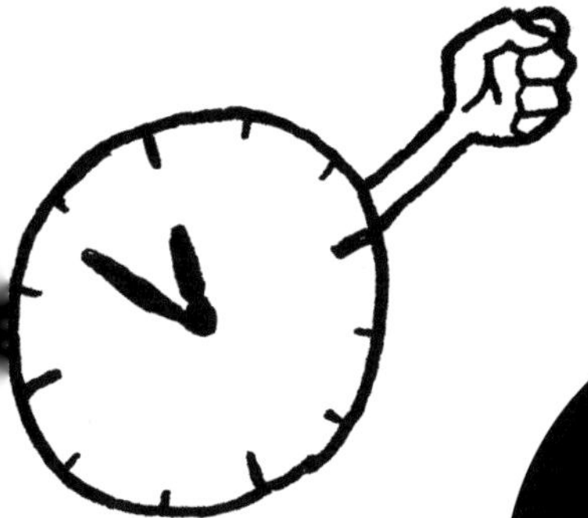

S

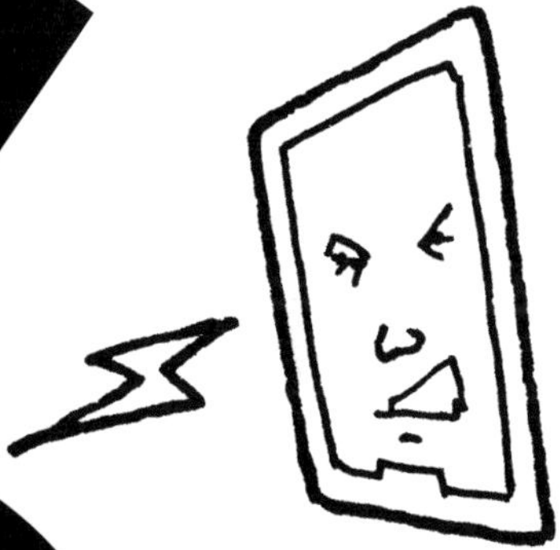

STRESS

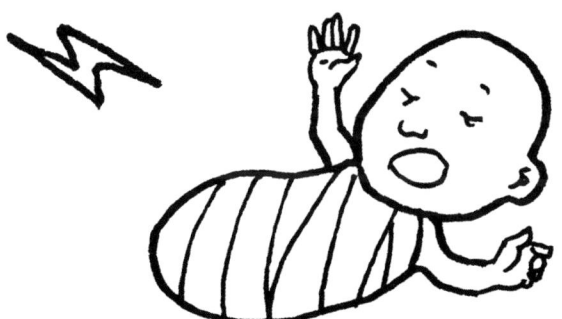

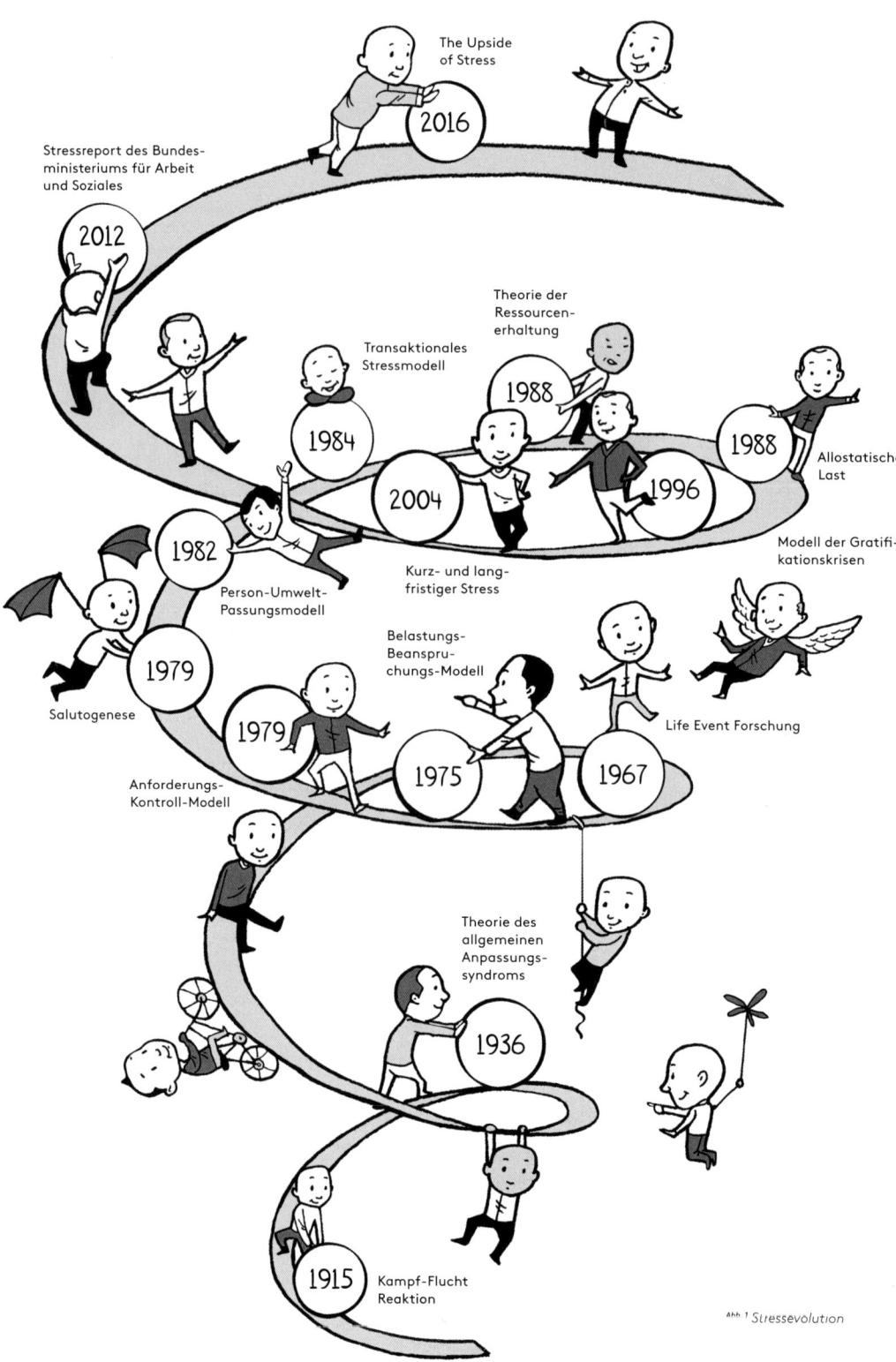

Abb. 1 Stressevolution

Kapitel 1

STRESS

Stress aktiviert, rettet, fordert heraus, beflügelt, reguliert. Stress verspannt, überfordert, verängstigt und macht langfristig krank.

Stressevolution

Stress ist einer der meist verwendeten Begriffe im Alltag. Er wird weiter differenziert in Eustress, Disstress, toxischen Stress und andere. Doch woher kommt der Begriff eigentlich? Es folgt die Geschichte des Phänomens Stress sowie diverser Stressmodelle in einem kurzen historischen Abriss. Wie die Grafik „Evolution des Stresses" zeigt, gab es im 20. Jahrhundert einige bedeutsame Ideen zum Phänomen „Stress". Anfänglich lag der Fokus stark auf biologischen Komponenten, die im Laufe der Zeit durch psychologische und soziologische Aspekte ergänzt wurden.

1915 — Kampf-Flucht Reaktion

1915 — KAMPF-FLUCHT REAKTION

Am Anfang des 20. Jahrhunderts steht Walter Cannon[1] mit seinen Erkenntnissen zur Kampf-oder-Flucht-Reaktion (fight-or-flight response) und dem Konzept der Homöostase. Das Kampf-oder-Flucht-Prinzip bringt die beiden Reaktionsvarianten, die Mensch und Tier in Bedrohungssituationen haben, auf den Punkt: Wir können kämpfen oder fliehen. Der Körper setzt dabei einen internen Anpassungsprozess in Gang, der uns optimal auf die Situation und damit verbundene körperliche Anstrengungen vorbereitet.

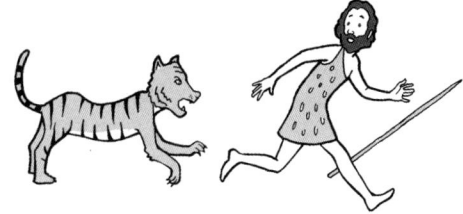

Der Vollständigkeit halber: Es gibt noch eine dritte Variante: den Totstellreflex. Täuscht ein Lebewesen glaubhaft eine Todesstarre vor, trollt sich der Feind im günstigsten Fall.

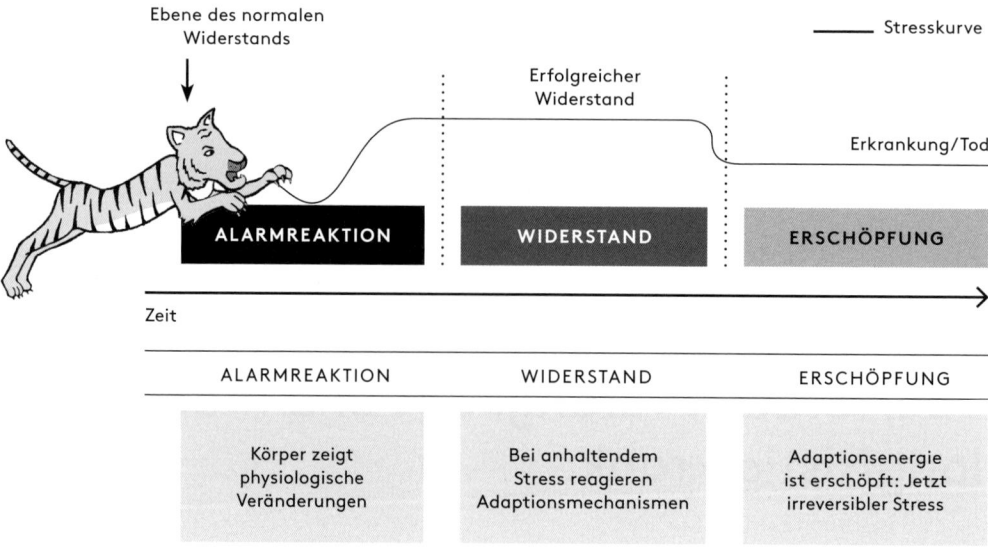

Abb. 2 *Allgemeines Adaptationssyndrom*

1936 — THEORIE DES ALLGEMEINEN ANPASSUNGSSYNDROMS

Diese physiologischen Erkenntnisse einer Stresssituation sollten später die Grundlage für Hans Selyes Forschung[2] bilden, der meist als Stresspionier beziehungsweise Erfinder des Begriffes Stress bezeichnet wird. Hans Selye studierte Medizin und Philosophie und gründete das Institute of Stress (University of Montreal). Er entdeckte bei seiner Arbeit mit Labortieren, dass bei ihnen gravierende körperliche Veränderungen (z. B. Magengeschwüre) auftraten, nachdem sie diversen unangenehmen Reizen – heute würde man sagen Stressoren – wie sozialen Belastungen, schlechten Umweltbedingungen, Giftstoffen etc. ausgesetzt wurden. Basierend auf diesen Erkenntnissen entwickelte er die Theorie des allgemeinen Anpassungssyndroms (General Adaption Syndrome, GAS), das Syndrom stressbedingter körperlicher Veränderungen. Diese Erkenntnisse übertrug der Forscher auf den Menschen und untersuchte vor allem das entstehende Ungleichgewicht des Hormonsystems. Laut Hans Selye ist Stress zunächst eine unspezifische Reaktion des Organismus auf Stressoren, denen der Körper ausgesetzt wird. Dazu zählen zum Beispiel Verletzungen, Temperaturveränderungen, Schlafmangel oder Infektionen. Der Körper schafft es, diesen Stressoren kurzzeitig entgegenzutreten, hat jedoch bei andauernd einwirkenden Stressoren Schwierigkeiten, mit diesen fertigzuwerden. Jeder Mensch passt sich bei diesem Prozess unterschiedlich gut an. Diese Anpassung – oder nach Selye „Adaptionsenergie" – ist begrenzt und hängt zu großen Teilen von genetischen Faktoren ab. Das Syndrom entwickelt sich in drei Stufen. Zu diesen zählen die Alarmreaktion, der Widerstand und die Erschöpfung.

Die Alarmreaktion ist zunächst eine unspezifische Reaktion auf den spezifischen Stressor. Die charakteristischen Hormone der Alarmphase sind Adrenalin und Noradrenalin. Sie werden im Nebennierenmark beziehungsweise Noradrenalin auch im sogenannten blauen Kern (Locus coeruleus im Gehirn) gebildet.

Die nächste Phase, die Widerstandsphase, ist hormonell charakterisiert durch das Hormon Cortisol aus der Nebennierenrinde. Hält die Gefahrensituation länger an, bleibt der Cortisolspiegel hoch, übrigens ein diagnostisches Merkmal für Dauerstress. Cortisol lässt sich recht gut im Speichel bestimmen (siehe auch **„Stressphysiologie", S. 31**).

Beim Abklingen der Stressbelastung vermindert sich die Sekretion der Stresshormone der Alarm- und Widerstandsphase und geht auf ein normales Niveau zurück. Bleibt der Stressor jedoch länger bestehen, kann es infolge einer über lange Zeit überschüssigen Ausschüttung insbesondere von Cortisol zu einer Erschöpfung kommen. Bedeutsam für die Belastung und Krankheitsrelevanz des Organismus infolge einer Stresseinwirkung ist Selyes Einteilung in gesunden Stress (Eustress) sowie ungesunden Stress (Disstress).

In der Entstehungsgeschichte verschiedener Stressmodelle wurden Apekte beschrieben und Kriterien herausgearbeitet, mit deren Hilfe die Stressreaktion weiter differenziert werden konnte. Heute wissen wir, dass die Stressreaktion ein komplexer Prozess ist, der individuell verläuft und auch individuell betrachtet werden muss, um dem Einzelnen eine optimale, passgenaue Bewältigungsstrategie an die Hand geben zu können.

1967 — LIFE EVENT FORSCHUNG

Nachdem sich zunehmend zeigte, dass Stress nicht immer dieselben Reaktionen verursachte und die Menschen individuell reagierten, suchte man in den 60er Jahren nach anderen Gründen: Es entstanden Modelle, die versuchten, stressauslösende Situationen zu ergründen und zu vergleichen. Man nannte dies die Life-Event-Forschung. So baten Richard Rahe und Kollegen in ihren frühen Studien über 2000 Marinesoldaten, von ihren Lebensveränderungen und Krankheitsgeschichten der letzten zehn Jahre zu berichten. Thomas Holmes und Richard Rahe verfolgten den Ansatz, dass das Zusammentreffen verschiedener sozialer Stressoren eine Veränderung des aktuellen Lebensmusters einer Person erfordert. Diese Anpassung an neue Lebensumstände (Social Readjustment) verlangt „Bewältigungsenergie" und erhöht die Krankheitsanfälligkeit der Menschen. Im Kontext der Life-Event-Forschung sind soziale Stressoren nicht direkt Auslöser einer Krankheit, aber verändern die individuelle Anfälligkeit in einer bestimmten Zeitperiode und dienen daher als auslösender Faktor.[3]

Die Autoren entwickelten mithilfe zahlreicher Interviews und Lebensentwürfe ein Messinstrument, die Social Readjustment Rating Scale (SRRS) mit 42 unterschiedlich belastenden Lebensereignissen, für die sie Punktwerte vergaben. Dazu zählen beispielsweise Ereignisse aus den Bereichen Familie, Freizeit, Arbeit oder die wirtschaftliche Situation. Den höchsten Wert auf der Skala erhält der Tod des Ehepartners mit 100 Punkten, eine Hochzeit wird mit 50 Punkten bewertet, der Urlaub mit 12 Punkten. Den einzelnen Ereignissen sind Gewichtungen zugeordnet, sogenannte LCU (Life Change Units), die für eine Person zu einem Gesamtwert aufaddiert werden können.[4]

Der Gesamtwert ist dann ein Maß für die in einem definierten Zeitraum erforderliche Wiederanpassungsleistung (Social Readjustment). Die Checkliste von Holmes und Rahe wurde stets erweitert und modifiziert. Dennoch gibt es reichlich Kritik an der Life-Event-Forschung. Einige Punkte sind:

- die rückblickende subjektive Bewertung der Ereignisse
- die Gleichsetzung von positiven und negativen Lebensereignissen
- die nicht geklärte Vermischung von Ursachen und Folgen von Lebensveränderungen
- die Frage nach der Kontrollierbarkeit von Ereignissen
- die Vernachlässigung von Bewältigungsmechanismen (Coping)

In den 70er Jahren werden zunehmend Arbeitsstressmodelle entwickelt, die sich vor allem mit der psychischen Arbeitsbelastung beschäftigen.

1975 — BELASTUNGS-BEANSPRUCHUNGS-MODELL

Das Belastungs-Beanspruchungs-Modell von Walter Rohmert und Joseph Rutenfranz[5] wird als das am weitesten verbreitete Arbeitsstressmodell charakterisiert. Dies mag etwas verwundern, da der Begriff Stress selbst in diesem Modell gar nicht vorkommt. Unterschieden werden Belastung und Beanspruchung. Die Belastung umfasst alle psychischen Faktoren, die auf den arbeitenden Menschen einwirken. Die Beanspruchung beschreibt die unmittelbaren Auswirkungen, die diese Belastung auf den Menschen hat.

1979 — ANFORDERUNGS-KONTROLL-MODELL

Ein wichtiges Arbeitsstressmodell stellt zudem das Anforderungs-Kontroll-Modell (auch Job-Strain-Modell) dar. Robert Karasek[6] spricht von Job-Belastung (Job Strain), wenn Anforderungen der Arbeitssituation (Arbeitspensum, Konflikte oder andere Stressoren, die die Person in Stress versetzen) der Entscheidungsfreiheit im Job, der Jobkontrolle gegenüberstehen. Die persönliche Freiheit Entscheidungen zu treffen, ist bei diesem Modell maßgeblich an der Umwandlung von Stress in Handlungsenergie beteiligt.

Das Modell macht folgende Vorhersagen: Die Belastung steigt, wenn die Anforderungen hoch sind und die Entscheidungsfreiheit (Jobkontrolle) gleichzeitig niedrig ist. Bei aktiven Tätigkeiten sind sowohl die Anforderungen hoch, als auch die Kontrolle: Lernen ist möglich und es kann zur Entwicklung neuer Verhaltensmuster innerhalb und außerhalb des Jobs kommen. Passive Tätigkeiten sind im Vergleich mit einem Abfall der generellen Aktivität und mit einer Reduktion von Problem-Lösungsverhal-

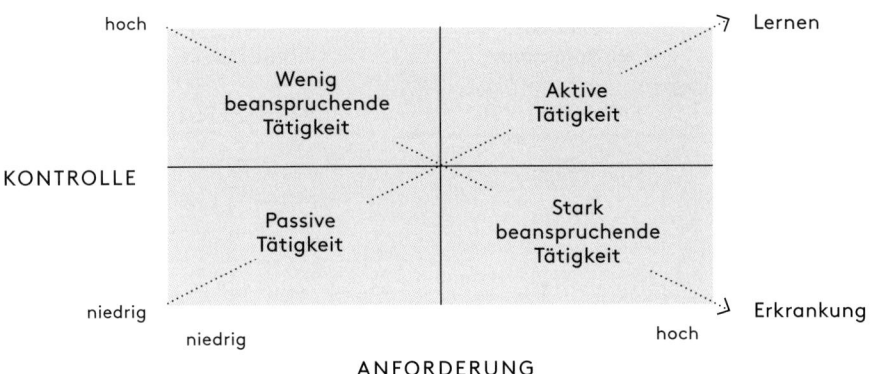

Abb. 3 *Das Anforderungs-Kontroll-Modell in Anlehnung an Karasek (1979)*

ten verbunden. Das Modell wurde Ende der 80er Jahre von Robert Karasek und Tores Theorell und von Jeffrey Johnson und Ellen Hall[7] weiterentwickelt.

Da an dem Modell unter anderem kritisiert wurde, dass es zu wenige psychosoziale Arbeitscharakteristika mit einbezog, wurde es um die Komponente der sozialen Unterstützung erweitert. Das erweiterte Modell wurde genutzt, um zu untersuchen, inwiefern ein Mangel an sozialer Unterstützung in Kombination mit der Arbeitsbelastung die Auftretenswahrscheinlichkeit kardiovaskulärer Erkrankungen erhöht.

1979 — SALUTOGENESE

Einen weiteren wichtigen Meilenstein in der Geschichte der Stressforschung stellt Aaron Antonovsky 1979 mit seinem ganzheitlichen Gesundheitsmodell der Salutogenese dar.[8] Für die Gesundheit beziehungsweise eine erfolgreiche Stressbewältigung wird der Mensch als ein „integrativer Organismus" betrachtet, bei dem immer psychische, soziale und somatische Aspekte eine Rolle spielen. Antonovsky kritisiert die Klassifikation von Krankheit und Gesundheit in zwei sich gegenüberstehende Pole und plädiert dafür, Gesundheit und Krankheit als Kontinuum zu sehen, auf dem sich jeder von uns zu einem gegebenen Zeitpunkt irgendwo zwischen gesund und krank befindet.

Auf die Frage, was die Bewegung in Richtung des gesunden Pols auf dem Kontinuum erklärt, entwickelte er das Konzept der auf die sogenannten generalisierten Widerstandsressourcen (Generalised Resistance Resources, GRR). Generalisierte Widerstandsressourcen sind innere und äußere Faktoren (zum Beispiel körperliche Faktoren, Bildung, soziale Unterstützung etc.), die dem Menschen helfen, belastende Lebenssituationen zu bewältigen. Antonovsky stellte sich die Frage, was all diese Ressourcen eint und warum sie helfen. Ein entscheidendes Kriterium sah er in der erlebten Sinnhaftigkeit. Die GRR helfen den Menschen, die Welt kognitiv, instrumentell sowie emotional sinnhaft wahrzunehmen. Aus dieser Idee entstand das Konstrukt des Kohärenzgefühls (sense of coherence, SOC), eine generalisierte Orientierung gegenüber der Welt, die man auf einem Kontinuum als verstehbar, handhabbar und sinnvoll wahrnimmt. Das Kohärenzgefühl sollte also so stark sein, dass es die Entwicklung in Richtung Gesundheit forciert.

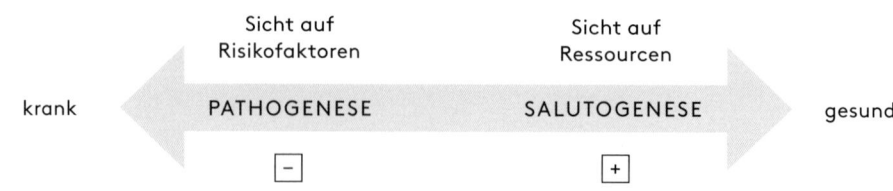

Abb. 4 *Salutogenese-Modell*

Sobald eine Person mit einem Stressor konfrontiert wird, werden diejenigen, die ein starkes Kohärenzgefühl haben, überzeugt sein,

- dass es einen Sinn im Leben gibt (Sinnhaftigkeit),
- dass die Zusammenhänge und Herausforderungen des Lebens verstanden werden (Verstehbarkeit),
- dass ausreichend Ressourcen zur Bewältigung da sind (Handhabbarkeit).

Was zählt, sind Lebenserfahrungen, die zu einer starken Ausprägung des Kohärenzgefühls führten und einer Person erlauben, die geeigneten Ressourcen für einen gegebenen Stressor anzuwenden. Dabei wird die Ausprägung des Kohärenzgefühls vor allem durch drei Arten von Lebensereignissen geformt:

1. Beständigkeit
2. Unter- und Überforderung
3. Teilnahme an Entscheidungsprozessen, die gesellschaftlich erwünscht und bedeutsam sind

Das Ausmaß von solchen Ereignissen wird wiederum durch die eigene Position im sozialen Gefüge, die eigene Kultur, Arbeit und Familienstruktur bestimmt. Das Besondere an dem Konstrukt sieht Antonovsky unter anderem darin, dass es sowohl kognitive, verhaltensbezogene als auch motivationale Aspekte berücksichtigt und kulturunabhängig ist. Das bedeutet, es ist unerheblich, welche Art von Ressourcen jemand für sein Problem anwendet, solange er ein starkes Kohärenzgefühl erlebt, das es erlaubt, in jedweder Situation diese Ressourcen angemessen auf den Stress anzuwenden.

Das Kohärenzgefühl steht stark in Beziehung zur Gesundheit, vor allem mentaler Gesundheit. Je höher der Wert des Kohärenzgefühls war, desto stärker war die wahrgenommene Gesundheit generell. Diese Verbindung zeigte sich in Studienpopulationen unabhängig von Alter, Geschlecht, Ethnie, Nationalität und Studiendesign.[9, 10]

Das Kohärenzgefühl scheint daher einen wichtigen Beitrag zur Entwicklung und Beibehaltung der Gesundheit des Menschen zu liefern, es ist eine gesundheitsfördernde Ressource, fördert die Resilienz und entwickelt einen positiven subjektiven Gesundheitszustand. Bei allem, was für den gesundheitlichen Wert des Kohärenzgefühls spricht, kann es nicht alleine die Komplexität des Phänomens Gesundheit erklären, liefert aber einen enorm wichtigen Beitrag.

1982 — PERSON-UMWELT-PASSUNGSMODELL

John French, Robert Caplan und Richard Van Harrison führen mit dem Person-Umwelt-Passungsmodell eine neue Sicht auf die Rolle der Arbeit im menschlichen Leben ein, indem sie das Zusammenspiel von Komponenten der Arbeitsumgebung mit Komponenten der Person in den Fokus rücken.[11] Dabei sind besonders zwei Arten von Inkongruenz/Nicht-Passung von besonderer Bedeutung für die Gesundheit:

1. die Erfahrung der Nichtpassung zwischen den Fähigkeiten einer Person und den Anforderungen des Jobs,
2. die Erfahrung einer Inkongruenz zwischen den Zielen oder Hoffnungen einer Person und der Unterstützung der Arbeitsumgebung.

Bei diesem Modell ist es wichtig, dass die Bewertung der Nicht-Passung durch die Person ihre Bewältigungs- beziehungsweise Verteidigungsmechanismen anstößt und Belastungsreaktionen hervorruft.

1984 — TRANSAKTIONALES STRESSMODELL

Richard Lazarus erweiterte den Stresshorizont um psychologische Komponenten und entwickelte ein bis heute vielzitiertes Konzept, das Transaktionale Stressmodell.[12]

Dieses fußt auf der Annahme, dass die Entstehung von Stress von der Bewertung der Situation sowie der Abwägung der vorhandenen Ressourcen abhängt. Er unterscheidet dabei zwischen der ersten (primären) und zweiten (sekundären) Bewertung. Im Rahmen der primären Bewertung wägen Menschen ab, ob die Situation eine mögliche Bedrohung darstellt oder nicht. Wird die Situation als gefährlich bewertet, entsteht Stress.

Diese Stressbewertung wird in drei verschiedene Transaktionsmöglichkeiten geteilt:

1. **Schaden/Verlust**
   (bezogen auf einen bereits eingetretenen Schaden)
2. **Bedrohung**
   (bezogen auf einen erwartbaren Schaden)
3. **Herausforderung**
   (im Sinne einer zu bewältigenden Aufgabe)

Die sogenannte sekundäre Bewertung bezeichnet den kognitiven Abgleich mit den vorhandenen Möglichkeiten, die eine Person zur Verfügung hat, um die Situation zu bewältigen. Lazarus führt hier den Begriff des Copings ein und unterscheidet zwischen dem problemorientierten und emotionsorientierten Coping. Beim problemorientierten versucht die Person, beispielsweise durch das Sammeln von Informationen, das Problem aktiv zu verändern. Beim emotionsorientieren Coping geht es hingegen eher um die Regulierung der

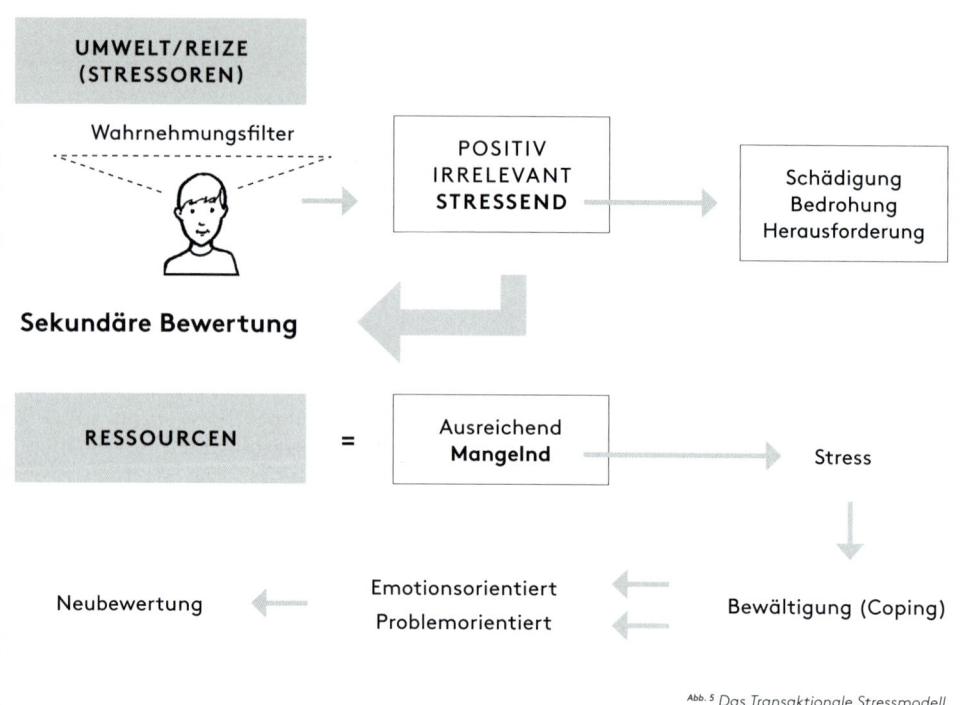

Abb. 5 *Das Transaktionale Stressmodell in Anlehnung an Lazarus (1984)*

empfundenen Gefühle (siehe Kapitel „Motivation" (S. 68)). Je nachdem, wie erfolgreich jemand mit seinen Strategien ist, werden diese erlernt, verstärkt oder verworfen. Situationen, die zunächst als bedrohlich wahrgenommen wurden, könnten ab sofort als herausfordernd und somit bewältigbar gesehen werden und umgekehrt. Dieser Prozess wird von Lazarus Neubewertung (Reappraisal) genannt.

1988 — ALLOSTATISCHE LAST

Im Rahmen der neurobiologischen Forschung in den 80er Jahren erweitert der Forscher Bruce McEwen[13] das von Peter Sterling und Joseph Eyer[14] erläuterte Konzept der Allostase um die Allostatische Last. Unter Allostase versteht man die Reaktion des Körpers im Sinne einer Anpassung an belastende Umweltbedingungen. Solche aversiven Stimuli sind Lärm, Menschenmengen, Müdigkeit, Isolation, Hunger, Hitze oder Kälte. Die dann folgenden physiologischen Antworten des Organismus führen zu einer Anpassungsreaktion. Dieser Prozess, Allostase genannt, ist ein essentieller Teil zur Erhaltung des Gleichgewichts. Diese Anpassungsreaktion erfordert Energie, die der Forscher als „Kosten" beziehungsweise als Allostatische Last bezeichnet. Sie ist eine Art Abnutzungserscheinung unseres physiologischen Systems als Folge chronischer Überaktivität oder Unteraktivität. Eine Gefahrensituation, Konflikte oder soziale Instabilität beschleunigen also pathophysiologische Prozesse und resultieren in einem erhöhten Auftreten von Krankheit (nähere Informationen siehe **S. 31, „Stressphysiologie"**).

1988 — THEORIE DER RESSOURCENERHALTUNG

Stevan Hobfoll entwickelt Ende der 80er Jahre seine Theorie der Ressourcenerhaltung.[15] Er kritisiert die strenge kognitive Sicht auf Stress und sieht stattdessen den Verlust von Ressourcen als Ursache für Stress. Er ist der Meinung, dass der soziale Kontext des Menschen immer mitberücksichtigt werden müsse. Hobfoll entwickelte zudem das sogenannte multitaxiale Coping-Modell, welches prosoziale Copingstrategien als erfolgreich für die Bewältigung von Stress ansieht (Suche nach sozialer Unterstützung wie Teambuilding, Koalitionen etc.).[16]

1996 — MODELL DER GRATIFIKATIONSKRISEN

Johannes Siegrist untersuchte den Einfluss von schädlichen Gesundheitseffekten bei der Arbeit. Er entwickelte das Modell der Gratifikationskrisen.[17] Dies stellt das Ungleichgewicht zwischen dem Aufwand, den jemand betreibt, und der Belohnung, die er dafür erhält, in den Mittelpunkt seines Stressmodells. Die berufliche Rolle eines Menschen fördert (positiv ausgefüllt) oder schwächt (negativ ausgefüllt) selbstregulative Funktionen wie sein Selbstbewusstsein oder seine Selbstwirksamkeit. Ein Mensch im Arbeitsleben hat immer wieder die Chance, etwas zu bewirken, zu leisten, belohnt oder geschätzt zu werden und gleichzeitig einer Gruppe anzugehören. Die Voraussetzung dafür liegt in der Reziprozität, der Wechselseitigkeit des Austauschs im sozialen Leben. So wird das Arbeitsengagement zu einem Austauschprozess mit gesellschaftlichen Belohnungen.

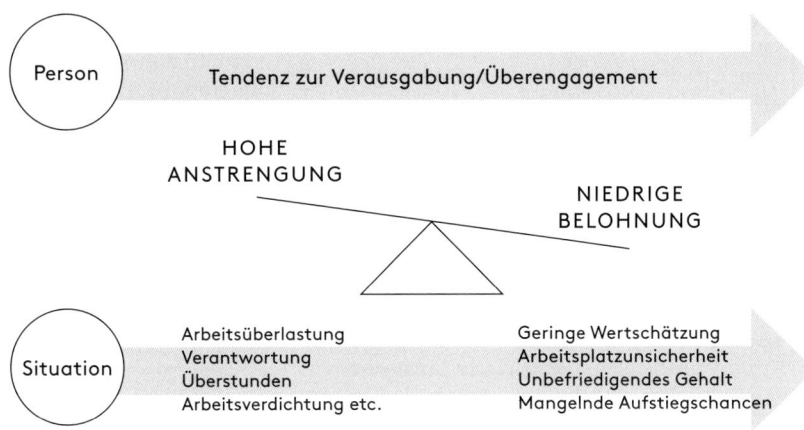

Abb. 6 *Das Modell der Gratifikationskrisen in Anlehnung an Siegrist (1996)*

Laut Siegrist sind drei „Transmittersysteme" der arbeitenden Gesellschaft wichtig:

1. Geld
2. Anerkennung
3. Statuskontrolle

Die Statuskontrolle steht für Aspekte des Berufsleben, bei denen die selbstregulatorischen Funktionen einer Person wie Kontrollmöglichkeiten, Wirksamkeit und Ansehen bedroht werden, indem starke wiederkehrende negative Emotionen wie Angst, Ärger oder Irritation hervorgerufen werden. Beispiele für einen stressreichen Arbeitskontext wären dann ein fordernder, aber unsicherer Job oder die Tatsache, viel erreicht, aber keine Aussicht auf Beförderung zu haben.

Laut Siegrist ist eine hohe Arbeitsanstrengung grundsätzlich extrinsisch oder intrinsisch motiviert. Extrinsische Faktoren sind zum Beispiel Arbeitsanforderungen, wie Arbeitsdruck, Entlohnung und die Atmosphäre bei der Arbeit. Die intrinsische Motivation liegt in der Persönlichkeit des Berufstätigen. Eine entscheidende Rolle für die intrinsische Motivation spielt das Bedürfnis nach Kontrolle als ein persönliches Bewältigungsmuster für die Anforderungen bei der Arbeit. Menschen mit einem starken Kontrollbedürfnis werden sich stark engagieren, um ihre Arbeit zu erledigen. Kommen Faktoren wie Arbeitsplatzunsicherheit, mangelnde Anerkennung und eine negative Arbeitsatmosphäre hinzu, sind ihre selbstregulatorischen Funktionen (z. B. Selbstwirksamkeitserleben) stark bedroht. Kurzfristig mag der Arbeitgeber von einem solchen Engagement profitieren, langfristig läuft der Arbeitnehmer Gefahr auszubrennen.

2004 — KURZ- UND LANGFRISTIGER STRESS

Suzanne Segerstrom und Gregory Miller resümieren in ihrer Übersichtsarbeit 2004 zu psychologischem Stress und dem menschlichen Immunsystem, dass Stressoren, die kurzfristig sind und nach dem Kampf-oder-Flucht-Prinzip verlaufen, die natürliche Immunität erhöhen.[18] Je chronischer ein Stressor einwirkte, desto anfälliger wurde das Immunsystem. Als Folge sank die Immunabwehr. Zusätzlich konnten sie zeigen, dass stressbezogene Veränderungen im Immunsystem vor allem alte und kranke Menschen beeinträchtigten.

2012 — STRESSREPORT DES BUNDESMINISTERIUMS FÜR ARBEIT UND SOZIALES

Erstmals erschien der Stressreport 2012, der im Auftrag des Bundesministeriums für Arbeit und Soziales von der Bundesanstalt für Arbeitsschutz und Arbeitsmedizin herausgegeben wurde.[19] In Telefoninterviews wurden über 20.000 abhängig Erwerbstätige befragt; in die Analysen einbezogen wurden 17.562 Befragte. Der Stressreport 2012 gibt einen guten Überblick über Stressmodelle, wesentliche Stressursachen in der modernen Arbeitswelt und beleuchtet die psychische Drucksituation, in der sich viele Arbeitnehmerinnen und Arbeitnehmer befinden.

Die aktuellen und sich vermutlich in der Zukunft noch verschärfenden Herausforderungen in der Arbeitswelt werden mit folgenden Schlagworten charakterisiert:

Akzeleration

Die immer stärker werdende Beschleunigung der Arbeitsabläufe.

Informatisierung

Die zunehmende Durchdringung der Arbeitswelt mit modernen Kommunikationstechnologien; diese tragen zu einer „Entgrenzung" der Arbeit bei, da eine räumliche und zeitliche Struktur quasi aufgehoben ist.

Neue Arbeitsformen

Damit werden die zunehmend diskontinuierlichen Beschäftigungsverhältnisse angesprochen, Stichwort Zeitverträge und häufige Wechsel der Arbeitgeber.

Subjektivierung

Gemeint ist die zunehmende Eigenverantwortung für Prozesse und Abläufe eventuell auch die Auslagerung von Arbeiten an Freiberufler und Selbstständige.

Tertiarisierung

Die Entwicklung zu einer Dienstleistungsgesellschaft, in der Primärarbeiten wie zum Beispiel handwerkliche Leistungen kaum noch erbracht werden und meistens automatisiert sind.

Ein Trend der letzten Jahre ist die Fokussierung auf die positiven Aspekte des Stressgeschehens. Lange Zeit wurde die Stressforschung dominiert von einem Gefahrenszenario. In Studien bei Tierversuchen, aber auch bei Menschen, die ganz gezielt in stressige Situationen versetzt wurden, standen die negativen Folgen des Stressgeschehens im Mittelpunkt. Kaum eine Krankheit wurde nicht mit Stress in Verbindung gebracht, sei es als direkte Folgeerscheinung oder zumindest als ein wesentlicher Faktor der Pathogenese. Der neueste Trend fokussiert die positiven Aspekte der Stressphysiologie und -psychologie. Stress entwickelt sich darin quasi über Nacht von der größten Gesundheitsgefahr des 21. Jahrhunderts zum Lebenselixier schlechthin.

2016 — THE UPSIDE OF STRESS

Die Gesundheitspsychologin Kelly McGonigal von der Stanford Universität bewirkte mit ihrem Buch „The Upside of Stress" 2016 ein Umdenken im Umgang mit Stress.[20] In einem Vortrag zum Thema „How to make stress your friend" berichtete sie, dass sie in der Vergangenheit selbst primär die Risiken der Stressreaktion im Blick hatte und über diese referierte. In einer Studie, die sie zum Umdenken brachte, wurden 30.000 Erwachsene in den USA über acht Jahre untersucht. Die Forscher fragten die Menschen wie viel Stress sie in den letzten Jahren erlebt hatten und, ob sie glaubten, dass Stress gefährlich für ihre Gesundheit sei. Ein Ergebnis dieser Studie war, dass das Sterberisiko bedingt durch massiven Stress nur deutlich erhöht war bei Menschen, die davon überzeugt waren, dass Stress gefährlich für sie sei. De facto hatten diejenigen, die Stress nicht als gefährlich ansahen, das geringste Sterberisiko! Daraus und aus vielen anderen Studien, die McGonigal in ihrem Buch beschreibt, zieht sie den Schluss, dass Menschen die Antwort des Körpers auf Stress verändern können, indem sie ihre Meinung über Stress revidieren.

FAZIT

Gemeinsam haben fast alle Stresstheorien die Sichtweise von Stress als Ungleichgewicht zwischen den Anforderungen und den Möglichkeiten eines Menschen. Um Stress zu entwickeln, braucht es in der Regel zunächst einen Reiz, sprich einen Stressor. Wir unterscheiden dabei zwischen inneren (internen) und äußeren (externen) Stressoren. Interne Stressoren sind meist körperlicher und oder psychischer Natur, wohingegen externe Stressoren beispielsweise soziale, berufliche oder umweltbedingte Auslöser sein können. Dazu kommen meist ein oder mehrere Bemühungen, den Stress zu bewältigen, und letztlich eine Auslenkung aus dem Gleichgewicht körperlicher und psychischer Funktionen.

Mittel, die uns helfen mit Stressoren umzugehen, werden Ressourcen genannt. Dazu zählen erlernte Fähigkeiten und Kompetenzen, aber beispielsweise auch unser Umfeld. Strategien, die sich ein Mensch im Laufe der Zeit zugelegt hat, um mit Stress umzugehen, werden auch als Copingstrategien bezeichnet. Diese sind nicht zwangsläufig sinnvoll oder „gut", sondern haben sich zunächst einmal als solche bewährt.

Viele Bücher über das Phänomen Stress zählen Methoden auf, wie Stress entsteht und wie wir mit ihm umzugehen haben oder ihn vermeiden können. Ein neuer Trend betont die positive Sichtweise auf Stress, da er unser Leben bereichern kann. Dabei führen viele Wege nach Rom und am Ende ist der Umgang mit Stress eine individuelle Angelegenheit. Verschiedene Professionen haben ihre eigenen Ansätze, wobei jeder Ansatz für sich seine Berechtigung hat. Gleichzeitig gibt es bisher keinen ganzheitlichen Ansatz, der alle Elemente und Fachmeinungen vereint.

Stressgeschehen ist in der Regel gekoppelt an einen Teufelskreis, der sich in vielen Bereichen wiederholt. Beispiele sind:

- Stress verursacht Schlafstörungen → Schlafstörungen verstärken das Stressempfinden
- Stress führt zu ungesunder Ernährung → ungesunde Ernährung fördert Stresssymptome
- Stress führt zu mangelnder Bewegung → mangelnde Bewegung verstärkt typische Stresssymptome

Diese Aufzählung kann nahezu beliebig weitergeführt werden. Stress kann demzufolge nur dann erfolgreich bewältigt werden, wenn es gelingt, möglichst viele Teufelskreise zu erkennen und zu unterbrechen.

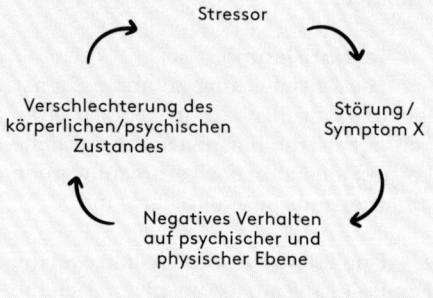

Abb. 7 Klassischer Teufelskreis bei Stress

Hierzu und für das tiefere Verständnis der Stressreaktion sowie deren Bewertung ist das physiologische Geschehen während einer Stressbelastung von großer Bedeutung. Dies wird auf den nachfolgenden Seiten erläutert, um die Zusammenhänge zwischen Stress und einer Vielzahl von Symptomen und Krankheiten zu verdeutlichen.

Stressphysiologie

Stresssymptome sind vielgestaltig und von Person zu Person unterschiedlich. Sie schlagen sich nieder in den vier folgenden Ebenen:

1. kognitiv
2. emotional
3. vegetativ-hormonell
4. muskulär

Die folgende Tabelle zeigt, welche Reaktionen typisch sind für diese vier Reaktionsebenen. Da jeder Mensch bestimmte Dispositionen und spezifische Schwachpunkte beziehungsweise Krankheitsneigungen hat, sind die Reaktionsmuster in der Regel typisch für eine Person, aber interindividuell sehr unterschiedlich.

Erst das Wissen darüber, wie vielfältig und komplex sich die Ausschüttung der wichtigsten Stresshormone Adrenalin/Noradrenalin und Cortisol auf alle unsere Organsysteme auswirkt, lässt erahnen, warum die WHO Stress „zu einer der größten Gesundheitsgefahren des 21. Jahrhunderts" erklärt hat.[1]

Nachvollziehbar sind dann auch Aussagen wie die, dass nahezu sämtliche Krankheiten, wenn nicht durch Stress verursacht, aber zumindest durch Stress erheblich in ihren Symptomen verstärkt werden.

STRESSREAKTIONSMUSTER AUF 4 EBENEN

Kognitiv	Emotional	Vegetativ-hormonell	Muskulär
Denkblockaden	Ärger	Blutdruckanstieg	Faust ballen
Gedankenkreisel	Angst	Engegefühl in der Brust	Finger trommeln
Konzentrationsschwäche	Anspannung	Erröten	Fuß wippen
Leere im Kopf (Blackout)	Gereiztheit	Herzklopfen	Kopfschmerzen
Negative Denkmuster	Nervosität	Kloß im Hals	Nervöse Gesten
Einengung der Wahrnehmung	Panik	Kurzatmigkeit	Rückenschmerzen
Starker Selbstbezug	Schreckhaftigkeit	Schwitzen	Schultern hochziehen
–	Versagensängste	Trockener Mund	Zähne knirschen
–	Verunsicherung	Siehe auch nachfolgende Ausführungen	–
–	Wut	–	–

Tabelle 1 Stressreaktionsmuster

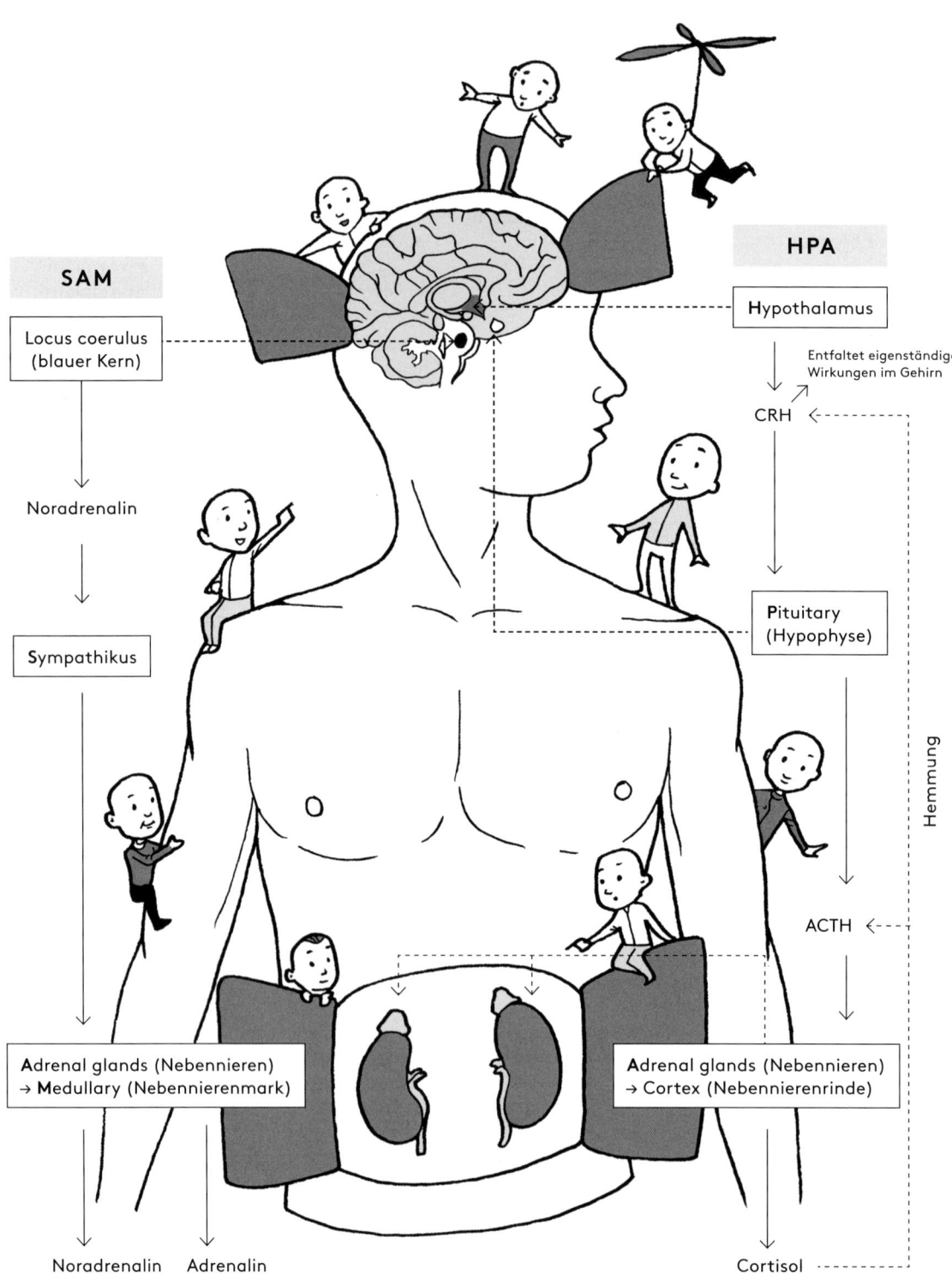

Abb. 8 Die Achsen der Stressreaktion

Zwei Hauptachsen der Stressphysiologie

Nahezu alle Lehrbücher zum Thema Stress stellen die beiden Hauptachsen der Stressreaktion in den Mittelpunkt ihrer Erläuterungen. Diese beiden Achsen werden auch als SAM-Achse und HPA-Achse bezeichnet. Beide Abkürzungen stehen für englische Medizinbegriffe:

Bei der SAM-Achse stehen:

- **S für Sympathetic**
  Das sympathische Nervensystem betreffend

- **A für Adreno**
  Die Nebenniere betreffend

- **M für Medullary**
  Das Mark, in dem Fall das Nebennierenmark bestreffend.

Bei der HPA-Achse stehen:

- **H für Hypothalamus,**

- **P für Pituitary gland**
  Hypophyse

- **A für Adrenal glands**
  Nebennieren

Damit sind die Körperregionen angesprochen, in denen die Stressreaktion „organisiert" wird: der Hypothalamus und die Hypophyse, zwei Areale im Gehirn, die sich als nervöse und hormonelle Schaltzentralen beschreiben lassen. In diesen Gehirnregionen beginnt quasi die Stressreaktion. Die Physiologie der Stressreaktion wird in aller Detailtiefe in dem Lehrbuch „Mensch im Stress" von Ludger Rensing und Kollegen beschrieben.[2] Wer sich für alle Details der Biochemie des Stresses interessiert, ist hier gut aufgehoben.

Im Folgenden werden die für das Verständnis wichtigsten physiologischen Abläufe der Stressreaktion erläutert.

Weit entfernt vom Gehirn befinden sich die Nebennieren und sitzen wie Hauben auf den Nieren. Sie haben keine Verbindung zu den Nieren und lassen sich anatomisch in das Nebennierenmark und die Nebennierenrinde einteilen. Im Nebennierenmark wird das allseits bekannte Stresshormon Adrenalin produziert und bei Bedarf ins Blut abgegeben. In der Rinde (lateinisch = Cortex) – daher kommt auch der Name – wird das Cortisol, das mit Abstand bedeutendste Stresshormon produziert und ins Blut abgegeben.

Wie bereits erwähnt, werden die SAM- und die HPA-Achse in den physiologischen Lehrbüchern in den Mittelpunkt gestellt, wenn es um die Beschreibung von Stresshormonkaskaden im Körper geht. Dies ist in Anbetracht der enormen Komplexität der Abläufe durchaus sinnvoll und trägt zum besseren Verständnis der Zusammenhänge bei.

Gestatten Sie uns an dieser Stelle einen Einschub aus der pädagogischen Erfahrungspraxis. Die meisten Menschen (vor allem medizinische Laien) werden von den vielen Fachvokabeln der Stressphysiologie regelrecht erschlagen: Adrenalin und Cortisol sind meist bekannt, aber HPA-Achse, Corticotropin Releasing Hormon (CRH), Adrenocorticotropes Hormon (ACTH) oder Dehydroepiandrosteronacetat (DHEA) sind erst einmal gewöhnungsbedürftige Begriffe, auch wenn sie der Einfachheit halber schon auf die Abkürzungen beschränkt sind. Im Seminar zum Stress-Management-Trainer präsentieren wir die komplexen Reaktionsketten mithilfe von Bällen und Seilen spielerisch so, dass sie gut verstanden werden. Da wir diese Möglichkeit im Buch nicht haben, stellen wir die wesentlichen medizinischen Abläufe der Stressreaktion am Beispiel eines Feueralarms mit allen nachfolgenden Ereignissen anschaulich dar: Auslösen des Alarms, Ausrücken der Feuerwehr und des Notarztes usw.

Stressphysiologie als Feuerwehreinsatz

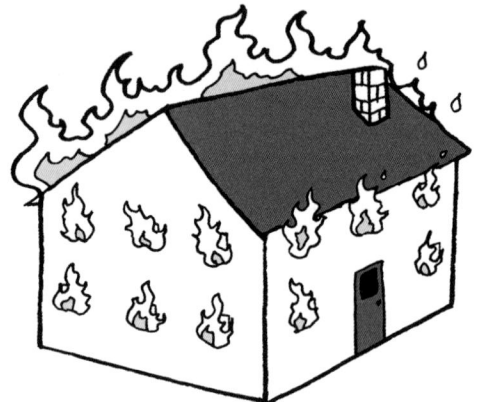

STRESSOR

KEIN STRESSOR

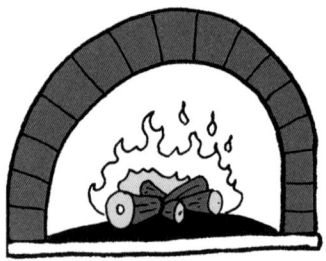

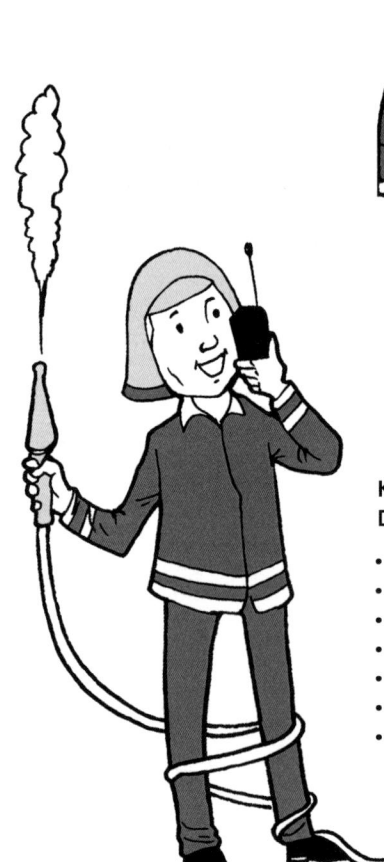

CORTISOL GIBT ENTWARNUNG

CORTISOL

- Blutzucker steigt
- Blutdruck steigt
- Entzündungen werden gehemmt
- Bauchfett wird gebildet

KRANK DURCH DAUERSTRESS

- Bluthochdruck
- Diabetes
- Immunschwäche
- Krebs (Verdacht)
- Magen-Darm-Krankheiten
- Muskelverspannung
- Und: vieles mehr!

ADRENALIN

- Blutzucker steigt
- Magen-Darm-Aktivität wird gesenkt
- Muskelspannung steigt
- Puls steigt
- Pupillen werden erweitert

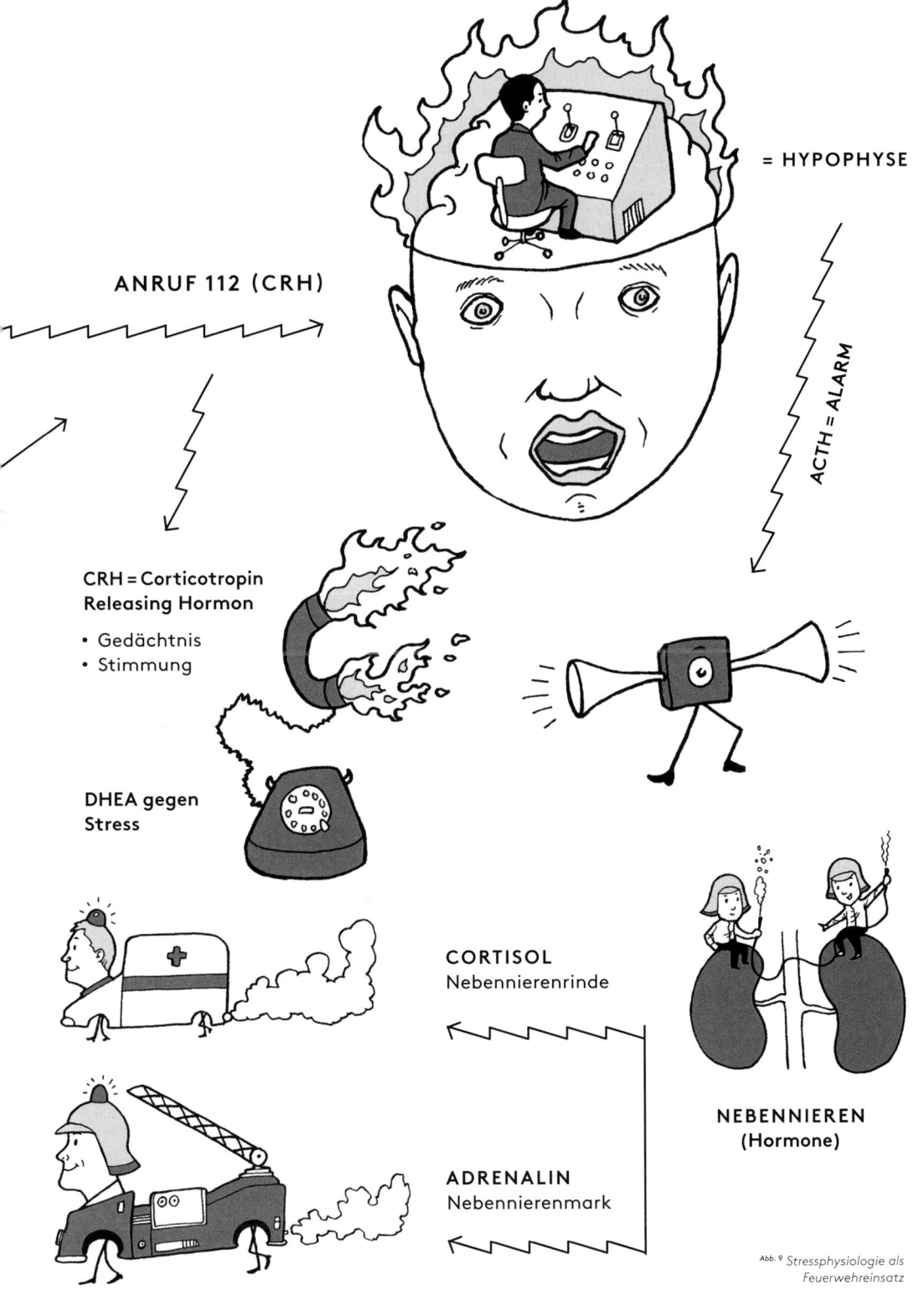

Abb. 9 *Stressphysiologie als Feuerwehreinsatz*

Beginnen wir mit dem Stressor, einem brennenden Haus, also Feuer. Hier sei ein Querverweis zu der Definition eines Stressors erlaubt, der in bedrohlichen Situationen (hier: brennendes Haus) eine Alarmreaktion auslöst, in anderen Situationen (hier: gemütliches Lagerfeuer) als eher friedlich entspannend empfunden wird.

Ein geschockter Hausbewohner, der bemerkt, dass der Dachstuhl bereits in Flammen steht, wird zunächst ein Alarmsignal in Form der 112 an die Feuerwehrzentrale (→ Hypothalamus) senden. Die Rettungsnummer 112 steht in unserem Beispiel für das schnellste Stresshormon, das uns in Sekundenbruchteilen hellwach macht, das Adrenalin. Bei Fallschirmspringern wurde der Zeitpunkt der Ausschüttung der Stresshormone Adrenalin und Cortisol gemessen. Es konnte eine deutliche Zeitverzögerung zwischen der Höchstkonzentration an Adrenalin und Cortisol nachgewiesen werden. Demzufolge ist die SAM-Achse (Adrenalin!) die deutlich schnellere Alarmachse. Diese Stressachse aktiviert den erregenden Teil des vegetativen Nervensystems, den Sympathikustonus.

Eine gute Übersicht zeigt die folgende Tabelle, die die Sympathikus- und Parasympathikus-Wirkungen unterschiedlicher Funktionen zusammen auflistet. Der Parasympathikus wird auch Vagus genannt. Deutlich wird ein Spieler- und Gegenspielermechanismus, der zeigt, womit zu rechnen ist, wenn ein Ast dieses vegetativen Nervensystems die Vorherrschaft übernimmt beziehungsweise der andere „schwächelt." Grundsätzlich dominiert der Sympathikus bei einer Stresssituation. Zahlreiche Stresssymptome zeigen deutlich den Bezug zu den unten aufgeführten Funktionen der beiden Äste unseres Nervensystems. Beispielsweise ist eine Schwächung der Verdauungsleistung oder das Reizdarmsyndrom leicht mit einem Ungleichgewicht von Sympathikus und Parasympathikus (Vagus) zu begründen, aber auch die Schwächung der Sexualfunktionen ist offenkundig damit zu erklären.

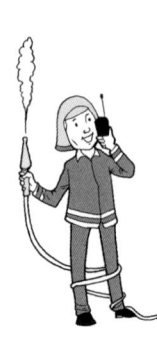

SYMPATHIKUS UND PARASYMPATHIKUS

Organ bzw. Funktion	Wirkung Sympathikus	Wirkung Parasympathikus (Vagus)
Augen	Pupillen weit	Pupillen eng
Bauchspeicheldrüse	Insulinproduktion ▼ Verdauungssaftsekretion ▼	Insulinproduktion ▲ Verdauungssaftsekretion ▲
Blase	Schließmuskelspannung ▲ Blasenwandmuskeltonus ▲	Schließmuskelspannung ▼ Blasenwandmuskeltonus ▼
Bronchien	Erweiterung	Verengung
Gallenblase	Erschlaffung	Engstellung
Gefäße	Verengung	Weitstellung

Organ bzw. Funktion	Wirkung Sympathikus	Wirkung Parasympathikus (Vagus)
Genitalien	Hemmung der Durchblutung Ejakulation	Gefäßerweiterung Erektion
Gerinnungsfähigkeit des Blutes	Wunde blutet weniger ▲	Verdünnt ▼
Haut/Schleimhaut	Durchblutung ▼	Durchblutung ▲
Herz	Frequenz, Kraft, Blutdruck ▲ Herzkranzgefäße erweitert	Frequenz, Kraft, Blutdruck ▼ Herzkranzgefäße erweitert
Immunsystem	Kurzfristig NK Zellen und Makrophagen erhöht, langfristig Schwächung	Stärkung
Magen-Darm	Peristaltik (Darmbewegung) ▼ Schließmuskeltonus ▼ Durchblutung ▼	Peristaltik (Darmbewegung) ▲ Schließmuskeltonus ▲ Durchblutung ▲
Muskulatur/Skelett	Tonus ▲ Durchblutung ▲	Tonus ▼ Durchblutung ▼
Nebennieren	Stresshormone ▲	Stresshormone ▼
Nierengefäße	Verengt	Erweitert
Schilddrüse	Sekretion ▼	Sekretion ▲
Schweiß	Sekretion ▲	Sekretion ▼
Stoffwechsel	Energieverbrauch	Aufbau von Energiereserven
Speichel	Sekretion und zähflüssig ▲	Sekretion ▼
Zentrales Nervensystem (ZNS)	Alarmbereitschaft ▲	Entspannter Zustand ▼

Tabelle 2 Wirkungen Sympathikus und Parasympathikus

Die Aktivierung des sympathischen Nervensystems führt also, wie die Tabelle eindrucksvoll zeigt, zu Effekten, die in einer Kampf- oder Fluchtreaktion dringend gebraucht werden.

Zurück zu unserem Feueralarm: Die Feuerwehrzentrale (Hypothalamus) muss nach dem 112-Anruf zügig reagieren und alarmiert die lokale Feuerwehr. Die 112 als Alarmsignal der Zentrale steht für das Botenhormon CRH (Corticotropin Releasing Hormon), die lokale Feuerwehr symbolisiert die Hypophyse, die nun ihrerseits dafür sorgen muss, dass die Feuerwehrautos (Cortisol) zum brennenden Haus gelangen. Auch hier ist ein Signal (Sirene, Notruf an die Fahrer) notwendig, um das Ausrücken der Rettungskräfte zu ermöglichen. Im Falle der Stressreaktion im Körper ist dieses Signal das Hormon ACTH (Adrenocorticotropin). Mit dem ACTH aktiviert die Hypophyse (lokale Feuerwehr) die Nebennierenrinde (Feuerwehrleute im Bereitschaftsdienst), die das Cortisol (Feuerwehrautos) ausschüttet, um das Feuer zu löschen und gegebenenfalls Verletzte ärztlich zu versorgen.

Um im Bild zu bleiben: Cortisol ist die akut effektivste „Entzündungsbremse", der Schulmedizin. Medikamente, die unter dem Sammelbegriff Cortison (siehe auch: BESSER! WISSER! Exkurs Cortisol, Seite 42) vertrieben werden, sind dem in der Nebennierenrinde gebildeten natürlichen Cortisol strukturell sehr ähnlich.

> **Kurz und knapp zusammengefasst fördert Dauerstress über die negative Beeinflussung bestimmter Hirnstrukturen eine depressive Grundstimmung.**

Cortison ist, salopp gesagt, immer das letzte Mittel bei entzündlichen Prozessen, wenn alle anderen Maßnahmen versagen oder versagt haben. Kurzfristig ist dies kein Problem. Im Gegenteil, es lindert die entzündliche Symptomatik sehr rasch. Langfristig eingesetzt entwickelt es jedoch unangenehme Nebenwirkungen wie eine Abnahme der Knochendichte, Bluthochdruck, Übergewicht, ja, sogar die Entwicklung eines Diabetes kann begünstigt werden. Was medizinische Laien häufig nicht wissen: Die Nebennierenrinde schüttet von Natur aus in einem bestimmten tageszeitlichen Rhythmus Cortisol aus. Bei einem kaum bis leicht gestressten Menschen wird Cortisol ab den frühen Morgenstunden vermehrt ins Blut abgegeben, erreicht in der Vormittagszeit ein Hoch und fällt dann allmählich wieder ab. Bei stark Gestressten sind stark von dieser Tagesrhythmik abweichende Cortisolkurven zu beobachten. Ein einfacher Stresstest basiert auf dem Cortisolgehalt im Speichel. Mehrmals am Tag genommene Speichelproben können schnell und effektiv die Stressbelastung eines Menschen messen.

Wirkung der Stresshormone

Die Ausschüttung von Cortisol ist ein rückgekoppeltes System. Mit anderen Worten: Wenn reichlich Cortisol ausgeschüttet wurde, sorgt es selbst bei den übergeordneten Zentren (Hypothalamus/Hypophyse) für Entwarnung. Diese verringern die Sekretion der Botenstoffe, also CRH und ACTH. Somit wird die Nebennierenrinde bei der Cortisolproduktion ausgebremst. Um im Bild mit dem Feuerwehreinsatz zu bleiben: Sind genügend Feuerwehrautos und Sanitäter vor Ort, wird der Feueralarm abgestellt.

Ein spezieller Aspekt ist zusätzlich noch wichtig: Das CRH ist nicht nur ein Botenhormon – in unserem Beispiel eine Telefonnummer –, es entfaltet zusätzlich eine Reihe weiterer Effekte im Gehirn, die unter Dauerstress eine Depression oder ein Burnout forcieren können.

Studien haben gezeigt, dass ein hoher CRH-Spiegel – typisch für Dauerstress – das Zusammenspiel verschiedener Hirnareale stört.[3] Unter dem Einfluss des CRH sehen Stressgeplagte ganz normale Alltagswidrigkeiten in einer negativen Färbung. Störfaktoren oder Umweltreize werden zunehmend als Belastung bewertet und immer weniger als Herausforderung (challenge), an der man wachsen und reifen kann. Insgesamt lässt CRH zusammen mit Vasopressin, einem zweiten bei Dauerstress erhöht ausgeschütteten Hormon, die Welt trist und grau erscheinen. Kurz und knapp zusammengefasst fördert Dauerstress über die negative Beeinflussung bestimmter Hirnstrukturen eine depressive Grundstimmung. Beispiele für Hirnareale, die bei Dauerstress funktionell und anatomisch (Verkleinerung der Hirnregionen) gestört werden, sind die Amygdala (Mandelkern), der vordere cinguläre Cortex und der Hippocampus. Die Aktivität des Hippocampus als „Hüter des Gedächtnisses" ist beispielsweise nach einer einmaligen Gabe von 25 mg Corticosteron – vergleichbar mit einer starken Cortisolsekretion nach einem stressigen Ereignis – deutlich vermindert. Durch Stress leidet vor allem das sogenannte deklarative Gedächtnis, in dem Wissensinhalte gespeichert sind.

Bei der Amygdala, die für die emotionale Einfärbung von Reizen zuständig ist, treten eher die Gefühle Angst, Ekel und Wut in den Fokus. Der cinguläre Cortex spielt bei Abwägungen und Entscheidungsprozessen eine bedeutende Rolle. Er wird unter Dauerstress kleiner; es fällt uns schwerer, Entscheidungen zu fällen. Zu guter Letzt wird auch unser Langzeitgedächtnis beeinträchtigt, das im Hippocampus verortet ist. Wiederholter Stress hat besonders Auswirkungen auf den Hippocampus, den „Hüter des Gedächtnisses". Im Hippocampus werden bei einem stressreichen Ereignis Neuromodulatoren freigesetzt, die langfristig seine Funktion beeinträchtigen können (siehe auch Allostatische Last → **Stressevolution, Seite 19**). Da der Hippocampus unter anderem für die Erinnerung des Kontextes wichtig ist, also die Zeit und der Ort, an dem Ereignisse stattfinden und dies einen starken emotionalen Einfluss hat, kann eine Beeinträchtigung der hippocampalen Funktion die Genauigkeit und Verlässlichkeit von Erinnerungen verringern. Dies kann dazu führen, eine Stresssituation verzerrt wahrzunehmen.

 BESSER! WISSER!

Es folgen einige Details zu den Stressachsen und den klassischen Stresshormonen Adrenalin, Noradrenalin und Cortisol sowie auch zu deren Gegenspieler-Hormonen.

Das sympathische Nervensystem zielt darüber hinaus auf das Nebennierenmark, das bei Stress etwa 80 Prozent Adrenalin und 20 Prozent Noradrenalin in den Blutkreislauf abgibt. Die Ausschüttung kann bei starken Stresssituationen – beispielsweise bei einem Bungeesprung – auf das 10-Fache des Normalwertes ansteigen.

Die folgende Übersicht zeigt die Effekte von Adrenalin im Gesamtüberblick:

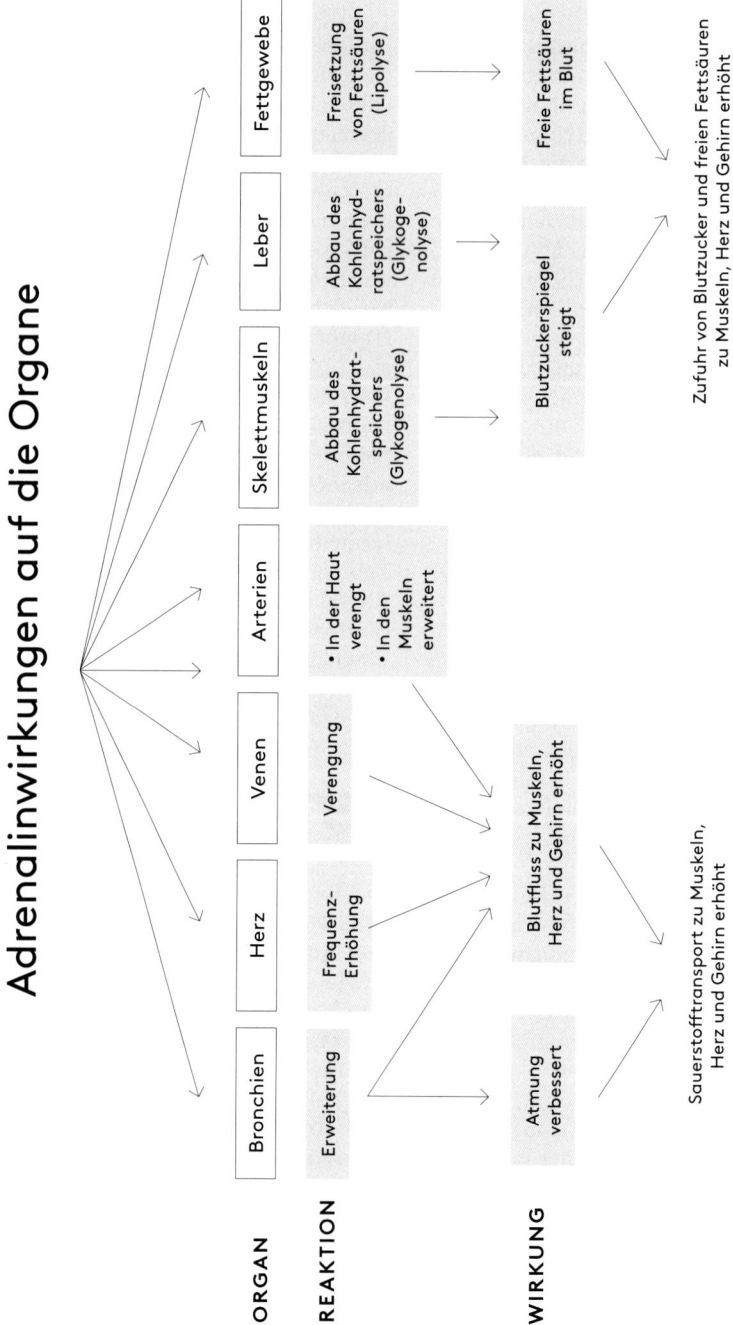

Abb. 10 *Adrenalinwirkungen auf die Organe*

EXKURS KATECHOLAMINE

Adrenalin ist die bekannteste Substanz unter den Katecholaminen. Wie die folgende Kette zeigt, werden die Katecholamine aus der Aminosäure Tyrosin durch enzymatische Umwandlungen gebildet:

L-Tyrosin →
L-Dihydroxyphenylalanin (L-DOPA) →
Dopamin →
Noradrenalin → Adrenalin

Adrenalin und Noradrenalin sind schon lange als Neurotransmitter im sympathischen Nervensystem bekannt. Neurotransmitter sind für die Weiterleitung von Nervenimpulsen notwendig. Häufig gefragt wird nach dem Unterschied zwischen Adrenalin und Noradrenalin. Ursprünglich wurde Noradrenalin nur als Vorstufe (siehe Grafik) bei der Bildung von Adrenalin angesehen. Heute weiß man, dass Noradrenalin durchaus eigenständige Wirkungen vor allem im Zentralnervensystem entfaltet. Dort spielt es sogar eine größere Rolle als Adrenalin. Noradrenalin gilt als „Alarmtransmitter", weil es Zustände fördert, die mit einer Erhöhung der Aufmerksamkeit (Arousal/Vigilanz) verbunden sind. Darüber hinaus scheint Noradrenalin auch eine Art Brücke zur zweiten Hauptstressachse, der HPA-Achse, zu bilden. Die Verknüpfung von Noradrenalin zu den von uns primär als Botenstoffen beschriebenen Hormonen CRH und ACTH ist eng. Dies ist ein Beleg für die enge Vernetzung der gesamten Stressphysiologie. Auch wenn – zum besseren Verständnis der Abläufe – von zwei Stressachsen die Rede ist und die Abläufe recht schematisch in bestimmten Abfolgen erklärt werden, ist das gesamte System eng miteinander verwoben und extrem reaktionsschnell.

Noradrenalin wird im Übrigen nicht nur im Nebennierenmark gebildet und ausgeschüttet, sondern auch im Frontalhirn, genauer gesagt im Locus coeruleus, und zwar unter der Einwirkung von CRH.

Eine weitere hoch spannende Eigenschaft des Noradrenalins ist dessen antidepressive Wirkung. Pharmazeutische Wirkstoffe, die die Sekretion von Noradrenalin verstärken, beispielsweise MAO-Hemmer wirken stimmungsaufhellend.

Der dritte Stoff im Bunde der Katecholamine, Dopamin, ist den meisten eher bekannt als Stoff, der für gute Gefühle sorgt, wenn wir zum Beispiel eine Prüfung bestanden haben – Stichwort Belohnungssystem. Nach dem Einwirken eines Stressors ist die Sekretion von Dopamin im Frontalhirn beträchtlich. Dopamin spielt vermutlich eine Rolle beim Lernen stressbezogener Reize, Kontexte und Reaktionen.

Um im Sinne einer ganzheitlichen Betrachtung der Stressphysiologie den Bogen zur Ernährung zu spannen, sei an dieser Stelle angemerkt, dass die Produktion der Katecholamine abhängig ist von einigen bekannten Nährstoffen, allen voran dem Vitamin C. Die anderen sind die Aminosäure Tyrosin, das Vitamin B6 sowie Kupfer und Magnesium. Die Mengen, die bei Stress benötigt werden, sind ernährungsphysiologisch beträchtlich. Werden diese Vitalstoffe nicht mit der Nahrung zugeführt, können wichtige Funktionen, die sie außerhalb des Stresskontextes ausüben, nicht bedient werden. Ein Teufelskreis zwischen Stress, unzureichender Ernährung und Verstärkung der negativen Stressfolgen wird in Gang gesetzt.

> Die Mengen an Vitalstoffen (z. B. Vitamin C), die bei Stress benötigt werden, sind beträchtlich.

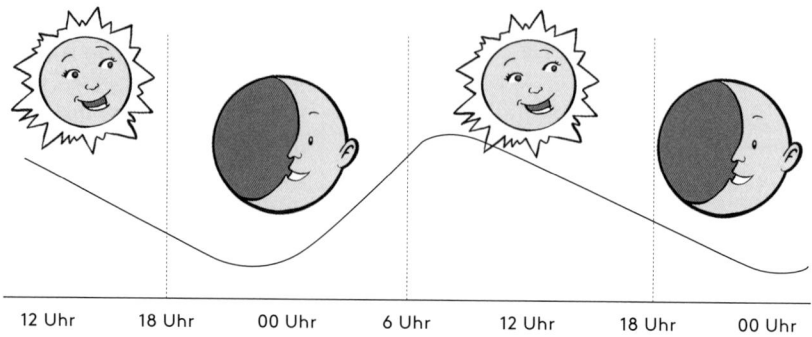

Abb. 11 Cortisolspiegel im Tagesverlauf

EXKURS CORTISOL

Cortisol ist ein Hormon, das in der Nebennierenrinde aus Cholesterin hergestellt wird. Um die Begriffe Cortisol und Cortison gibt es immer wieder Verwirrung, deshalb erfolgt an dieser Stelle eine Klarstellung (Anmerkung: Es existiert auch die Schreibweise Kortisol/Kortison. Hier wird aus Gründen der Einheitlichkeit nur die Schreibweise mit C verwendet.).

Gleichbedeutend mit Cortisol ist der Name Hydrocortison. In der medizinischen und populärwissenschaftlichen Umgangssprache werden Medikamente mit Cortisolwirkung häufig als „Cortison" bezeichnet. Biochemisch korrekt ausgedrückt, ist Cortison eine Art Vorstufe (oxidierte Form) des Cortisols.

Cortisol gehört zu den Glucocorticoiden, einer Gruppe von Hormonen, die in der Nebennierenrinde gebildet werden. Das Grundgerüst der Glucocorticoide ist Cholesterin, das notwendig für ihre Synthese ist. Der Name verweist auf ihre Wirkung auf den Zuckerstoffwechsel (Glukose = Traubenzucker). Alle Glucocorticoide sorgen für die Bereitstellung eines ausreichenden Blutzuckerspiegels, indem Glykogen (= Glukosespeicher) abgebaut, sprich Glukose freigesetzt wird, oder Eiweiß zu Glukose umgebaut wird. Dieser Vorgang wird auch Gluconeogenese (Glukoseneubildung) genannt. Hier wird der enge Zusammenhang zwischen Stress und der Gefahr einer diabetischen Stoffwechsellage deutlich!

Wie bei der Darstellung der HPA-Achse (S. 33) gezeigt, wird die Ausschüttung von Cortisol durch CRH aus dem Hypothalamus sowie durch ACTH aus dem Hypophysenvorderlappen aktiviert. Cortisol ist für den Körper lebenswichtig. Die Ausschüttung unterliegt, wie schon angesprochen, einer tageszeitlichen Rhythmik. In den frühen Morgenstunden bis zum frühen Mittag wird die größte Cortisolmenge ausgeschüttet.

ENDE BESSER! WISSER!

Wirkung von Cortisol

Das Wirkspektrum von Cortisol im Stoffwechsel ist breit und vielfältig.[4] Cortisol hat Einfluss auf alle energieliefernden Nährstoffe wie Eiweiß, Fett und Kohlenhydrate. Zusammen mit Aldosteron, einem weiteren Nebennierenhormon, ist Cortisol an der Blutdruckregulation beteiligt. Der Haupteffekt liegt in einer verminderten Ausscheidung von Natrium, um den Blutdruck dauerhaft zu erhöhen. Dies ist bei Stress physiologisch sinnvoll, auf Dauer fördert es Bluthochdruck, der zu den Risikofaktoren für Herz-, und Gefäßerkrankungen zählt.

Wichtige Wirkungen des Cortisols sind in der nebenstehenden Übersicht dargestellt.

Physiologische Parameter	Wirkungen des Cortisol
Blutfließeigenschaften	Förderung der Blutgerinnung
Fettstoffwechsel	Einlagerung von Fett im Bauchbereich
Hormonelle Effekte	Verringerte Bildung von Geschlechtshormonen (Gonadotropine, sexuelle Unlust, Unfruchtbarkeit)
Haut	Steuerung der Hautpigmentierung
Immunsystem	Kurzfristig hemmend auf Entzündungen, Allergien und Autoimmunreaktionen. Bei dauerhaft erhöhtem Cortisolspiegel wird die Neubildung weißer Blutzellen (Leukozyten und Lymphozyten) gehemmt und die Immunabwehr unterdrückt.
Knochenstoffwechsel	Freisetzung von Calcium aus den Knochen – auf Dauer Gefahr der Osteoporose
Zuckerstoffwechsel	Förderung der Neubildung von Glukose (Gluconeogenese), Ziel insgesamt Erhöhung des Blutzuckers → Energie für Kampf und Flucht

Tabelle 3 Wirkungen des Cortisol

Wie die SAM-Achse fördert Cortisol alle Bedingungen, die für die Kampf- oder Flucht-Reaktion notwendig sind. Ein Unterschied liegt in der mittel- bis langfristigen Dimension. Cortisol organisiert vor allem die Physiologie bei länger andauerndem Stress. Die Erhöhung des Cortisolspiegels kann auf das 10-Fache der normalen Plasmakonzentration ansteigen. In der Tabelle sind die Konzentrationen des Cortisols aufgeführt, die auch für eine diagnostische Bewertung des Stresslevels herangezogen werden.

Elimination, Messwerte, Rhythmik, Verhalten	
Konzentration im Blut	5–25 µg/dl
Produktionsrate/24 Stunden	10–20 mg
Verweildauer im Blut	5 Stunden
Bindung im Blut	an CBG (Cortisol bindendes Globulin)
Tagesrhythmus	morgens am höchsten – kann bei Stress gestört sein – paradoxe Verläufe
Cortisol im Speichel → 3 Speichelproben: nach Aufstehen, 30 und 60 Minuten danach	2.300–12.700 pg/ml morgens
Ausscheidung im Urin	500–4.200 pg/ml nachmittags

Tabelle 4 Konzentration des Cortisols zur Bewertung des Stresslevels

Bei starkem Stress ist die Sekretion von Cortisol deutlich erhöht. Besteht die Stresssituation über einen längeren Zeitraum, kann es zu einer „Erschöpfung" der Nebennierenrinde mit der Folge eines Cortisolmangels kommen. Die folgende Übersicht zeigt, welche Auswirkungen ein Überschuss beziehungsweise Mangel an Cortisol im Organismus haben können.

AUSWIRKUNGEN VON CORTISOL

	Cortisol-Überschuss	Cortisol-Mangel
Blutgerinnung	Blutergüsse, Hauteinblutungen	keine unmittelbaren Auswirkungen
Fettstoffwechsel/ Gewicht	Bauchfetteinlagerung, Gewichtszunahme	Fettabbau
Geschlechtsfunktionen	Libidomangel, Zyklusstörungen	Reduzierte Libido. Reduzierte Sekundärbehaarung (Bart-, Achsel-, und Schambehaarung)
Haut	Wird dünner, Akne	Hauttrockenheit. Bräunliche Hautpigmentierung*
Herz-Kreislauf	Bluthochdruck	Niedriger Blutdruck (Schwindel beim Aufstehen)
Immunsystem	Infektanfälligkeit	Erhöhte Allergiebereitschaft
Knochenstoffwechsel	Knochenschwund	keine unmittelbaren Auswirkungen
Zuckerstoffwechsel	Überzuckerung → Diabetes	Unterzuckerung

*Nur bei Nebennierenschwund

Tabelle 5 Auswirkungen von Cortisolmangel und -überschuss

Eine Mangel an Cortisol ist ein lebensbedrohlicher Zustand, der einhergehen kann mit Erbrechen und einer Übersäuerung des Blutes. Auch Benommenheit und Schwindel können Zeichen einer zu niedrigen Cortisol-Sekretion sein.

Die Symptome eines Cortisol-Überschusses lassen sich eindrucksvoll an Menschen studieren, die unter „Morbus Cushing" leiden, einer Krankheit, die durch eine Überproduktion von Cortisol in der Nebennierenrinde charakterisiert ist.

Sehr bekannt sind auch die Auswirkungen eines Überschusses durch Medikamente, sogenannte Kortisonpräparate. Alles in allem hat Dauerstress nicht nur Folgen für physiologische Prozesse wie zum Beispiel erhöhter Blutzucker oder Blutdruck. Auch die Seele leidet. Vor allem die Fähigkeit, positiv zu denken und sich zu motivieren, wird stark vermindert. Fazit: Alleine kommt der stressgeplagte Mensch nicht mehr zurecht, er benötigt Hilfe von außen.

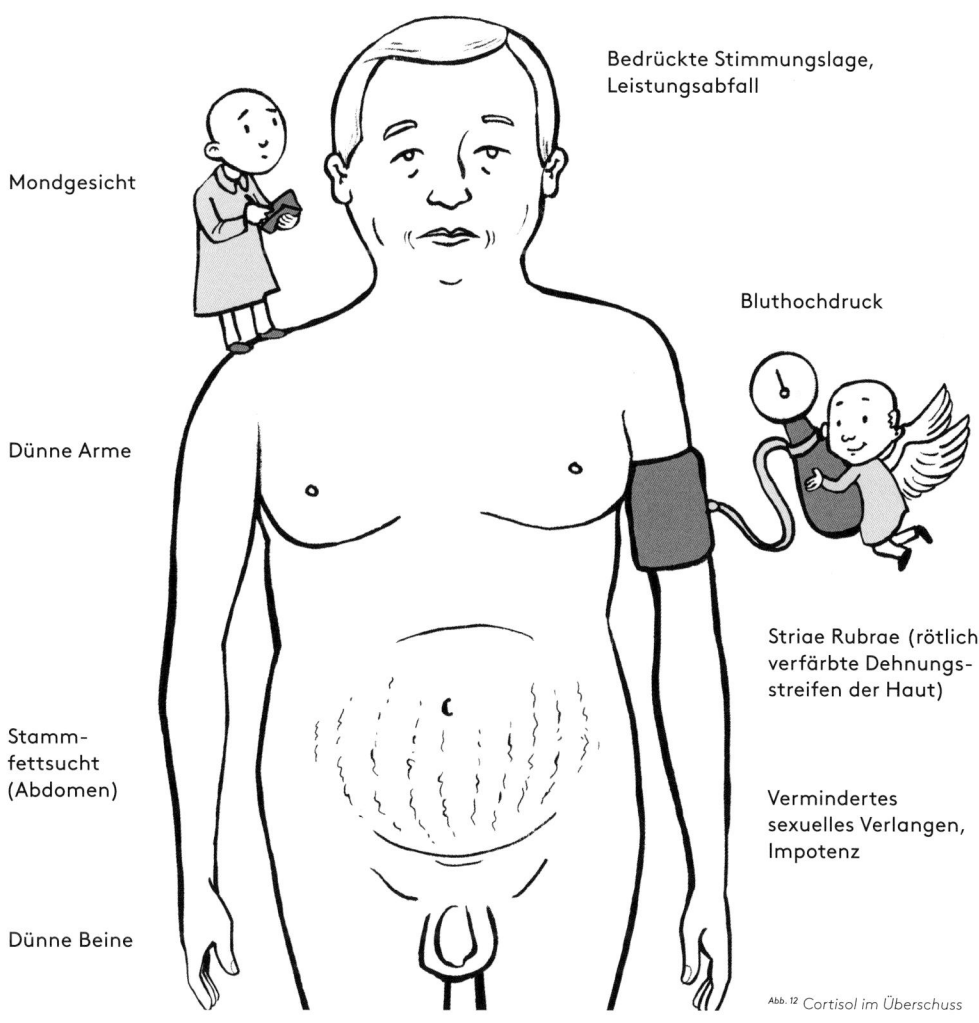

Abb. 12 *Cortisol im Überschuss*

Über guten und schlechten Stress

Lange Zeit wurde das Thema Stress ausschließlich im Hinblick auf die negativen Stresssymptome und die resultierenden Krankheiten diskutiert. Aktuell formiert sich in der Wissenschaft eine Gegenbewegung, deren Kernthese lautet: Ohne Stress wäre die Menschheit längst ausgestorben, Stress ist die „Würze unseres Lebens", ohne Stress ist keine Leistung und Weiterentwicklung möglich.[1]

Steht diese These im Widerspruch zu allem, was man über die Physiologie der Stressreaktion weiß? Keineswegs, die Debatte beweist lediglich, dass Menschen Probleme damit haben, bei komplexen Zusammenhängen sowohl ein Schwarz als auch ein Weiß gleichberechtigt nebeneinander zu akzeptieren. Stress kann beides sein: Gesundheitselixier und Sargnagel.

Ein wesentlicher Schlüssel für diese Polarität ist der Faktor Zeit. Betrachtet man die kurzfristigen Effekte der Stressreaktion, finden wir fast ausnahmslos günstige, ja, die Gesundheit fördernde physiologische Wirkungen: Bestimmte Immunzellen werden vermehrt ausgeschüttet, unser Kreislauf wird aktiviert, wir sind konzentrierter und fokussierter, wir nehmen Schmerz weniger stark wahr und vieles mehr. Es ist banal: Entscheidend ist die Dauer, mit der ein Stressor auf uns einwirkt, sowie unsere Kompetenz ihm entgegenzutreten. Die folgende Übersicht zeigt dies eindrucksvoll. In ihr sind kurz- und langfristige Stressauswirkungen auf verschiedene Organsysteme gegenübergestellt:

STRESSAUSWIRKUNGEN

Körpersysteme	Kurzfristige Effekte	Langfristige Auswirkungen
Energie	Bereitstellung wichtiger Energieträger für Gehirn und Muskeln	erhöhter Blutzuckerspiegel → Insulinresistenz
Herz/Kreislauf	verbesserte Muskeldurchblutung, erhöhte Herzfrequenz, erhöhter Blutdruck	Bluthochdruck, Förderung arteriosklerotischer Prozesse (Fettstoffwechsel)
Blut	dickt ein, Schutz bei Verletzungen	verminderte Durchblutung, Ablagerungen werden gefördert
Immunsystem	vermehrte Makrophagen und NK-Zellen, bessere Bekämpfung von Entzündungen	Schwächung der Gesamtabwehrleistung, häufige Infekte
Muskulatur	erhöhter Muskeltonus, notwendig für Kampf oder Flucht	dauerhafte Zustände der Anspannung – Nacken- und Rückenprobleme, Muskelverkürzung
Magen Darm	Hungergefühl ist unterdrückt	Reizdarmsymptome, Verdauungsprobleme
Schmerzempfinden	wird akut unterdrückt	steigt langfristig an

Tabelle 6 Stressauswirkungen

Burnout – Was ist das eigentlich?

Laut der Bundespsychotherapeutenkammer (BPtK), die die Angaben der großen gesetzlichen Krankenkassen zu Burnout auswertete, ist die Anzahl der Krankschreibungen aufgrund eines Burnouts von 2004 bis 2011 um 700 Prozent gestiegen.[1]

Dennoch gibt es bisher weder eine eindeutige Definition und Abgrenzung des Begriffs Burnout noch eine Diagnose durch die gängigen Klassifikationssysteme für medizinische Diagnosen.

Niedergelassene Ärzte und Kliniken bedienen sich daher entweder einer sogenannten Zusatzdiagnose (F73), unter der bestimmte Probleme bei der Lebensbewältigung geführt werden (unspezifische körperliche und psychische Belastungen, Mangel an Entspannung oder Freizeit, Erschöpfungszustände) oder diagnostizieren – auch aus Kostenrückerstattungsgründen – eine Depression oder Anpassungsstörung. Laut der BPtK wird Burnout in 85 Prozent der Fälle zusammen mit anderen Erkrankungen (z. B. Rückenschmerzen) diagnostiziert, und bei knapp der Hälfte der Krankschreibungsfälle erfolgt die Angabe Burnout als ergänzende Information zu einer psychischen Erkrankung, meist einer Depression oder Anpassungsstörung.

Laut einer systematischen Literatursuche handelt es sich um eine Modediagnose; es gibt bisher keine standardisierte, generelle und international valide Prozedur, um eine Burnout-Diagnose zu erhalten, und es liegt momentan im Ermessen des Behandelnden, Burnout zu diagnostizieren.[2]

Dennoch gibt es in der Forschung vor allem ein gängiges Instrument zur Messung der Burnout-Symptomatik, das Maslach Burnout Inventory (MBI).[3] Dieses und andere gängige Diagnoseinstrumente fußen auf drei Dimensionen:

- **Erschöpfung**
  Auch beschrieben als Energieverlust, Schwächung und Müdigkeit

- **Gefühle von Zynismus und Distanziertheit vom Job**
  Auch als Depersonalisation, negative oder unangemessene Einstellungen, Abgeklärtheit, Reizbarkeit, Verlust an Idealismus und Rückzug

- **Ein Sinn von professioneller Ineffektivität und einem Mangel an Leistung**
  Auch beschrieben als reduzierte Produktivität, schlechte Arbeitsmoral und Unfähigkeit zur Stressbewältigung

Laut Christina Maslach sind Menschen, die an Burnout leiden, nicht ausschließlich erschöpft oder durch ihre Arbeit überfordert, sondern haben auch eine psychologische Verbindung zu ihrer Arbeit verloren, was wiederum Einfluss auf ihre Motivation und Identität hat. Der Zynismus und die Wahrnehmung von Ineffektivität beinhalten sowohl die Unzufriedenheit mit der Arbeit als auch eine Krise aufgrund der arbeitsbezogenen Erwartung an die eigene Effektivität.

> Der Begriff „Burnout" gilt in der Medizin als äußerst umstritten. Eine eindeutige Diagnose oder Abgrenzung zu anderen Erkrankungen ist derzeit nicht möglich.

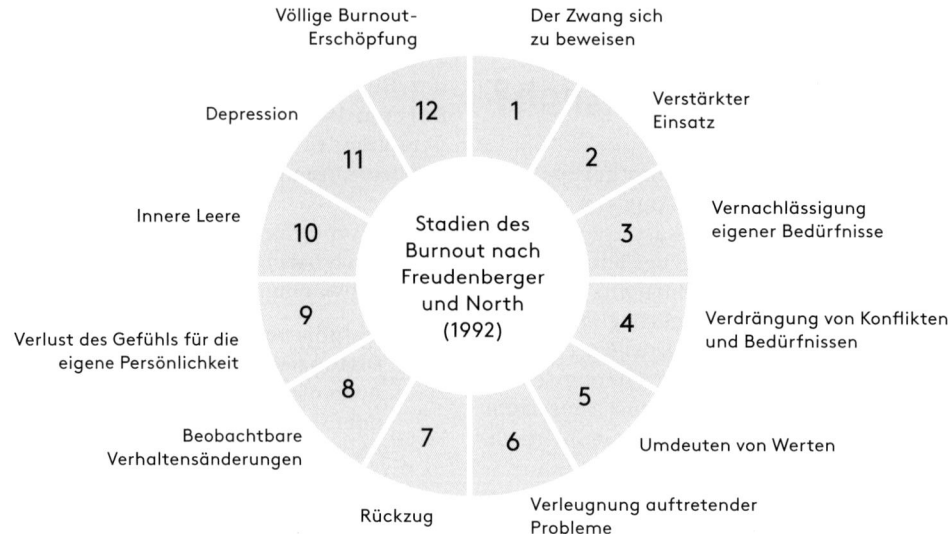

Abb. 13 *Das 12 Phasen-Modell in Anlehnung an Freudenberger und North (1994)*

Ein Phasenmodell, das in der Praxis viel Anklang findet, ist das 12-Phasen-Modell von Herbert Freudenberger und Gail North[4], da es vor allem zeitökonomisch und leicht kommunizierbar ist. Elisabeth Ponocny-Seliger und Robert Winker resümieren im Rahmen ihrer testtheoretischen Analyse, dass dieses Modell lediglich theoretisch einen möglichen Burnout-Verlauf darstellt und die Phasen nicht notwendigerweise in dieser Reihenfolge auftreten müssen. Es beschreibt dennoch häufige Schritte und kann vor allem zur Selbstreflexion anregen und Menschen dabei helfen, sich selbst zu verorten.[5]

Phase eins ist gekennzeichnet durch den Zwang sich zu beweisen. Übertriebener Ehrgeiz und Perfektion stehen im Vordergrund. Damit verbunden ist ein verstärkter Einsatz mit der Vorstellung, alles alleine schaffen zu müssen. Nun werden die eigenen Bedürfnisse vernachlässigt. Es kommt zu einem zunehmend ungesünderen Lebensstil und im nächsten Schritt zur Verdrängung von Konflikten und Bedürfnissen. Das bedeutet, entstehende Konflikte mit dem Umfeld werden ebenso wenig wahrgenommen wie physiologische Symptome. Es folgt die Umdeutung der Werte, bei der die Wahrnehmung verzerrt wird und Dinge, die einst wichtig waren, zweitrangig werden. In der darauffolgenden Phase werden Probleme geleugnet, Betroffene reagieren zunehmend aggressiv auf ihr Umfeld und die Leistung sinkt merklich. Schließlich kommt es zum Rückzug, mit dem die Verbindung zum sozialen Umfeld Stück für Stück verloren geht. Inzwischen sind wir bei Phase acht angelangt, die eine Verhaltensänderung mit sich bringt: Fast alles wird gleichgültig. Anschließend nehmen Betroffene sich selbst nicht mehr als die Personen wahr, die sie sind – man spricht von Depersonalisation. Es folgt die innere Leere, geprägt durch Angst und Hoffnungslosigkeit, bevor die nächste Phase droht, die Depression. Hier stehen nun völlige Verzweiflung, Selbsthass und Erschöpfung im Vordergrund, bevor es mit der letzten Phase zum totalen Zusammenbruch kommt (Stufen siehe auch Grafik).

Die Behandlung muss am Schweregrad bemessen werden und bei besonderer Schwere werden psychotherapeutische Interventionen empfohlen, wie Antidepressiva, am besten in Kombination mit Psychotherapie. Dennoch gibt es auch hier aufgrund des Mangels an kontrollierten Studien keine gängige Routine. Bei einer abgeschwächten Burnout-Form plädieren Andreas Hillert und Michael Marwitz[6] für die Konzentration auf drei Faktoren:

- Befreiung von den Stressoren
- Erholung durch Entspannung und Sport
- „Rückkehr zur Realität", indem externe Ideen von Perfektion verbannt werden

Aktuelle Zahlen

Laut des aktuellen Stressreports der Techniker Krankenkasse[1] fühlen sich sechs von zehn Personen in Deutschland gestresst und 23 Prozent häufig. Besonders nach der Schule, im Studium und während des Berufseinstiegs sind zwei Drittel der 18–19-Jährigen mindestens manchmal gestresst. Die Altersgruppe mit dem höchsten Stresspegel, bei dem 82 Prozent Stresszustände kennen und ein Drittel häufig gestresst sind, sind die 30–39-Jährigen, die ihre Karriere vorantreiben, Kinder bekommen und die eigenen Eltern unterstützen. Ein großes Manko und Ursache für Stressempfinden ist laut der Studie weniger die Tatsache, Kinder zu haben, als die Vereinbarkeit von Familie und Beruf. Ein weiterer Aspekt ist die ständige Erreichbarkeit und die damit einhergehenden schwimmenden Grenzen zwischen Privat- und Berufsleben. Im puncto Gesundheit zeigte sich, dass fast jeder Dritte, der seinen Gesundheitszustand als weniger gut oder schlecht einschätzte, gestresst war und sich 53 Prozent der Befragten, die in den vergangenen drei Jahren seelische Beschwerden hatten, gestresst fühlten. Gründe für den Stress sind an erster Stelle Schule, Studium und Beruf, an zweiter Stelle folgen die eigenen hohen Ansprüche, zu viele Termine und Verpflichtungen in der Freizeit. Dazu kommen das Thema ständige Erreichbarkeit durch Handy, Facebook und Co., Fortbewegung, die schwere Erkrankung eines Verwandten oder Bekannten oder Konflikte mit dem Lebenspartner oder einem anderen Nahestehenden sowie die Arbeitsbelastung im Haushalt, finanzielle Sorgen und die Pflege von Angehörigen.

STRESS – AUCH EINE FRAGE DER GENERATIONEN

Jede Altersgruppe hat ihre eigenen Themen und Stressoren. Wie der TK-Bericht zeigte, ist auch die Stressbewertung der verschiedenen Altersklassen unterschiedlich. Das zugrundeliegende Konzept S\MOVES ist das richtige Handwerkzeug für alle Altersklassen, nur die Inhalte können sich unterscheiden. Zudem soll die Unterteilung in die verschiedenen Altersklassen jeweils deren Sensibilität für die anderen Gruppen erhöhen. Schließlich kann es zu mehr Verständnis führen, wenn wir die Stressfaktoren unseres Umfeldes verstehen können.

STRESS 20	STRESS 40	STRESS 60
Altersgruppe: 18–30	Altersgruppe: 30–50	Altersgruppe: 50–70
Keine andere Altersstufe ist so stark gestresst von Beruf (71 Prozent), ständiger Erreichbarkeit (38 Prozent) und finanziellen Sorgen (29 Prozent) wie die 18- bis 29-Jährigen.	Wenn Familien gegründet werden, wandelt sich das Bild. Die 30- bis 39-Jährigen verspüren mehr Druck als alle anderen durch die eigenen hohen Ansprüche (52 Prozent), zu viele private Verpflichtungen (43 Prozent), Arbeitsbelastung im Haushalt (32 Prozent) und die Erziehung der Kinder (43 Prozent). Die 40- bis 49-Jährigen belasten private Konflikte mehr als alle anderen.	Bei den 50- bis 59-Jährigen sind es schwere Erkrankungen Nahestehender, und bei den 60- bis 69-Jährigen kommt die Betreuung eines pflegebedürftigen Angehörigen zum Tragen. Die Generation 70plus fällt vor allem durch diesen Spitzenwert auf: Vier von zehn Befragten in dieser Altersgruppe haben überhaupt keinen Stress.

Tabelle 7 Stress nach Altersgruppen

GESTRESSTE MÄNNER UND FRAUEN

Laut des Berichts nennen Männer am häufigsten ihren Beruf als Stressauslöser (54 Prozent), bei Frauen sind es überdurchschnittlich oft die Ansprüche an sich selbst, die sie unter Druck setzen (48 Prozent). Der Anspruch, sowohl im Job als auch zu Hause immer perfekt abliefern zu müssen, macht fast der Hälfe zu schaffen. Aber auch darüber hinaus trennt die Geschlechter beim Thema Stress einiges. Die ständige Erreichbarkeit stresst Männer mehr als Frauen. Ein gutes Drittel der Männer empfindet das Smartphone oder soziale Medien als Belastung, bei den Frauen sieht das nur knapp jede Vierte so. Dafür sorgen Konflikte im persönlichen sozialen Umfeld bei Frauen für den größeren Stress. 30 Prozent der Frauen nennen Probleme mit Nahestehenden als Belastungsfaktor, bei den Männern sind es 17 Prozent.

Außerdem zeigt sich, dass die Erwerbsquote von Frauen zwar in den letzten Jahrzehnten gestiegen ist, Frauen aber immer noch deutlich häufiger in Teilzeit arbeiten und die Hauptlast der Familien- und Hausarbeit übernehmen. Kochen, putzen, einkaufen – all das ist für 28 Prozent der Frauen ein wesentlicher Stressfaktor, bei den Männern klagen nur 18 Prozent darüber. Kinderbetreuung stresst fast jede vierte Frau, aber nur jeden siebten Mann.

In einer Studie zum Umgang mit Stress zeigten sich in puncto Bewältigungsstrategien Unterschiede zwischen Männern und Frauen: Obwohl es keine Unterschiede in der Anzahl erlebter Stresssituationen in den vergangenen zwei Jahren gab, bewerteten Frauen die Lebensereignisse tendenziell negativer und weniger kontrollierbar als Männer. Zusätzlich wurden Unterschiede bei den stressenden Themen gefunden, bei denen Frauen die Familie und gesundheitsbezogene Ereignisse häufiger nannten, wohingegen Männer eher Beziehung, Finanzen und arbeitsbezogene Erlebnisse erwähnten.[2]

Stressdiagnostik – kann man Stress messen?

Die Frage, ob und wie man Stress qualitativ und gegebenenfalls auch quantitativ messen kann, ist Gegenstand unterschiedlicher Fachrichtungen. Psychologen arbeiten eher mit Fragebögen, bei denen Stressoren und die durch sie ausgelösten Reaktionen im Vordergrund stehen. Soziologen interessieren sich eher für strukturelle Rahmenbedingungen, die Stress fördern. Bei Medizinern stehen die physiologisch messbaren Parameter im Blut, aber auch wie im Falle der Cortisolmessung im Speichel, im Fokus. Zunächst können Sie sich selbst ein Bild von ihren Stressoren verschaffen, anschließend stellen wir Ihnen den von uns entwickelten S\MOVES-Kreis vor, der Ihre Ressourcen im Hinblick auf eine gute Stressbewältigung beleuchtet. Eine Übersicht zu den medizinischen Parametern rundet dieses Kapitel ab.

Stressorentest

Der folgende Test beinhaltet die laut aktuellem Stressreport der Techniker Krankenkasse häufigsten Stressoren in Deutschland.[1] Am unteren Ende haben Sie zudem die Möglichkeit, eigene Stressoren zu definieren.

Der Test fragt bei jedem Stressor nach dem Grad der wahrgenommenen Belastung und der Häufigkeit seines Auftretens. Überlegen Sie für jeden Stressor, inwiefern er sie stört (stört mich nicht bis stört mich stark) und wie oft der Stressor Ihnen begegnet (kommt nie vor bis kommt oft vor). Die beiden Ergebnisse werden multipliziert und ergeben einen Wert von maximal 4.

Die Stressoren mit einem Wert von 4 sind also jene, die Sie stark stören und häufig vorkommen – ein Grund sich diese näher anzuschauen. Sollten Sie einen Stressor sehr störend empfinden, aber nie mit ihm konfrontiert sein, ergibt sich ein Wert von 0. Er spielt somit in Ihrem Leben aktuell keine Rolle.

TESTE! DICH!

Im Folgenden haben Sie die Möglichkeit zu testen, wie es um Ihr eigenes Stresslevel steht und welche Stressoren bei Ihnen besonders zum Tragen kommen.

STRESSOREN	Belastung				Vorkommen			
	Stört mich nicht	Stört mich wenig	Stört mich stark		Kommt nie vor	Kommt ab und zu vor	Kommt oft vor	
	0	1	2	x	0	1	2	=
hohe Ansprüche an sich selbst								
zu wenig Handlungsspielraum								
mangelnde Anerkennung								
ständige Erreichbarkeit								
Termindruck/Hetze								
Unterbrechungen/Störungen								
Informationsüberflutung/E-Mails								
Arbeit, Studium oder Schule								

STRESSOREN	Belastung				Vorkommen			
	Stört mich nicht	Stört mich wenig	Stört mich stark		Kommt nie vor	Kommt ab und zu vor	Kommt oft vor	
	0	1	2	x	0	1	2	=
zu viele Termine und Verpflichtungen in der Freizeit								
Arbeitsbelastung im Haushalt								
Kindererziehung/Enkelkinder								
Vereinbarkeit von Beruf und Familie								
Konflikte mit dem Lebenspartner								
Konflikte mit anderen Nahestehenden								
Betreuung eines pflegebedürftigen Angehörigen								
schwere Krankheit eines Nahestehenden								
ungerechte Bezahlung								
finanzielle Sorgen								
Probleme mit dem Vorgesetzten								
schlechte Stimmung im Arbeitsumfeld								
ungenaue Anweisungen								
Teilnahme am Straßenverkehr								
Pendeln/Arbeitsweg								
Lärm/Temperatur/Beleuchtung								
Eigene Beispiele:								

Die Auswertung finden Sie auf der nächsten Seite.

AUSWERTUNG STRESSORENTEST

Bitte multiplizieren Sie bei jedem Stressor die Häufigkeit des Vorkommens (Faktor 0 bis 2) mit der Intensität seiner Belastung (Faktor 0 bis 2). Das maximale Produkt beträgt demnach die Zahl 4. Das heißt, ein Stressor, der Sie maximal belastet wird mit 4 bewertet.

Sie haben nun zwei Möglichkeiten den Stressorentest auszuwerten:

a) Sie zählen die Summen für die einzelnen Stressoren zusammen und erhalten eine Gesamtsumme der Belastung für alle Stressoren. Sie teilen diese Summe durch die Anzahl der in dem Test angegebenen Stressoren (24) plus der Zahl der eventuell hinzugefügten eigenen Stressoren. Sie erhalten einen Stressdurchschnittswert.

b) Sie listen die Stressoren mit den höchsten Stresswerten auf. Betrachten Sie diese Stressoren in aller Ruhe und mit Bedacht. Entscheiden Sie dann welche dieser Stressoren Sie akut besonders belasten bzw. welche Sie zuerst bearbeiten wollen. Notieren Sie die drei Stressoren, die Sie in der kommenden Zeit mit hoher Priorität verändern oder gar aus Ihrem Leben verbannen möchten.

Zur Einordnung dient folgende Skala:

0 – 24 Punkte
Niedrige Stressbelastung

24 – 48 Punkte
Mittlere Stressbelastung

über 48 Punkte
Hohe Stressbelastung

Der S\MOVES-Kreis

Nachdem Sie sich nun mit Stresstheorien, der aktuellen Lage in Deutschland und Ihren persönlichen Stressoren befasst haben, ist es an der Zeit, Sie in den S\MOVES-Kreis einzuweihen. Im Folgenden werden Sie alle Module kennenlernen und sich auf dem Kreis verorten.

Beantworten Sie zunächst die Fragen, beginnend mit dem Thema Motivation (Kreis innen), danach mit den anderen Themen: Organisation, Vitalität, Erkenntnis und Soziales (Kreis außen).

Ein Tipp: Beantworten Sie die Fragen zügig und spontan „aus dem Bauch heraus". Ein längeres Grübeln und Nachsinnen ist wenig zielführend.

MOTIVATION	Trifft nicht zu	Trifft eher nicht zu	Teils-teils	Trifft eher zu	Trifft zu
Ziele und Werte					
1. Ich habe mir bereits viele Gedanken über die Werte in meinem Leben gemacht.	1	2	3	4	5
2. Ich habe bereits viele Überlegungen zu meinen Zielen im Leben angestellt.	1	2	3	4	5
3. Ich habe mir bereits viele Gedanken darüber gemacht, was ICH wirklich will.	1	2	3	4	5
Selbstwirksamkeitserleben					
1. Ich bin überzeugt davon, dass ich die Fähigkeiten habe, meine Ziele zu erreichen.	1	2	3	4	5
2. Wenn ich etwas wirklich will, kann ich dies auch erreichen.	1	2	3	4	5
3. Es fällt mir leicht, mir für die Erreichung meiner Ziele von außen Hilfe zu holen.	1	2	3	4	5
Einklang					
1. Ich habe mein Leben nach meinen Werten ausgerichtet.	1	2	3	4	5
2. Mein privater Lebensalltag steht im Einklang mit meinen Wert- und Zielvorstellungen.	1	2	3	4	5
3. Mein beruflicher Lebensalltag steht im Einklang mit meinen Wert- und Zielvorstellungen.	1	2	3	4	5

ORGANISATION	Trifft nicht zu	Trifft eher nicht zu	Teils -teils	Trifft eher zu	Trifft zu
Chronobiologie					
1. Ich lebe im Einklang mit dem natürlichen Tages- und Nachtrhythmus.	1	2	3	4	5
2. Ich kenne und nutze meine leistungsstarken Phasen im Tagesrhythmus.	1	2	3	4	5
3. Ich achte in meinem Alltag auf genügend Pausen.	1	2	3	4	5
Klarheit					
1. Ich habe ein strukturiertes Ablagesystem	1	2	3	4	5
2. Ich weiß stets, was ich brauche und wo ich es finde.	1	2	3	4	5
3. Ich miste regelmäßig aus.	1	2	3	4	5
Zeitmanagement					
1. Ich komme so gut wie nie unter Zeitdruck.	1	2	3	4	5
2. Ich setze mir Prioritäten und kann diese einhalten.	1	2	3	4	5
3. Ich arbeite mit einem Zeitplanungssystem (z.B. Kalender).	1	2	3	4	5

VITALITÄT	Trifft nicht zu	Trifft eher nicht zu	Teils -teils	Trifft eher zu	Trifft zu
Bewegung					
1. Ich bewerte meinen Fitnesszustand als gut.	1	2	3	4	5
2. Ich habe viel Alltagsbewegung wie Spazierengehen, Treppensteigen, Fahrradfahren.	1	2	3	4	5
3. Ich betreibe regelmäßig eine oder mehrere Sportarten.	1	2	3	4	5
Entspannung und Regeneration					
1. In meinem Alltag achte ich auf regelmäßige Pausen.	1	2	3	4	5
2. Ich kenne und nutze ein oder mehrere Entspannungsverfahren.	1	2	3	4	5
3. In der Regel fühle ich mich morgens nach dem Aufwachen erholt.	1	2	3	4	5
Ernährung					
1. Ich ernähre mich vielseitig und ausgewogen.	1	2	3	4	5
2. Ich nehme mir ausreichend Zeit für die Zubereitung und den Verzehr von Mahlzeiten.	1	2	3	4	5
3. Auch in stressreichen Zeiten achte ich auf eine gesunde Ernährung.	1	2	3	4	5
Natur					
1. Ich kenne und nutze ein oder mehrere Naturheilverfahren (z.B. Kneipp'sche Anwendungen, Sauna…).	1	2	3	4	5
2. Ich bewege mich fast täglich in der freien Natur.	1	2	3	4	5
3. Bei Anzeichen von Stresssymptomen sind Naturheilmittel (z.B. Heilpflanzen) Mittel erster Wahl.	1	2	3	4	5

ERKENNTNIS	Trifft nicht zu	Trifft eher nicht zu	Teils-teils	Trifft eher zu	Trifft zu
Gefühle					
1. Ich nehme meine Gefühle in stressigen Situationen adäquat wahr und kann sie einordnen.	1	2	3	4	5
2. Ich kann meine Gefühle in stressreichen Situationen benennen und ausdrücken.	1	2	3	4	5
3. Ich kann meine Gefühle gut regulieren und mich selbst beruhigen, wenn mich etwas stresst.	1	2	3	4	5
Gedanken					
1. Ich kenne meine Stressoren und nehme sie rechtzeitig wahr.	1	2	3	4	5
2. Ich erkenne für mich typische Stressverstärker („Sei perfekt"; „Mach es allen recht"; „Sei stark" etc.).	1	2	3	4	5
3. Ich bin in stressreichen Situationen in der Lage, meine Gedanken positiv zu beeinflussen.	1	2	3	4	5

SOZIALES

	Trifft nicht zu	Trifft eher nicht zu	Teils-teils	Trifft eher zu	Trifft zu
Gruppen					
1. Ich erfahre Anerkennung in meinen sozialen Gruppen (Sportverein, Arbeitsumfeld etc.).	1	2	3	4	5
2. Ich erlebe mich als wichtigen Teil der Gruppe.	1	2	3	4	5
3. Ich bin zufrieden mit der Anzahl meiner Bezugsgruppen und meinem dortigen Engagement.	1	2	3	4	5
Eingebundenheit					
1. Ich bin von Menschen umgeben, die mir wohlwollend gegenübertreten.	1	2	3	4	5
2. Wenn es mir schlecht geht, gibt es immer jemanden, der mich unterstützt.	1	2	3	4	5
3. Die Personen, die mich häufig umgeben, stärken mich in meiner Energie und Tatkraft.	1	2	3	4	5
Soziale Medien					
1. Ich erlebe mich als kompetent und handlungsfähig im Umgang mit sozialen Medien (Facebook, Instagram, Snapchat etc.).	1	2	3	4	5
2. Die Anzahl meiner Kontakte und die Zeit, die ich dafür verwende, sind für mich stimmig.	1	2	3	4	5
3. Ich bestimmte selbst, wann, wie oft und mit wem ich in Kontakt trete.	1	2	3	4	5

DER S\MOVES-KREIS

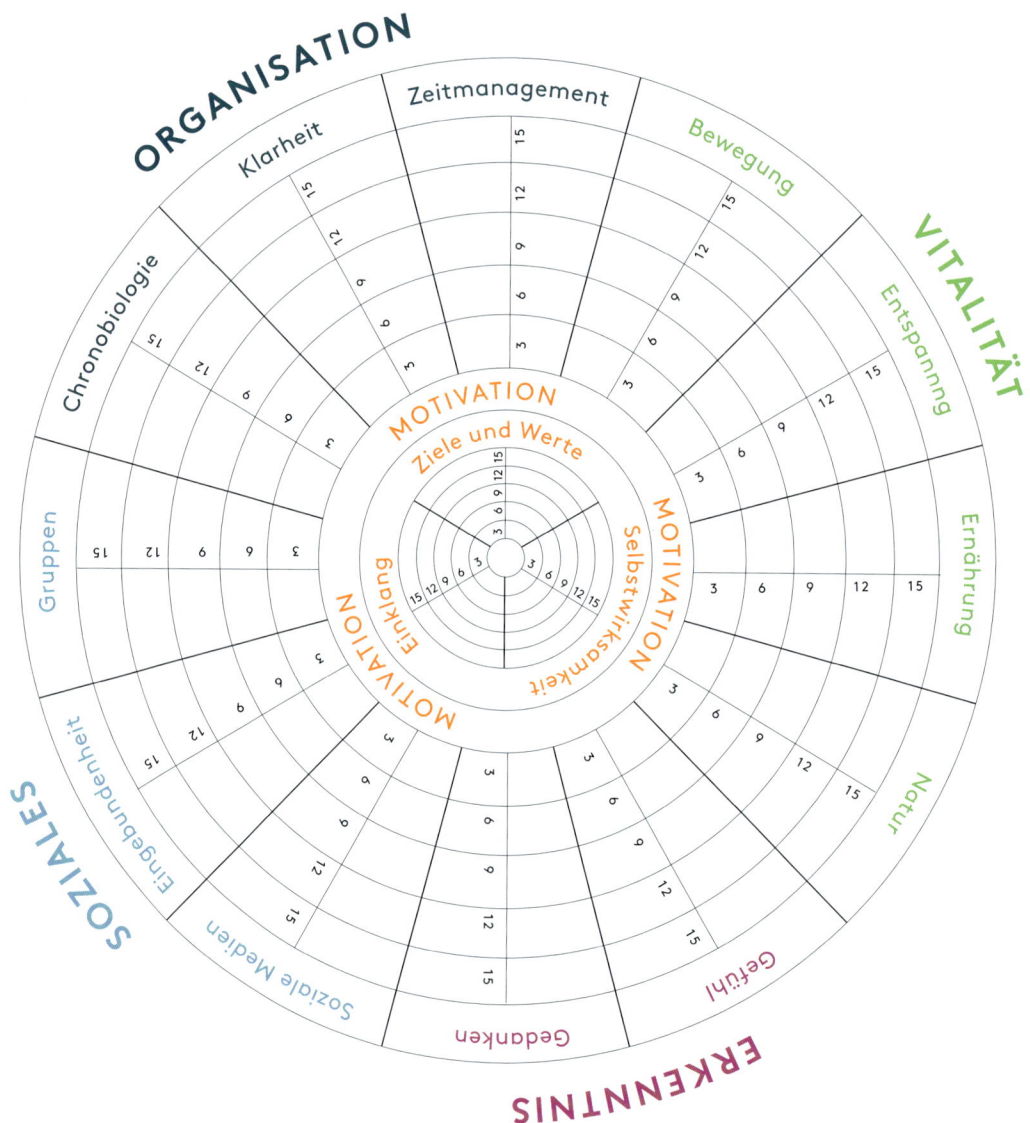

Abb. 14 *Der S\MOVES-Kreis*

Auswertung für die S\MOVES-Kreise

Addieren Sie die Punktwerte pro Kategorie. Ein Beispiel: Sie haben im Thema „Motivation" in der Kategorie „Ziele und Werte" folgende Antworten gegeben:

Frage 1
„Trifft eher nicht zu" = 2 Punkte

Frage 2
„Trifft eher zu" = 4 Punkte

Frage 3
„Trifft zu" = 5 Punkte

Gesamt:
11 Punkte für „Ziele und Werte"

Diese Summe übertragen Sie in den S\MOVES-Kreis. Hier finden Sie in allen Kategorien eine Skalierung von innen nach außen. Diese reicht von der niedrigsten möglichen Punktzahl 3 bis zur höchsten Wertung von 15 Punkten.

Kreuzen Sie auf der jeweilige Skala Ihre entsprechende Punktzahl an.

Wenn Sie alle Fragen beantwortet haben und alle Kreuze oder Punkte sowohl im Innenkreis als auch im Außenkreis übertragen haben, verbinden Sie diese miteinander. Beim Innenkreis (Motivation) verbinden Sie die drei Punkte mittels Bogenlinie, sodass sich auch hier ein Kreis ergibt.

Es ergeben sich zwei mehr oder weniger runde Kreise – wir nennen sie „S\MOVES-Kreise". Die höchstmögliche Punktzahl in jeder Kategorie beträgt 15 Punkte. Erreichen Sie also überall 15 Punkte, ergibt sich ein großer vollausgeprägter Kreis. Die geringste Punktausbeute pro Kategorie liegt bei 3 Punkten. Hätten Sie überall nur 3 Punkte, würde sich grafisch ein sehr kleiner Kreis ergeben. In der Praxis werden Sie in einigen Kategorien höhere Punktzahlen erreichen, in anderen dagegen niedrigere.

Haben Sie alle ihre Punkte miteinander verbunden, können Sie auf den ersten Blick erkennen, wo sich die größten Einschnitte in den „S\MOVES-Kreisen" befinden. Zur Einschätzung Ihrer Punkte können Sie sich an der folgenden Bewertungsskala orientieren:

- **Unter 6 Punkten pro Kategorie**
  sehr niedrige Ausprägung: sehr starkes Potenzial zur Verbesserung

- **6 – 9 Punkte pro Kategorie**
  niedrige Ausprägung: starkes Potenzial zur Verbesserung

- **9 – 12 Punkte pro Kategorie**
  mittlere bis gute Ausprägung: Verbesserung möglich aber nicht zwingend notwendig

- **12 – 15 Punkte pro Kategorie**
  hohe bis sehr hohe Ausprägung: vorbildliche Stressbewältigung

Kategorien im Einzelnen

Im Folgenden wird die Bedeutung der verschiedenen Kategorien für die Stressbewältigung in aller Kürze zusammengefasst, um Ihnen einen ersten Einblick in das S\MOVES-Konzept zu vermitteln. In den nachfolgenden Kapiteln werden die einzelnen Themen im Detail und für die direkte praktische Umsetzung aufbereitet.

Je weniger Punkte Sie in einer Kategorie erreicht haben, um so Intensiver empfehlen wir Ihnen sich mit dem jeweiligen Themengebiet (Kategorien) auseinanderzusetzen. Dies ist eine wichtige Voraussetzung, um Veränderungsprozesse anzustoßen.

THEMA MOTIVATION
(Kategorien)

Ziele und Werte

Hier geht es um die Beschäftigung mit Zielen und Werten in ihrem Leben, in wieweit Sie sich über das Gedanken gemacht haben, was Sie erreichen wollen, welche Visionen Sie haben und für welche Lebensbereichen Sie besonders „brennen."

Einklang

In dieser Kategorie wird deutlich, wie stark Ihre Lebensrealität mit Ihren Zielen und Werten übereinstimmt. Aufgezeigt wird inwiefern Ihr Lebensalltag Sie Ihren Zielen und Werten näherbringt.

Selbstwirksamkeit

Hier geht es um die Ausprägung Ihrer Überzeugung , das zu erreichen, was Sie wollen. Mit anderen Worten: wie stark sind Sie davon überzeugt, dass sich Ihre Bemühungen auszahlen.

THEMA ORGANISATION
(Kategorien)

Chronobiologie

Hier wird die Übereinstimmung natürlicher Tagesrhythmen mit Ihrem Berufs- und Privatleben betrachtet. Nutzen Sie gezielt die Zeiten, in denen geistige oder auch körperliche Höchstleistungen eher zu erwarten sind? Haben Sie eine gute Balance zwischen Belastung und Ruhephasen?

Klarheit

Hier wird deutlich wie zufrieden Sie mit Ihrem Ablage- und Ordnungssystem sind. Defizite in dieser Kategorie kosten reichlich Zeit und Nerven.

Zeitmanagement

Diese Kategorie spiegelt Ihre Zufriedenheit mit Ihrer Zeitplanung bzw. mit Ihrem Zeitmanagementsystem wieder. Ähnlich der Kategorie „Klarheit", kann eine auf Ihre Person abgestimmte Zeitplanung Stress deutlich mindern.

THEMA VITALITÄT
(Kategorien)

Bewegung

Bewegung stärkt vor allem die körperlichen Ressourcen stärken, welche für eine gute Stressbewältigung notwendig sind. Außerdem dient sie der unmittelbaren Stressableitung. Erfragt wird, wie und ob Sie diese Ressource bereits nutzen.

Entspannung

Entspannung ist der Gegenpol zur Anspannung. Ein dauerhaft gespannter Bogen wird in kurzer Zeit reißen. In dieser Kategorie wird deutlich, inwieweit Sie für regelmäßige notwendige Regenerationsphasen sorgen.

Ernährung

Die physiologischen Abläufe bei Stress beanspruchen Körper, Geist und Psyche. Zahlreiche Vitalstoffe werden vermehrt gebraucht, um diese Belastung abzufedern. In dieser Kategorie wird deutlich wie es um Ihre Versorgung mit wichtigen Nährstoffen steht.

Natur

Allein der Aufenthalt in der Natur ist bereits eine Anti-Stressmaßnahme. Dies lässt sich wissenschaftlich gut begründen. Hier wird deutlich, ob sie die Natur so nutzen, dass Sie Ihnen dabei hilft Stress zu bewältigen.

THEMA ERKENNTNIS
(Kategorien)

Gefühle

Hier wird deutlich, inwieweit Sie Gefühle bei einer erhöhten Stressbelastung wahrnehmen und damit umgehen. Dies ist wichtig, um angemessen zu reagieren.

Gedanken

Sogenannte Glaubenssätze und Stress verstärkende Gedanken lassen viele Menschen immer wieder in „Stressfallen" tappen. Wie stark stressverstärkende Gedanken bei Ihnen ausgeprägt sind, wird erfragt

THEMA SOZIALES
(Kategorien)

Gruppen

Der Mensch ist ein soziales Wesen. Die Zugehörigkeit zu einer Gruppe ist auch im Lichte der Evolution betrachtet lebensnotwendig. An dieser Stelle wird deutlich, wie stark Sie sich Gruppen zugehörig fühlen.

Eingebundenheit

In dieser Kategorie wird die Einbindung in soziale Gruppen beleuchtet und die Qualität der sozialen Beziehungen. Gerade im Zeitalter des „world wide web" mag es zahlreiche Kontakte geben, aber entscheidend ist das Erfahren von Unterstützung vor allem in Notzeiten.

Soziale Medien

Der Umgang mit ihnen kann beides, die Stressbelastung immens erhöhen oder auch stark abmildern. Hier wird deutlich, welchen Beitrag Ihr Umgang mit den sozialen Medien in puncto Stressempfinden leistet.

Nachfolgend sehen Sie ein Beispiel der „S\MOVES-Kreise". Dies ist angelehnt an einen realen Fall und soll Impulse geben. Es zeigt, welches Potenzial diese Analyse birgt und wie mit etwas Geschick und weiterführenden Fragen, Strategien zur Stressbewältigung initiiert werden können.

DER S\MOVES-KREIS BEISPIELAUSWERTUNG

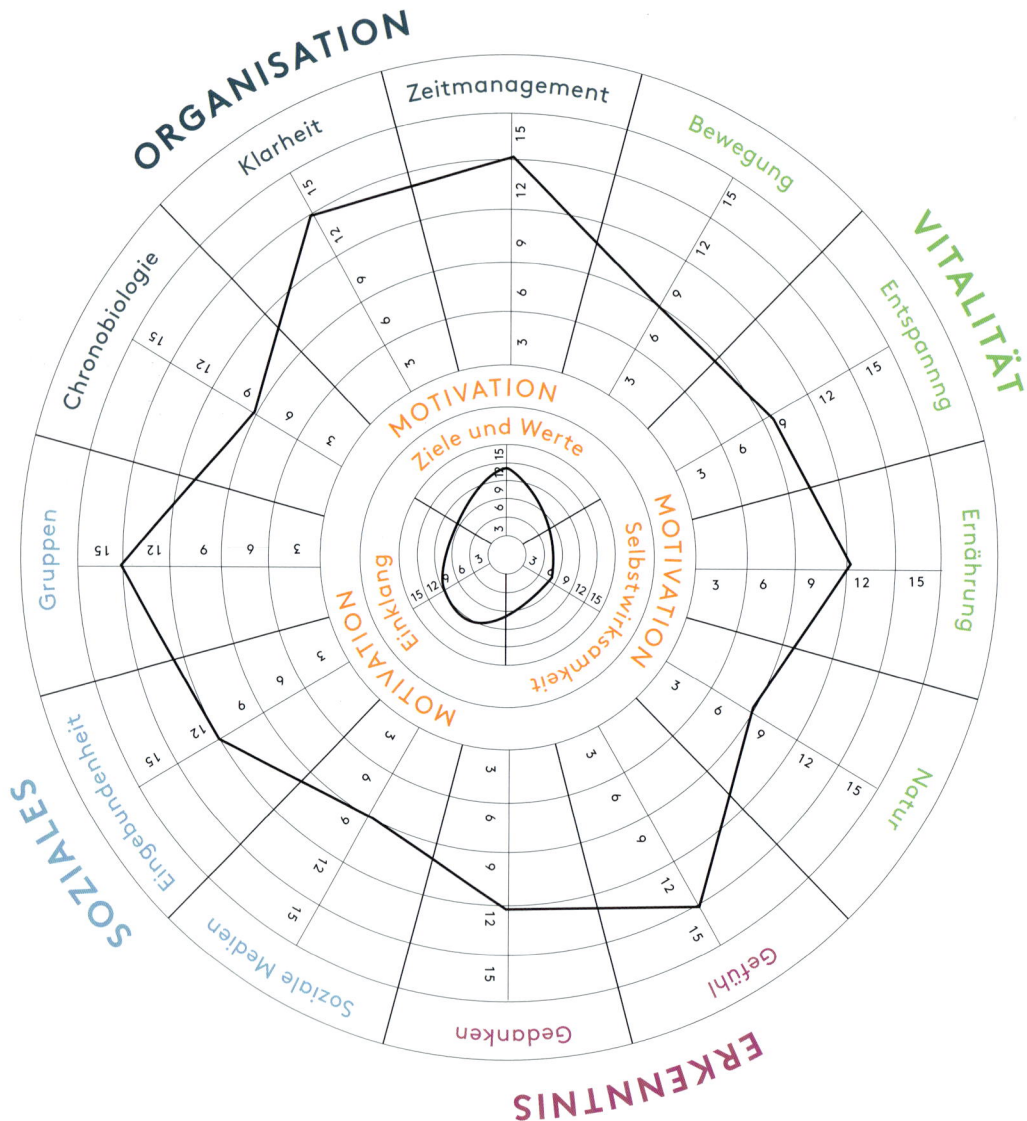

Abb. 15 *Der S\MOVES-Kreis Beispielauswertung*

Beispielauswertung

MOTIVATION

Im inneren Kreis gibt es eine hohe Einstufung bei den Zielen und Werten. Die Testperson macht sich viele Gedanken über ihre Ziele und Werte im Leben.

Ihre Selbstwirksamkeit, das Vertrauen darin, die Ziele auch zu erreichen, schätzt sie hingegen niedrig ein. Bei der Kategorie „Einklang" ist noch Potenzial für persönliche Entwicklung.

Hier ergibt sich ein klarer Auftrag an BeraterInnen und Coaches, die Überzeugung zu stärken, dass Ziele erreichbar sind.

ORGANISATION

Es zeigt sich, dass die Kategorien „Klarheit", also Ablage/Ordnung und das „Zeitmanagement" hoch bewertet sind. Starke Defizite gibt es in der „Chronobiologie", also dem Nutzen der Zeit in Hinblick auf physiologische Abläufe. Hier ist im Detail zu klären, wo die Ursachen liegen. Mögliche Faktoren wären: übermäßige Nachtarbeit und/oder ungünstige Pausengestaltung.

VITALITÄT

Hier sehen wir eine insgesamt geringe Ausprägung der Werte. Im Einzelnen erreicht die Testperson nur sehr niedrige Werte bei „Bewegung", „Entspannung" und „Natur". Ein wenig besser liegt die Bewertung in der Kategorie „Ernährung". Daher lohnt es sich Angebote zu unterbreiten, die hier Abhilfe schaffen. Das könnten ein Übungsprogramm mit dem eigenen Körper, regelmäßige Waldspaziergänge und das Erlernen einer Entspannungsmethode sein.

ERKENNTNIS

Die emotionale Beschäftigung mit dem Thema Stress ist schon recht weit gediehen. Das Ausdrücken von Gefühlen gelingt besser als die kognitive Auseinandersetzung mit Stress. Die Fähigkeit, Stress verschärfende Gedanken und/oder ‚Glaubenssätze' zu erkennen bzw. angemessen damit umzugehen, sollte gestärkt werden.

SOZIALES

Der Umgang mit den sozialen Medien bereitet der Testperson größere Probleme. Die Kategorie „Eingebundenheit" ist mit einer mittleren Punktzahl eingestuft, während die Zugehörigkeit zu „Gruppen" als zufriedenstellend empfunden wird. Hier ist eine Bestandsaufnahme im Umgang mit sozialen Medien als erster Schritt zu empfehlen. Es empfiehlt sich, die Quantität und Qualität der Nutzung kritisch zu beleuchten.

Nachdem Sie nun erkennen können, wo Ihr persönlicher Kreis noch nicht rund läuft, ist es an der Zeit, die einzelnen Themen anzugehen.

Welchen Bereich Sie dabei zuerst betrachten wollen, liegt ganz bei Ihnen. Ziel sollte es in jedem Fall sein, dass Sie einen ausgefüllten bunten Außenkreis und einen runden Innenkreis haben.

Das Prinzip von S\MOVES basiert wie zu Beginn beschrieben auf der Idee, dass zwischen den einzelnen Bereichen immer Wechselwirkungen geschehen, was bedeutet, dass eine Verbesserung in dem einen Bereich eine Verbesserung in einem anderen Bereich bewirken kann und umgekehrt. Achten Sie selbst darauf, was sich bei Ihnen auf einer anderer Ebene verändert, wenn Sie zum Beispiel Ihr Zeitmanagement verbessern oder sich mehr bewegen.

> **Je variabler die Zeitabstände zwischen den Herzschlägen ausfallen, umso ausgeruhter und entspannter ist der Mensch.**

Medizinisch und physiologische Stresstests

Die Herzschlagfrequenz (HF), häufig auch als Pulsfrequenz bezeichnet, spiegelt die Belastung des Herz-Kreislauf-Systems in Ruhe und bei Belastung wider, die Herzschlagvariabilität (HRV) liefert weitergehende diagnostische Informationen, vor allem in Bezug auf die Stressbelastung. Im Unterschied zur Herzfrequenz wird bei der Herzfrequenzvariabilität die „Schlag-zu-Schlag-Variabilität" normaler Herzschläge gemessen. Der Abstand zwischen zwei Herzschlägen ist also nicht immer exakt gleich, sondern variiert. Auf der Basis dieser Abstandsmessung zwischen den Schlägen lassen sich diagnostische Aussagen über den Zustand des vegetativen Nervensystems treffen. Je variabler die Zeitabstände zwischen den Herzschlägen ausfallen, umso ausgeruhter und entspannter ist der Mensch. Dieser physiologische Zusammenhang ist die Grundlage der Messung der Herzfrequenzvariabilität. Eine Grafik zur HRV finden Sie auf Seite 137.

Physiologische Zusammenhänge zwischen HRV und Stress

Das vegetative Nervensystem ist unterteilt in zwei Äste: den sympathischen Ast, der bei Erregungszuständen angeregt wird, und den parasympathischen Ast – auch Vagus genannt, der bei Ruhe dominiert. Überwiegt der Sympathikus, wird vermehrt Noradrenalin ausgeschüttet, das die HRV reduziert. Überwiegt dagegen der Parasympathikus (Vagus) dominiert der Neurotransmitter Acetylcholin, der eine Erhöhung der HRV herbeiführt. Auch körperliches Training, vor allem Ausdauertraining, führt zu einem erhöhten vagalen Ruhetonus. Das Herz ist somit besser an die Bewältigung hoher physischer Belastungen adaptiert. Ein Trainingseffekt ist daher eine höhere HRV, meist in Verbindung mit einer niedrigeren Ruheherzfrequenz.

Die Messung von Herzschlagfrequenz mittels Pulsuhren ist im Fitnessbereich schon lange etabliert und hat sich in der Trainingssteuerung bewährt. Infolge des technischen Fortschrittes ist es heute möglich, auch die Herzschlagvariabilität in Kurzzeitmessungen abzubilden. Sie geht in der Aussagekraft noch deutlich weiter als die Schlagfrequenz. Sie hat ihre große Stärke in der Prävention, wenn es darum geht, ein Ungleichgewicht im vegetativen Nervensystem frühzeitig zu erkennen. Vor allem eine noch unbewusste erhöhte Stressbelastung kann festgestellt werden. So können frühzeitig stressreduzierende Maßnahmen ergriffen werden, die verhindern, dass es zu gravierenden Krankheiten kommt.

In der Geschichte der Messung der HRV war die Möglichkeit einer EKG-Langzeitmessung (24 Stunden) zunächst unabdingbar. Mit Zunahme des technischen Fortschrittes gelang es, aussagekräftige Ergebnisse auch mit Hilfe von Kurzzeitmessungen im Bereich von rund 15 Minuten zu erzielen. Die aktuelle wissenschaftliche Forschung zeigt, dass Kurzzeitmessungen mittlerweile vollkommen ausreichen, um Regulationsstörungen sichtbar zu machen, bevor diese in ein ernsthaftes Krankheitsgeschehen einmünden.

Messung von Stressparametern in Blut und Speichel

Wie bei den physiologischen Zusammenhängen ausführlich beschrieben, ist die Stressreaktion durch ein Zusammenspiel vielfältiger Hormonreaktionen charakterisiert. Eine Hauptrolle spielt das Cortisol, das nicht nur im Blut bestimmt werden kann, sondern auch im Speichel. Ein Beispiel für eine umfassende physiologische Stressdiagnostik ist die Analytik der Firma GANZIMMUN AG[2]:

MESSPARAMETER

Bezeichnung des Tests	Bedeutung	Körperflüssigkeit
Cortisoltagesprofil	Cortisol als zentrales Stresshormon	Speichel
Adrenaler Stress-Index: Cortisoltagesprofil und DHEA	Cortisol als zentrales Stresshormon zusammen mit DHEA; DHEA gilt als eine Art „Stressbremse"	Blut und Speichel
Neuro-Balance-Profil:	Cortisol und DHEA (siehe oben) + Höhe der Katecholoamine Noradrenalin und Dopamin + Serotonin → Dopamin + Serotonin geben Aufschluss über die Stimmungslage	Blut und Speichel

Tabelle 8 *Diagnostik: medizinische Parameter*

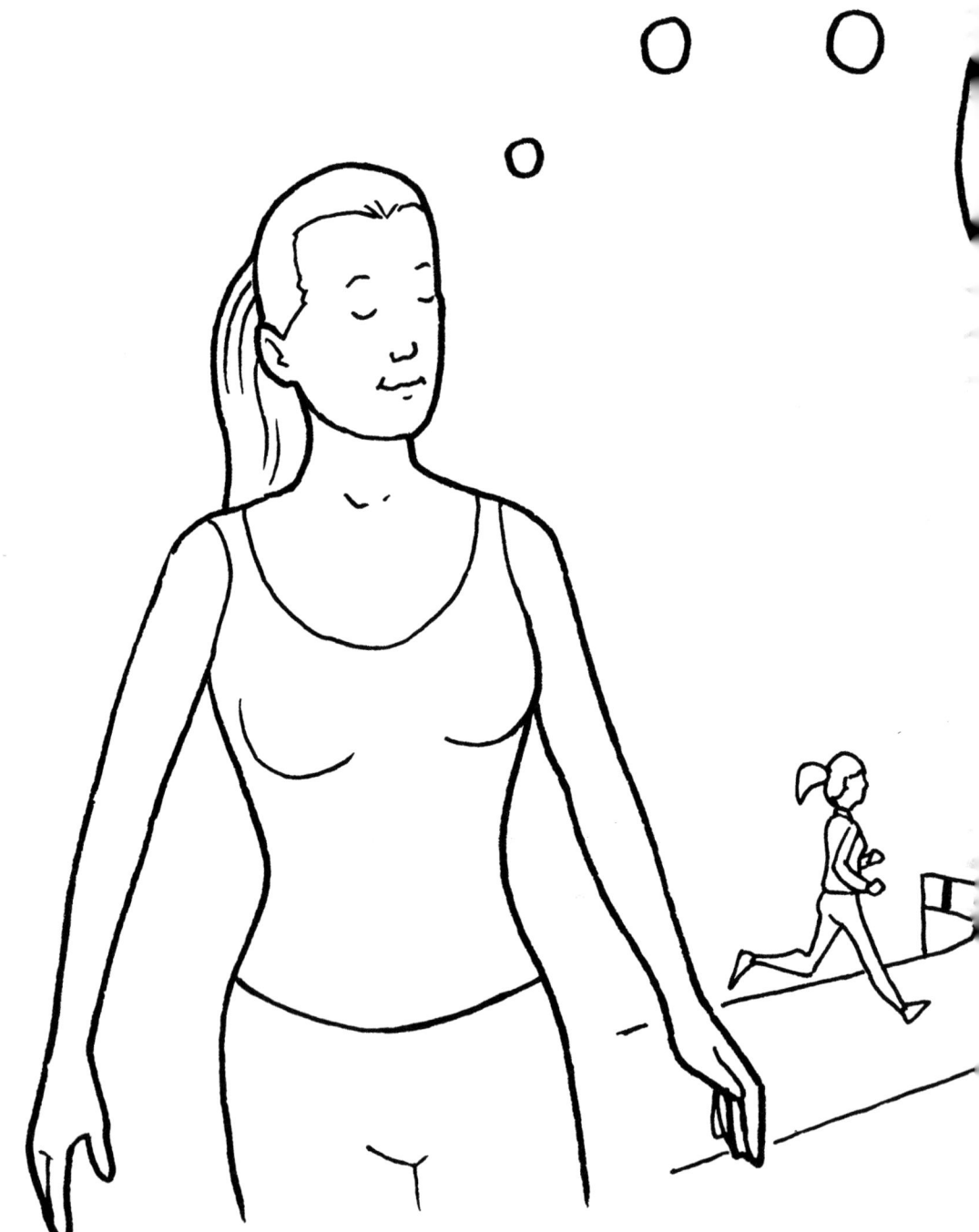

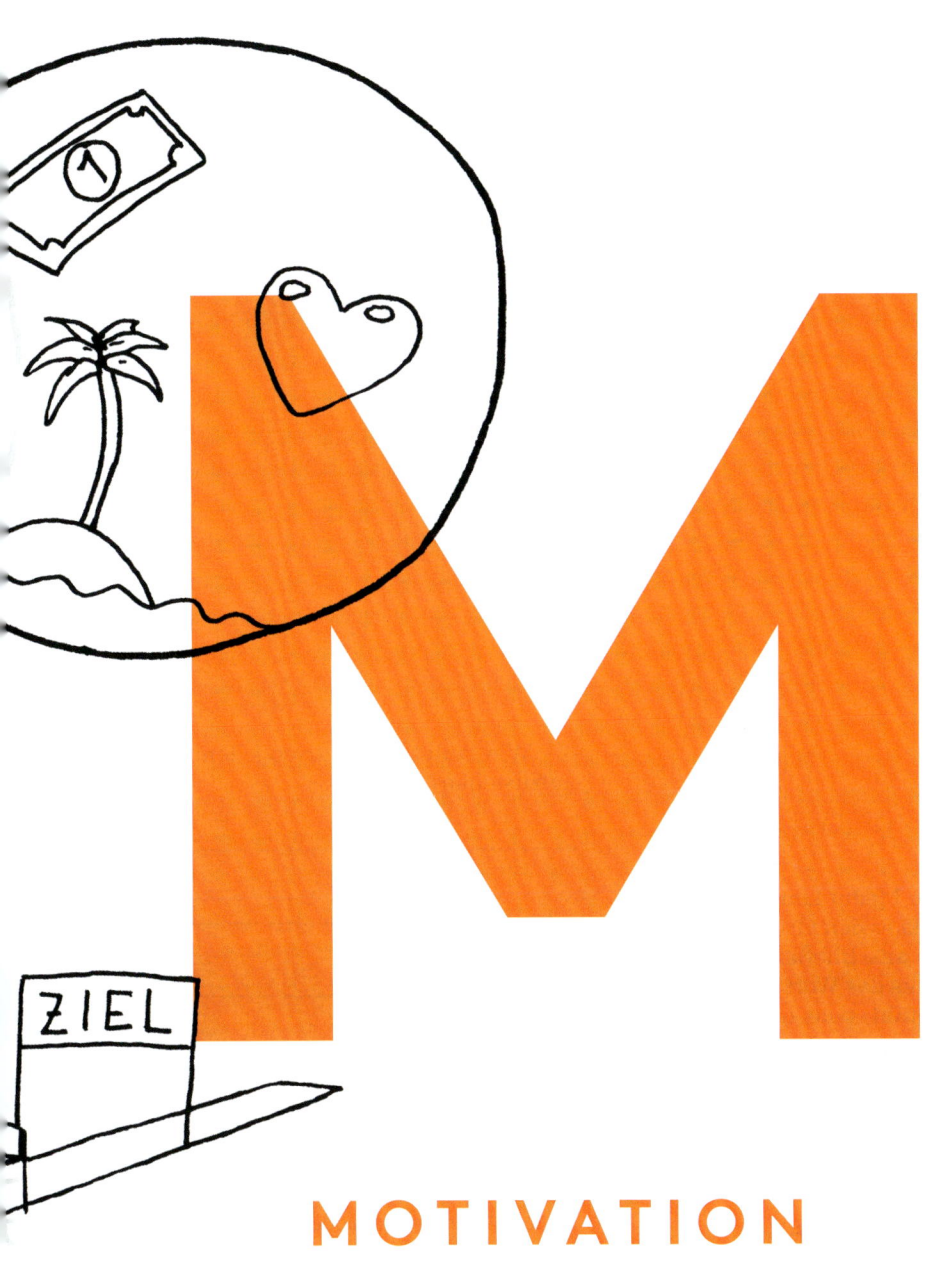

MOTIVATION

Kapitel 2

MOTIVATION

„Der Mensch besteht zu rund 65 Prozent aus Wasser, der Rest ist Einstellung."

Was will ich eigentlich?

Dem ersten Modul kommt eine besondere Rolle zu, da es den Grundstein für all das bildet, was anschließend folgt. Im Japanischen gibt es das Wort „Ikigai". Es beschreibt das Gefühl etwas zu haben, für das es sich lohnt morgens aufzustehen. Es steht für den Lebenssinn. Haben Sie sich schon mal die Frage gestellt, wofür Sie morgens aufstehen?

Vielleicht, weil...

- ... Sie um 8 Uhr in der Firma sein müssen, um Ihre Brötchen zu verdienen.
- ... Sie Ihre Tochter zum Kindergarten bringen müssen.
- ... Sie Ihr Bild zu Ende malen wollen.
- ... Sie morgens immer joggen.

Wie lautet Ihr Antrieb jeden Morgen aufzustehen?

_____

_____

_____

Es gibt einen Zeitpunkt, ab dem viele Menschen eher fremdbestimmt reagieren als eigenverantwortlich zu agieren. Tagtäglich müssen wir so viele Entscheidungen treffen, dass der Wunsch entstehen kann, Dinge einfach für sich von anderen entscheiden zu lassen. Diese verständliche Reaktion kann dazu führen, dass Sie Ihr Leben kaum noch selbstbestimmt steuern und die Dinge aus den Augen verlieren, die Ihnen einst wichtig waren. Spätestens dann wird eine innere Stimme in uns laut, die uns rückmeldet: Was du täglich tust, steht nicht im Einklang zu dem, was du dir eigentlich wünschst. Dieser innere Konflikt, der in vielen Lebenslagen auftritt oder sich auch auf körperlicher Ebene manifestiert, kann massiven Stress verursachen. Die Grundvoraussetzung für alle Interventionen zur Stressbewältigung sollte daher die Auseinandersetzung mit folgender Frage sein:

„**Was** will ich eigentlich?"

„Was **will** ich eigentlich?"

„Was will ich **eigentlich**?"

> „Wenn das Leben keine Vision hat, nach der man strebt, nach der man sich sehnt, die man verwirklichen möchte, dann gibt es auch kein Motiv, sich anzustrengen, gespannt zu sein, einer Vision nachzuleben. Ich will damit sagen, die Vitalität selbst ist das Resultat einer Vision. Wenn es keine Vision mehr von etwas Großem, Schönem, Wichtigem gibt, dann reduziert sich die Vitalität, und der Mensch wird lebensschwächer."
> ERICH FROMM

Nur wenn wir für uns beantworten können, nach welchen Maximen, Prinzipien oder Werten wir unser Leben gestalten wollen, sind wir bereit, das Handwerkzeug anzuwenden, das bei der Umsetzung hilft. In den Seminaren zum Thema Stress hat sich gezeigt, dass Menschen diese Frage nicht so leicht beantworten können und sie komplexer ist, als es zunächst scheint. Dennoch lohnt es sich, hier genauer hinzusehen und etwas Zeit dafür zu investieren. Können Sie für sich sagen, dass Sie tatsächlich Ihr Leben genießen und Zeit für die Dinge haben, die Ihnen wirklich wichtig sind? Die grundlegende Idee ist die, dass Sie sich irgendwann in Ihrem Leben die Zeit nehmen sollten, über das nachzudenken, was für Sie wirklich bedeutungsvoll ist, was sie erfüllt und Ihr Leben sinnvoll werden lässt. Sie haben nur eines und idealerweise haben Sie zu Ihrem achtzigsten Geburtstag keine Liste mit lauter Dingen mehr abzuarbeiten, die Sie eigentlich gerne gemacht hätten, wenn die Umstände anders gewesen wären. Lebenssinn und Visionen zu entwickeln, bedarf einer intensiven Auseinandersetzung mit sich selbst und der eigenen Biografie. Der Abschied von alten Gewohnheiten ist notwendig sowie die Etablierung eines neuen Verhaltens.

Die meisten Menschen scheitern an der nachhaltigen Umsetzung, weil sie die Widerstände unterschätzen, die überwunden werden müssen. Daher erhalten Sie im Folgenden einen Überblick über das, was die Motivationsforschung zum Thema Verhaltensänderung zu bieten hat. Sollten Sie daran interessiert sein, gleich ins Handeln zu kommen, springen Sie direkt zum Teil Visionen und Ziele.

SMOVES   Umdenken im Stress

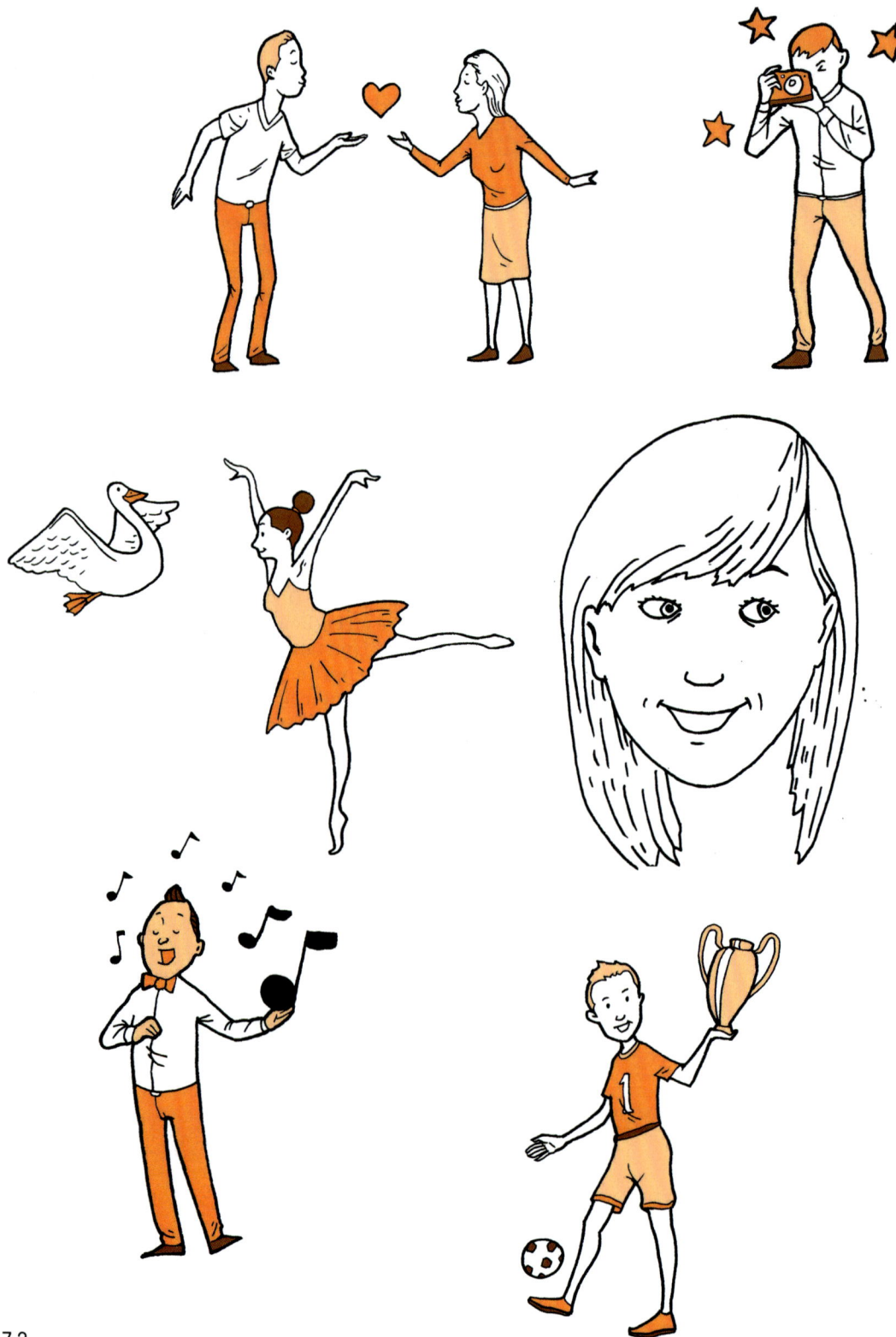

MOTIVATION

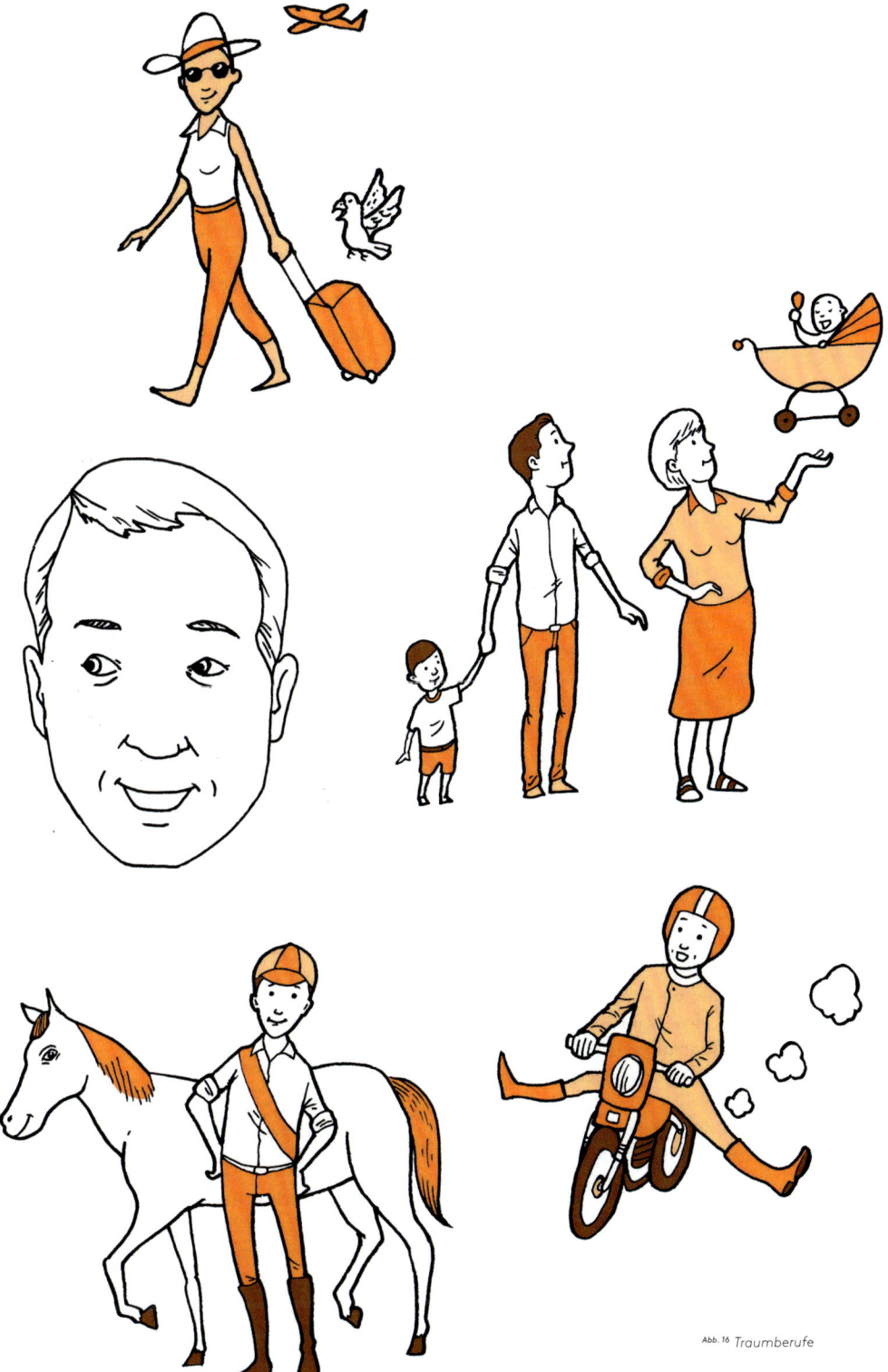

Abb. 16 *Traumberufe*

Motivationsforschung oder wie geht Veränderung?

Erwartung-Mal-Wert-Modell

Ein Klassiker in der Motivationsforschung stellt das Erwartung-mal-Wert-Modell dar. Es besagt, dass die Motivation sich auf ein Ziel hinzubewegen, von zwei Aspekten abhängt: dem Wert, den man dem Ziel persönlich zuschreibt, multipliziert mit der wahrgenommenen Wahrscheinlichkeit beziehungsweise Erwartung, dieses Ziel auch tatsächlich zu erreichen. Hinter diesem Ansatz steckt eine sehr rationale Herangehensweise, nämlich dass eine Person jenes Ziel auswählt, das ihr persönlich den größten Nutzen bringen wird. Weiterentwickelt wurde die Idee von Heinz Heckhausen und Peter Gollwitzer[1]. Sie kamen zu dem Schluss, dass sich das Denken über eine Entscheidung verändert, sobald wir diese Entscheidung getroffen haben. Zuvor gilt unsere Reflexion den mit einer Entscheidung verbundenen Erwartungen und deren Wert. Nachdem wir entschieden haben, widmen wir uns der Umsetzung.

TU! DAS!

Überlegen Sie, ob Sie sich vor der Umsetzung eines Zieles bewusst Gedanken über dessen Wert und Ihre Erwartungen gemacht haben.

Inwiefern spielt der erwartete Nutzen für Sie eine Rolle?

Um sich einem Ziel zu nähern und ein Vorhaben tatsächlich zu realisieren, reicht es nicht aus, hoch motiviert zu sein. Zu komplexen Sachverhalten, wie beispielsweise der Veränderung des Gesundheitsverhaltens, haben sich daher Modelle etabliert, die sowohl motivationale als auch verhaltensrelevante Aspekte beinhalten.

Nur bei gleichzeitiger Betrachtung verschiedener Faktoren und ablaufender Prozesse besteht die Chance, Ansatzpunkte zu erhalten, wie menschliches Verhalten nachhaltig verändert werden kann. Ziel der meisten Studien ist es, herauszufinden, welche Prozesse bei einer Verhaltensänderung ablaufen, wann welche Stufen der Verhaltensänderung durchlaufen werden und wie man eine Veränderung nachhaltig stabilisieren kann.

Menschen durchlaufen Stufen zur Veränderung nicht gradlinig, sie laufen vor und zurück. Jede Stufe ist charakterisiert durch spezifische Einflüsse.

Komplexe Modelle mit mehreren Stufen zeichnet aus, dass sie Verhaltensveränderung entgegen dem „Alles-oder-nichts-Prinzip" als etwas Dynamisches betrachten. Sie beschreiben ein periodisches Muster, nach dem Menschen zwischen den Stufen vor- und zurückschreiten mit dem Bemühen langfristige Veränderung zu erreichen. Zudem liefern sie Ideen, welche Faktoren eine Rolle spielen könnten und wo wesentliche Ansätze zu suchen sind.

Zwei klassische Modelle sind:

- das Rubikon-Modell der Handlungsphasen
- das Transtheoretische Modell der Veränderung

Diese werden im Folgenden erläutert, bevor wir konkrete Zielsetzungs- und Handlungsstrategiemethoden vorstellen.

Julius Caesar marschierte am 10. Januar 49 v.Chr. mit seinen Truppen über den Rubikon, ein Fluss auf dem Weg Richtung Süden nach Rom. Die Überquerung war als Kriegserklärung an den römischen Senat zu verstehen und löste einen römischen Bürgerkrieg gegen Gnaeus Pompeius Magnus aus. Die bewusste Entscheidung über die Brücke zu gehen, wohlwissend, welche Folgen dies hat, ist sinnbildend für die später entstandene Theorie des Rubikon-Modells, nachdem an diesem Punkt, die Wende von einem Wunsch hin zu einer Zielabsicht vollzogen wird. An diesem Punkt ist die Abwägungsphase abgeschlossen und die Person hat ein sicheres Gefühl, das Ziel nun anzustreben, was die Grundlage für die folgende Handlungsphase darstellt.

Das Rubikon-Modell

Das Rubikon-Modell besagt, dass jeder Mensch verschiedene Stadien auf dem Weg zu seinem Ziel durchläuft. Es ist das erste Modell, das die Phase der Abwägung bei einer Zielfindung einbezieht. Dabei gibt es einen entscheidenden Punkt, an dem wir uns bewusst entscheiden, ein Ziel tatsächlich anzustreben, uns sozusagen selbst verpflichten, den Weg zum Ziel einzuschlagen. Dieses Momentum wird auch als das Überschreiten des Rubikons bezeichnet und geht dabei weit zurück in die Zeit des römischen Reiches, als Caesar einst eine Entscheidung zu treffen hatte.

Was heißt das?

Alle Handlungen vor Überschreiten des Flusses betreffen die Abwägung eines Zieles. Die Person macht sich Gedanken darüber, welche Wünsche oder Anliegen sie hat und wägt sie im Hinblick auf eine mögliche Umsetzung gegeneinander ab. Trifft die Person eine Entscheidung für ein Wunschziel, ist sie am Rubikon angekommen und möchte den Wunsch tatsächlich in die Tat umsetzen. Es folgt die Phase der konkreten Planung, wie das Ziel erreicht werden kann, gefolgt von der Durchführungsphase, in der die überlegten Strategien angewendet werden. Am Ende steht die Bewertung der Umsetzung des Zieles. Bei der Bewertung kann es zu der Situation kommen, dass das erreichte Ziel noch nicht zur Gänze den Vorstellungen entspricht. In diesem Fall kann die Person ihre Ansprüche in Bezug auf das Ziel senken oder eine neue Handlung anstoßen.

TU! DAS!

Denken Sie an eine Entscheidung, die Sie in letzter Zeit getroffen haben:

1. Haben Sie im Vorhinein Ihre Entscheidung abgewogen und gab es einen Punkt, an dem Sie sich selbst verpflichtet haben?

2. Haben Sie sich aktiv entschieden, entscheiden lassen oder auch durch Nichthandeln für sich entscheiden lassen?

3. Gab es einen Punkt, an dem Sie sich selbst verpflichtet haben, die Verantwortung für Ihr Handeln zu übernehmen?

4. Waren Sie mit der Entscheidung zufrieden?

5. Wenn nicht, was hätten Sie gebraucht, um eine gute Entscheidung treffen zu können?

WIE WIR UNSERE INNEREN SPANNUNGSZUSTÄNDE NACH ENTSCHEIDUNGEN VERRINGERN...

Nachdem wir eine Entscheidung getroffen und uns für eine Alternative entschieden haben, geschieht meist Folgendes: Erhalten wir zu viele Informationen, die uns an unserer Entscheidung zweifeln lassen, baut sich eine innere Spannung auf, die als kognitive Dissonanz bezeichnet wird[2]. Um diese möglichst niedrig zu halten oder gar nicht erst aufkommen zu lassen, ignorieren oder werten wir Informationen ab, die uns in unserer Entscheidung im Nachhinein verunsichern könnten. Damit schützen wir unseren Selbstwert und können mit der Entscheidung weiterleben.

TU! DAS!

Versuchen Sie nach Entscheidungen einmal, sich selbst dabei zu beobachten, wie Sie mit Informationen umgehen, die Ihnen nach getroffener Entscheidung die Alternative oder andere Optionen näher aufzeigen oder Ihre Entscheidung infrage stellen.

WIE WIR UNSERE AUFMERKSAMKEIT BEI ENTSCHEIDUNGEN LENKEN KÖNNEN...

In einer Reihe von Studien beschäftigten sich die Autoren mit unserem Aufmerksamkeitsfokus, wenn wir Handlungen planen.[3,4] Dabei stellten sie fest, dass es einen Unterschied zwischen einer Bewusstseinslage gibt, in der wir eher abwägen, und einer, in der wir eher planen.

In der abwägenden Bewusstseinslage werden mögliche Handlungsoptionen durchgespielt, Alternativen erwogen und auch mögliche Folgen bedacht. In dieser Phase lässt man sich eher und schneller von Informationen ablenken, die für die Erreichung des Zieles unwichtig sind. Wir sprechen in diesem Moment von einem offenen Aufmerksamkeitsfokus.

In der planenden Bewusstseinslage steht die Umsetzung eines Zieles im Vordergrund. Konkrete Handlungsschritte werden erarbeitet. Wir fragen uns, wann, wo und wie wird gehandelt. Es werden primär Informationen verarbeitet, die für die Erreichung des Zieles nützlich sind. Wir haben in diesem Fall einen geschlossenen Aufmerksamkeitsfokus.

Wurden Probanden im Rahmen einer Studie in eine planende Bewusstseinslage versetzt, kam es zu folgenden Resultaten: Die Studienteilnehmer waren optimistischer gestimmt, wenn es um ihren Einfluss auf das gewünschte Handlungsergebnis ging, sie zogen schwierige Aufgaben vor und hatten eher das Gefühl, ihr Ziel erreichen zu können, da der Glaube an sich und die eigenen Fähigkeiten gestärkt waren.[5]

Was heißt das?

Wollen Sie ein Ziel erreichen, versuchen Sie sich nach einer Entscheidung bewusst und schnell in die Phase der planenden Bewusstseinslage zu versetzen. Überlegen Sie, welche konkreten Handlungsschritte wichtig sind, wo, wie und wann Sie diese angehen wollen (siehe auch TU! DAS! – Ziele, Seite 81). Bleiben Sie in dem Bewusstsein, das gewünschte Ziel zu erreichen.

Das Transtheoretische Modell der Veränderung

Das Transtheoretische Modell der Veränderung wurde von James Prochaska und Carlo DiClemente im Rahmen der Psychotherapieforschung entwickelt.[6, 7]

Die Forscher bemerkten, dass Menschen unabhängig von ihrer Therapie, zum Beispiel bei der Behandlung von Suchtverhalten, ähnliche Schritte durchlaufen, wenn sie versuchen, ihr Verhalten zu ändern. Die Wissenschaftler postulieren fünf Stufen, die Menschen durchlaufen. Dabei stellt die Bereitschaft zur Veränderung eine bedeutende Größe dar, die sich durch das Modell zieht.

Die erste Stufe bezeichnet die **Absichtslosigkeit,** in der wir keinerlei Bestrebungen haben, unser Verhalten in naher Zukunft zu verändern. Die Forscher legten den Zeitraum der nahen Zukunft auf sechs Monate fest. Die Gründe für Absichtslosigkeit können vielfältig sein; möglicherweise fehlen der Person die nötigen Informationen über die Konsequenzen des aktuellen Verhaltens oder sie hat bereits mehrfach versucht, ihr Verhalten zu verändern und ist desillusioniert.

In der zweiten Stufe bilden wir die **Absicht,** innerhalb der kommenden sechs Monate Dinge zu unternehmen, um ein Verhalten zu verändern. Wir sind allerdings noch nicht aktiv geworden, haben uns vorbereitet oder uns „selbst verpflichtet". Wir sind uns lediglich des Problems bewusst und überlegen aktiv, es in den nächsten sechs Monaten anzugehen. Diese Phase lässt sich beschreiben durch das Dilemma, hin- und hergerissen zu sein zwischen zwei Polen, ein innerer Konflikt.

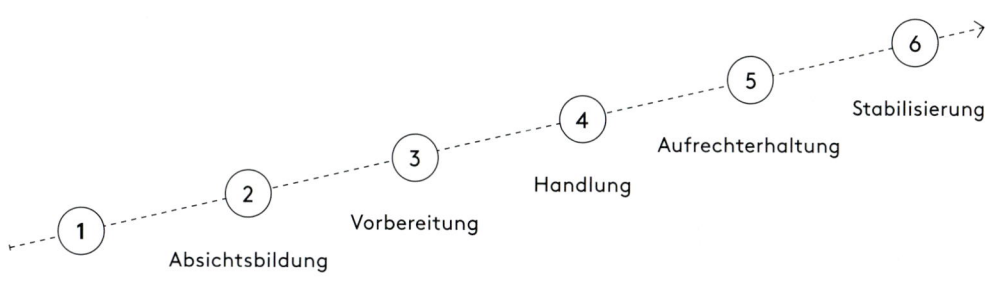

Abb. 17 *Stufen des Transtheoretischen Veränderungsmodells*

Auf diese Phase folgt die **Vorbereitungsphase,** in der die Absicht existiert, in den nächsten sechs Monaten aktiv zu werden. Davor es gab bereits einige missglückte Versuche, aber auch kleine Erfolge, das Problemverhalten zu verändern. In der folgenden **Handlungsphase** versuchen wir aktiv eine Verhaltensänderung herbeizuführen. Das Verhalten, die Umstände beziehungsweise die Umwelt werden verändert, um das Problem in den Griff zu bekommen. Es gibt zudem eine offenkundige Selbstverpflichtung im Sinne der Bereitstellung von Zeit und Energie, die wir dafür benötigen. Die letzte Stufe ist die der **Aufrechterhaltung** des Verhaltens, sie beginnt sechs Monate nachdem die Handlung vollzogen wurde und kann für den Rest des Lebens anhalten. Wichtig ist, dass das Verhalten hier stabilisiert wird und mögliche Rückfälle vermieden werden. Während die Autoren annehmen, dass alle Menschen diese Stufen durchlaufen, variieren der Fortschritt beziehungsweise die Veränderungen der Verhaltensweisen dramatisch. Einige Personen erleben Rückschritte oder bleiben in einer Stufe stecken.

Die Forscher berichten, dass drei Runden recht üblich sind, bevor sich die Stabilität eines Verhaltens einstellt. Das Modell wurde im Nachhinein für viele Bereiche noch durch die Phase der **Stabilisierung** ergänzt, laut derer wir das Verhalten so verinnerlicht haben, dass ein Rückfall unwahrscheinlich ist.

Neben den postulierten Stufen laufen Prozesse ab, die im Rahmen der Psychotherapieforschung untersucht wurden und sich als bedeutsam im Hinblick auf Verhaltensveränderung erwiesen haben. Diese seien im Folgenden erläutert:

Belohnungsmanagement
Beziehungen
Entscheidungsbalance
Gegenkonditionierung
Selbstverpflichtung
Neubewertung
Bewusstwerdung
Selbstwirksamkeit
Stimulus-Kontrolle

Abb 18 Elemente der Verhaltensveränderung

DIE ZEHN ELEMENTE DER VERHALTENSVERÄNDERUNG

1 Entscheidungsbalance

Vielleicht ist irgendwann während des Lesens eine Stimme in Ihnen laut geworden, die Zweifel aufkommen ließ und Sie an Phrasen erinnert hat: „Ist ja alles schön und recht, aber für mich gilt das nicht." oder „Habe ich doch schon alles versucht!".

Wenn ein Zustand, ein Problem oder etwas, das sich grundlegend in Ihrem Leben ändern soll, bereits über einen unverhältnismäßig langen Zeitraum anhält, drängt sich zwangsläufig die Frage auf, was das Gute an der schlechten Situation ist oder auch ganz im Sinne Ciceros „Cui bono?" – Wem zum Vorteil?

Der Arbeitnehmer, der darüber klagt, immer erreichbar sein zu müssen, kann gleichzeitig auch davon profitieren, weil er mit dem Gefühl belohnt wird, gebraucht zu werden oder unentbehrlich zu sein. Was sich zunächst paradox anhören mag, ist sehr menschlich und ein weitverbreitetes Phänomen. Trotz unseres eigentlichen Anliegens, das Problem aus der Welt zu schaffen, verhalten wir uns frei nach dem Motto: „Geh mir bloß weg mit deiner Lösung, sie wäre der Tod für mein Problem!" Sie können dies unter anderem daran erkennen, dass keine Lösung gut genug ist und Sie natürlich bereits alles Menschenmögliche versucht haben. Die Gespräche über das Problem enden meist in einem gemeinschaftlichen Beklagen über die Nichtveränderbarkeit dieses Zustandes. Die Vorteile, das eigene Verhalten zu verändern, sollten deutlich größer sein als die Nachteile. Man spricht auch von der sogenannten Entscheidungsbalance; solange die Vorteile nicht klar überwiegen, werden Sie höchstwahrscheinlich nicht die nötige Motivation zur Handlung entwickeln können. Bitte achten Sie darauf, dass die Vorteile Ihrem eigenen Empfinden entsprechen und Ihnen nicht von außen auferlegt werden.

Was heißt das?

Erstellen Sie eine Liste mit den Vor- und Nachteilen, die mit einer Änderung Ihres Verhaltens einhergehen. Sollten die Vorteile nicht überwiegen, fragen Sie sich, ob es der richtige Zeitpunkt ist, Ihr Verhalten zu ändern oder ob es eigentlich um etwas ganz anderes geht.

2 Selbstwirksamkeit

Das Vertrauen, dass wir Veränderungen tatsächlich bewirken können, wir also die notwendigen Fähigkeiten haben, etwas zu verändern oder in Situationen, die zu alten Verhaltensweisen einladen, anders zu reagieren als sonst. Mehr dazu finden Sie im Kapitel „Erkenntnis" (S. 212).

3 Bewusstwerdung des Problemverhaltens

Problembewusstsein entwickelt sich durch Informationen über das Problem, die wir durch Bildung, persönliche Recherchen oder Rückmeldungen erhalten. Entscheidend ist neben dem Wissen über das Verhalten und seine Konsequenzen aber auch die Bewusstwerdung von Gefühlen, die mit dem Problemverhalten in Verbindung stehen, wie Angst oder Sorgen. Auch positive Erlebnisse wie Inspiration und Hoffnung, wenn Menschen von Erfolgserlebnissen ihrer Veränderung sprechen, gehören dazu. Das Gefühlserleben zum Verhalten ist ein wichtiger Schritt auf dem Weg zu Veränderung und sollte bewusst forciert werden. Mehr dazu finden Sie im Kapitel „Erkenntnis" (S. 212).

Was heißt das?

Machen Sie sich Ihr Verhalten und die dazugehörigen Gefühle bewusst. Beschäftigen Sie sich mit den Konsequenzen, die das Verhalten hat, und fragen Sie sich, wie es wäre, wenn Sie das Verhalten ändern könnten?

4 Neubewertung des Selbst

Es geht darum, ein neues Selbstbild zu entwickeln. Nur wenn wir uns damit auseinandersetzen, welche Werte wir haben und welche wir möglicherweise überdenken wollen, haben wir die Chance eine Idee davon zu entwickeln, wie wir mehr zu der Person werden, die wir gerne wären. Mehr dazu finden Sie im Kapitel „Erkenntnis" (S. 212).

Was heißt das?

Überlegen Sie, welche Version Ihres Selbst Sie gerne sein möchten und malen Sie sich die Version in allen Facetten aus.

5 Neubewertung der Umwelt

Wir realisieren, wie das eigene Verhalten sich auf unsere Umgebung auswirkt, im Speziellen sollte man an die Menschen denken, die sich um einen sorgen. Dazu kommt die Wahrnehmung sozialer Unterstützung: Wir realisieren, dass unser neues Verhalten von der Umgebung eher unterstützt wird als das alte.

Was heißt das?

Fragen Sie Ihr Umfeld, wie sich Ihr Verhalten auf sie auswirkt und wie Ihr Umfeld dies wahrnimmt.

6 Selbstverpflichtung

Wir glauben an die eigene Fähigkeit zur Veränderung und verpflichten uns dazu, die notwendigen Schritte zu gehen.

Was heißt das?

Verpflichten Sie sich selbst zu Ihrer Veränderung, indem Sie sich zum Beispiel selbst einen Brief schreiben oder einen Vertrag mit sich aufsetzen. Wenn Sie sich dabei blöd vorkommen, überlegen Sie sich ein Ritual, mit dem Sie persönlich gut leben können und das Sie stets daran erinnert, was Sie sich selbst versprochen haben.

7 Förderung von Beziehungen

Wichtig sind die Beziehungen, die unsere neue Verhaltensweise bestärken. Mehr dazu finden Sie im Kapitel „Soziales" (S. 242).

Was heißt das?

Als soziale Wesen sind wir auf echte Beziehungen und Interaktion angewiesen. Warum sollte es bei der Veränderung also anders sein. Das Buch schließt mit dem Buchstaben S für Soziales. Dem Thema wird daher in dem Modul S ein gesonderter Stellenwert zugemessen. Dennoch ist es bereits an dieser Stelle wichtig, sich Unterstützer ins Boot zu holen, die Ihre Entwicklung fördern und Ihnen helfen.

TU! DAS!

1. Erstellen Sie eine Liste mit Personen, die ein ehrliches Interesse daran haben, dass es Ihnen gut geht und Sie sich so weiterentwickeln, wie Sie es für richtig halten.

2. Überlegen Sie, wie diese Personen Ihnen dabei helfen können, die Schritte zu gehen.

3. Wählen Sie Personen aus und informieren Sie diese über die Schritte, die Sie planen, und bitten Sie die Personen um die Unterstützung, die Sie benötigen.

8 Gegenkonditionierung

Wir ersetzen unsere ungesunden Verhaltensweisen durch gesunde Handlungen und Gedanken.

Was heißt das?

Machen Sie sich zunächst bewusst, welche negativen Gedanken Sie haben und versuchen Sie diese umzuformulieren. Mehr dazu finden Sie im Kapitel „Erkenntnis" (S. 212).

9 Belohnungsmanagement

Wir verstärken die positiven Verhaltensweisen, indem wir uns für diese belohnen und minimieren jede Form von Belohnung für die schlechten Verhaltensweisen.

Was heißt das?

Überlegen Sie sich, wie Sie Ihr neues Verhalten am besten belohnen könnten.

10 Stimulus-Kontrolle

Wir nutzen Erinnerungen und Hinweise, die das Verhalten stärken, als Ersatz für jene, die das ungesunde Verhalten verstärken.

Was heißt das?

Wenn wir unsere Umgebung gestalten wollen, hat sich ein Konzept bewährt, das unter dem Begriff „Nudging" (engl. stupsen, anstoßen) bekannt geworden ist. Der Begriff des Nudging bezeichnet die bewusste Gestaltung unserer Umgebung, wenn es darum geht, unser Verhalten bei der Entscheidung für verschiedene Wahlmöglichkeiten zu beeinflussen. Auf gesellschaftspolitischer Ebene verfolgen Nudges das Ziel, Kontexte so zu verändern, dass Menschen ihr Verhalten im Sinne ihres eigenen Interesses und dem der Gesellschaft positiv verändern. Die Grundidee der Nudges stammt von den Wissenschaftlern Richard Thaler und Cass Sunstein, die davon ausgehen, dass Menschen recht schlechte Entscheidungen treffen, die sie eigentlich nicht getroffen hätten, wenn sie der Entscheidung entweder ihre volle Aufmerksamkeit geschenkt hätten, alle nötigen Informationen, unbegrenzte kognitive Fähigkeiten und ihre komplette Selbstkontrolle gehabt hätten.[8] Nudging kann positiv und negativ eingesetzt werden. Ein Beispiel für negatives Nudging wäre die Süßigkeitenzone kurz vor der Kasse im Supermarkt. Positives Nudging ist der Obst- oder Nussteller anstelle des ungesunden Kekstellers bei Besprechungen.

Da sich vielfach gezeigt hat, dass wir oftmals nicht rational entscheiden, sollte es laut der Autoren einen Architekten geben, der unsere Wahlmöglichkeiten entsprechend gestaltet. Diesem Architekten kommt dabei viel Verantwortung zu, da er eine Umgebung so zu organisieren hat, dass wir gute Entscheidungen treffen. Eine gute Umgebung stößt uns dabei in eine Richtung, die im Sinne unseres besten Interesses ist, während wir die volle Freiheit behalten, uns anders zu entscheiden, wenn wir dies wirklich wollen (Obstteller).

Beim „Selbst-Nudging" werden Sie bewusst und freiwillig zum Architekten ihrer eigenen Umgebung und beeinflussen ihre eigenen Entscheidungen.[9] Mit dieser bewussten Entscheidung, die eigene Umgebung im Sinne eines besseren Lebens zu gestalten, schaffen Sie es, Versuchungen aus dem Weg zu gehen oder sorgen einem Mangel an Selbstkontrolle vor. Nehmen wir das Beispiel Essen: In einer klassischen Einkaufssituation sind wir bereits 200 Entscheidungen ausgeliefert[10], was zur Erschöpfung unserer kognitiven Reserven führen kann und die Wahrscheinlichkeit erhöht, dass wir Versuchungen nachgeben und unsere Selbstkontrolle leidet. Abhilfe schaffen hier Einkaufslisten, die sie im Vorhinein schreiben. Um die Umgebung zu gestalten, stehen auf Ihrer Einkaufsliste nur Dinge, für die Sie sich bewusst entschieden haben. Diese Dinge landen nämlich später in Ihrer Küche und bilden das Fundament für Ihre Essensumgebung. Liegen in Ihrer Küche vor allem Obst- und Gemüse, werden Sie mit ziemlich hoher Wahrscheinlichkeit mehr davon essen, als wenn Sie Süßigkeiten oder ähnliche Dinge aufstellen.

Was heißt das?

Gestalten Sie Ihre Umwelt so, dass es leichter wird, das neue Verhalten in die Tat umzusetzen.

Dranbleiben

Dieses Thema kann man mitunter als die Königsdisziplin bezeichnen. Verhalten für eine kurze Zeit zu verändern, schaffen einige Menschen. Dranbleiben ist schon schwieriger. Deshalb ist es mitunter wichtig, sich bewusst damit auseinanderzusetzen, wie man Veränderung angehen kann.

WIE LANGE BRAUCHT EIGENTLICH VERÄNDERUNG?

Im Durchschnitt benötigen wir 66 Tage, um eine neue Verhaltensweise automatisch und natürlich in unser Leben zu integrieren. Forscher untersuchten hierfür Freiwillige, die entweder ihre Ess-, Trink- oder Bewegungsgewohnheiten verändern wollten. Sie wurden über einen Zeitraum von 84 Tagen gebeten, das neue Verhalten jeden Tag auszuführen. Dabei füllten die Teilnehmer ein Tagebuch aus, das auf einer Website veröffentlicht wurde. Die Tageanzahl zur erfolgreichen Umsetzung des Zieles variierte bei den Teilnehmern zwischen 18 und 254 Tagen.[11]

WANN SIND WIR AM MOTIVIERTESTEN?

Wenn wir auf ein Ziel hinarbeiten, betrachten wir unseren Fortschritt aus zwei Perspektiven. Wir blicken zurück und beobachten, was wir bis dahin geschafft haben, und wir schauen nach vorne und sehen, was noch vor uns liegt. Je nachdem, wie nah wir unserem Ziel sind, wechseln wir zwischen diesen Betrachtungsweisen hin und her. Dieses Hin- und Herwechseln hängt davon ab, wie nah wir dem Ziel sind, das noch vor uns liegt.

Forscher zeigten in einer Studie mit Studenten, die gebeten wurden, Fehler in einem Aufsatz zu korrigieren, dass die Motivation in der Mitte der Aufgabe am geringsten war; eine Phase, die man als „Durchhänger" bezeichnen kann. Die Autoren stellen damit die weitverbreitete Idee infrage, dass die Motivation mit Näherrücken des Endzustandes stetig steigt.[12]

TU! DAS! Wenn Sie Ihre Motivation hochhalten möchten, versuchen Sie die Zeit in der Mitte zu verkürzen, indem Sie sich Zwischenziele und Termine zur Nachverfolgung setzen. Auch die Erreichung von Zwischenzielen motiviert.

WARUM DAS DURCHHALTEVERMÖGEN SO WICHTIG IST…

Die Psychologin Angela Lee Duckworth beschäftigt sich seit vielen Jahren damit, warum einige Menschen besonders erfolgreich sind und andere scheitern. Sie kam zu dem Ergebnis, dass es nicht die üblichen Verdächtigen sind, sprich, die Fähigkeit schnell und leicht lernen zu können, Talent, Glück, der Intelligenzquotient (IQ) oder physische Gesundheit. Es geht in erster Linie um das Durchhaltevermögen, charakterisiert durch eine Kombination aus Leidenschaft und Ausdauer.[13] Diese Faktoren führen dazu, dass Menschen sich eher verpflichten und wohler fühlen.

Lange Zeit wurde das Vorhandensein von Talent überschätzt. Die Autorin führt an, dass eine Person, die doppelt so begabt ist wie eine andere, aber nur halb so hart dafür arbeitet, wahrscheinlich dasselbe erreichen wird wie die weniger begabte Person, die sich aber durch ein hohes Durchhaltevermögen auszeichnet.

Durch das alleinige Fokussieren auf Talent tritt der Aspekt der Anstrengung häufig in den Hintergrund, der für den Erfolg mindestens genauso entscheidend ist.

Die Autorin plädiert dafür, folgende Aspekte zu beachten, wenn wir unser Durchhaltevermögen steigern wollen:

- die Entwicklung von Faszination für eine spezielle Fähigkeit und
- der andauernde Versuch, diese Fähigkeit unter allen Umständen verbessern zu wollen.

Menschen müssen ihrer Leidenschaft folgen. Dabei ist Interesse eine Quelle der Leidenschaft, der Wunsch, Neues zu lernen und auszuprobieren, die Welt zu erforschen und Diversität zu erleben. Dies repräsentiert eine fundamentale Antriebsfeder beim Erreichen von Zielen im Leben. Gleichzeitig reicht es nicht aus, etwas nur zu mögen, aber nichts dafür zu tun. Hier geht es um die Anstrengungskomponente. Die natürliche Leidenschaft von Menschen mit Durchhaltevermögen hängt von beidem ab.

Entscheidend ist zudem die Hoffnung, dass das Morgen, das vor uns liegt, besser sein kann als unser Heute. Unsere eigenen Bemühungen können also die Zukunft verbessern. Die Basis ist eine gedankliche Landkarte, mit deren Hilfe wir Vertrauen entwickeln, das nötig ist, um eine Handlung zu Ende zu bringen (siehe auch Kapitel „Erkenntnis" (S. 212).

Duckworth thematisiert zwar allgegenwärtig vorhandene Grenzen – in Bezug auf Gelegenheit, eigenes Talent, Zufälle – betont aber, dass viele menschliche Grenzen selbst konstruiert sind. Dies ist vor allem dann der Fall, wenn ein Mensch mehrfach gescheitert und dadurch zu der Überzeugung gelangt ist, vermeintlich alle Ressourcen und Kapazitäten maximal ausgereizt zu haben.

Menschen, die erfolgreich sind, entwickeln genau an diesem Punkt die nötige Ausdauer weiterzumachen, und das Gute ist, Durchhaltevermögen kann wachsen, wenn Sie dies wollen. Die Steigerung des Durchhaltevermögens ist dabei ähnlich der Vorbereitung auf einen Marathon.[14]

TU! DAS!

Überlegen Sie, in welchem Bereich Ihres Lebens Sie schon Durchhaltevermögen bewiesen haben und wie Sie dies geschafft haben.

Fragen Sie auch Familie und gute Freunde und Freundinnen.

Visionen und Ziele

Vision entwickeln

1. Nehmen Sie sich einige Stunden Zeit für diese Übung.

2. Gehen Sie an einen Platz, an dem es Ihnen gut gefällt und Sie sich gedanklich fallenlassen können. Schalten Sie Smartphones oder andere Kommunikationsmittel aus oder nehmen Sie sie gar nicht mit.

3. In jedem von uns stecken verschiedene Anteile oder Stimmen. Fast jeder hat auch einen inneren Kritiker; eine Stimme, die durchaus ihre Berechtigung hat, da sie unser Vorgehen stets kritisch hinterfragt und uns vor Dummheiten bewahren kann. Gleichzeitig verhindert diese Stimme aber auch, dass wir Kreativität zulassen und damit die Chance, andere neue Wege zu gehen. Denken Sie daran, wie Ihr innerer Kritiker Ihnen begegnet und was er in der Regel sagt. Vielleicht kommt er bereits hoch, während Sie diese Zeilen lesen: „Was soll das denn bringen? Das führt doch zu nichts! Man muss halt einfach mal..."

   Danken Sie Ihrem inneren Kritiker für seine Einwände, geben Sie ihm aber dennoch für einige Stunden frei, um die Übung ohne Gedankeneinschränkungen durchführen zu können.

4. Wenn Sie an Ihrem Ort angekommen sind, schließen Sie die Augen und atmen einige Male tief ein und aus, bis Sie das Gefühl haben, wirklich angekommen zu sein.

5. Gehen Sie nun die folgenden Fragen durch und beantworten Sie diese so ehrlich wie möglich. Versuchen Sie Ihren Gedanken freien Lauf zu lassen und lassen Sie sich von ihnen tragen und schreiben oder malen Sie die Antworten auf einen Zettel oder kleine Kärtchen.

- Was begeistert mich in meinem Leben?

- Was treibt mich an?

- Welche Sehnsüchte habe ich?

- Was würde ich tun, wenn nichts und niemand mich einschränkt?

- Was habe ich als Kind richtig gerne gemacht und dabei die Zeit vergessen?

- Wo kann ich so sein wie ich bin?

- Was kann ich richtig gut?

Von der Vision zum Ziel

Nachdem Sie sich nun mit dem auseinandergesetzt haben, was Sie antreibt und begeistert, leiten Sie daraus ein Ziel ab. Sie können diese Übungen immer wieder machen. Es kann sich durchaus lohnen, zu verschiedenen Zeiten im Leben (an Übergängen, Wendepunkten oder Krisen beispielsweise) einen Moment zu verweilen, zurückzuschauen und sich neu auszurichten. Die nächste Übung dient dazu, sich vorzustellen, was genau Sie erreichen wollen.

TU! DAS!

1. Nehmen Sie sich ein Seil oder eine lange Schnur und legen Sie diese in einem Raum aus. Achten Sie dabei darauf, dass die Schnur in Richtung eines Fensters zeigt (wir wollen vermeiden, dass Ihr Ziel gegen die Wand läuft).

2. Legen Sie nun einen Zukunftspunkt fest, der den anzustrebenden Zielzustand darstellt und einen Punkt, an dem Sie aktuell stehen. Achten Sie darauf, dass hinter dem Ziel noch etwas Seil für weitere Zukunftsausblicke übrigbleibt (idealerweise geht es nach dem Ziel schließlich weiter).

3. Stellen Sie sich nun auf den Zielzustand in Richtung Zukunft. Schließen Sie die Augen und bleiben Sie einige Zeit in dem Zielzustand. Versuchen Sie sich die Situation genau vorzustellen und verweilen Sie für einen längeren Augenblick bei Ihrem Ziel. Was erleben Sie dort? Was sehen Sie? Wer ist bei Ihnen? Wie fühlt es sich an, das Ziel erreicht zu haben?

4. Drehen Sie sich nun um und schauen Sie zurück auf den Weg, der hinter Ihnen liegt. Überlegen Sie nun, wie Sie es geschafft haben, am Zielzustand angekommen zu sein. Was liegt auf dem Weg? Welche Schritte haben Sie gemacht? Welche Probleme sind aufgetaucht und wie haben Sie diese bewältigt? Welche inneren Stimmen könnten auf dem Weg laut geworden sein und was haben Sie diesen gesagt?

5. Schreiben Sie die Schritte und Hindernisse, die auf dem Weg liegen, auf Kärtchen.

6. Schreiben Sie anschließend auf, welche Dinge, Menschen oder Sätze Ihnen auf dem Weg geholfen haben.

7. Überlegen Sie sich zum Abschluss einen Satz, den Sie dem Ich aus dem Jetzt, der Realität aus dem Zielzustand sagen möchten. Dieser Satz sollte das Ich im Jetzt stärken (beispielsweise „Du schaffst das!").

Das, was im Rahmen dieser Übung angeklungen ist, nennt man auch mentales Kontrastieren.[15] Indem wir uns nach dem Verweilen auf dem Zielpunkt umgedreht haben, haben wir unsere Träume mit der Realität abgeglichen und uns in Gedanken vorgestellt, was uns auf dem Weg zum Ziel bevorsteht. Die Methode stellt eine sogenannte Selbstregulationsstrategie dar, die dabei hilft, sich zur Zielerreichung intensiv selbst zu verpflichten und notwendige Schritte einzuleiten. Dahinter steckt die Idee, dass Menschen, die reinen Tagträumen und Fantasien nachhängen, leider oftmals daran scheitern, ausreichend Energie, Anstrengung und Ausdauer aufzubringen, um das Ziel zu erreichen, das sie sich gesetzt haben.

Gleichzeitig ist die reine Vorstellung der aktuellen Situation und Hindernisse kein ausreichender Anreiz sich zu bewegen. Wir benötigen also beides: sowohl die Vorstellung, was uns erwartet, als auch den Abgleich dessen, was vor uns liegt und was wir vorher bedenken sollten. Am Ende sollten wir ausreichend Energie aufbringen, um uns in Richtung des angestrebten Zieles zu bewegen.

Ziele formulieren

Achten Sie bei der Formulierung Ihrer Ziele stets darauf, dass es sich nicht um Vermeidungsziele, wie „nicht zunehmen" oder „weniger Stress haben" handelt, sondern um Annäherungsziele, wie „leicht sein", „entspannter sein" etc.

Im nächsten Schritt wollen wir die Realisierbarkeit des Zieles ermöglichen. Bauen Sie keine Luftschlösser, die unmöglich zu erreichen sind. Das würde die Selbstverpflichtung gegenüber dem Ziel schwächen oder gar nicht erst aufkommen lassen. Die sogenannte Goal Setting Theory von Edwin Locke und Gary Latham[16] gehört zu einer der meist angewandten Theorien, wenn es darum geht, sich Ziele zu setzen. Die Anwendung dieser Theorie passiert in den meisten Fällen mithilfe des entstanden Akronyms SMART. Es gibt inzwischen viele Varianten die Buchstaben gemäß der Theorie anzuwenden. Im Kern ist gemäß der Theorie vor allem wichtig, uns zu überlegen, wie wir Ziele formulieren, damit wir sie auch tatsächlich erreichen können. Zu unrealistische, große oder langfristige Ziele frustrieren uns. Die folgende Grafik zeigt eine SMART-Umsetzung, die sich im Rahmen unserer Arbeit bewährt hat und eingängig ist. Wenn Sie sich Ziele setzen, beachten Sie daher folgende Regeln:

Ziele sollten spezifisch, sprich erkennbar, eindeutig sowie verständlich und positiv formuliert sein.	Ziele sollten zudem messbar sein; eine hilfreiche Frage wäre hier: Woran erkenne ich, dass mein Ziel erreicht ist?	Ziele sollten ausführbar, das bedeutet, die konkreten Handlungsschritte sollten umsetzbar sein. Hilfreiche Fragen wären: Ist die Zielgröße umsetzbar? Ist das Ziel noch zu groß? Welche Teilziele sind sinnvoll?	Ziele sollten relevant sein; überlegen Sie also, ob das Ziel tatsächlich eine Bedeutung für Sie hat und auch, ob es in Ihrem Handlungsspielraum liegt.	Ziele sollten terminiert, das heißt, zeitlich abgrenzbar sein und einen festgelegten Anfang und Endpunkt haben. Hilfreiche Fragen wären: Bis wann soll das Ziel erreicht werden? Bis wann sind Zwischenziele abzustecken?

DIE GUTEN ALTEN VORSÄTZE UND WARUM SIE DOCH NÜTZLICH SEIN KÖNNEN…

Leider zeigte sich, dass Menschen zwar Ziele formulieren, diese aber oft nicht in die Tat umsetzen können. Dies kann unter anderem daran liegen, dass wir ein Problem damit haben, uns selbst zu regulieren. Abhilfe schaffen hier Vorsätze oder auch so genannte Wenn-Dann Sätze. Dies sind Strategien (implementations intentions), die uns dabei helfen, eine Absicht in die Tat umzusetzen. Dahinter steckt die Idee, dass wir durch das Bilden von Wenn-dann-Sätzen einen erleichterten Zugang zu der jeweiligen Situation erhalten und uns in der Situation schneller erinnern, wie wir uns verhalten sollten.[17]

Anstelle einer vagen Aussage wie *„Ich möchte gesünder leben"* treten nun verhaltensbezogene, konkrete Vorstellungen, wie wir dies erreichen können. Wichtig ist auch hier, dass Sie die Vorsätze positiv formulieren und keine Vorsätze im Sinne von *„nicht mehr jenes (…) oder weniger von (…)"* bilden. Überlegen Sie, wie Sie dies stattdessen positiv formulieren können. So könnte ein sinnvoller Vorsatz lauten:

„Wenn ich heute nach der Arbeit nach Hause komme, werde ich mir etwas Gesundes kochen."

„Wenn ich heute um 17 Uhr nach Hause komme, werde ich als Erstes meine Sportsachen anziehen und in den Wald gehen."

TU! DAS!

- Formulieren Sie nun einen „Wenn-dann-Satz", der konkret und positiv ist.

- Zu Beginn können Sie den Vorsatz auch aufschreiben und an einen Ort kleben, an dem Sie ihn oft sehen.

Sollten Sie nach all dem Wissen und den Anregungen, wie man sich motiviert und durchhält, noch immer das Gefühl haben, irgendetwas in Ihnen hemmt Sie, Ihr volles Potenzial auszuschöpfen, dürfen Sie direkt zum Teil Erkenntnis vorspringen. Hier geht es um Glaubenssätze und Stimmen, die uns daran hindern mit unseren Bemühungen erfolgreich zu sein. All jene, die sich jetzt schon einigermaßen gerüstet fühlen loszulaufen, dürfen im folgenden Kapitel **„Organisation" (S. 88)** ganz praktisch anfangen.

FAZIT

Machen Sie sich zunächst klar, was Sie eigentlich möchten, wofür es sich lohnt jeden Tag aufzustehen. Nehmen Sie sich dafür viel Zeit und entwickeln Sie Ihre persönliche Lebensvision. Überlegen Sie, welche Version Ihres Selbst Sie gerne sein möchten und malen Sie sich die Version in allen Facetten aus. Setzen Sie sich anschließend mit Ihren Hindernissen und Widerständen auseinander. Überlegen Sie, was Ihnen bei der Erreichung Ihrer Version im Weg steht. Im Kapitel **„Erkenntnis" (S. 212)** haben Sie die Möglichkeit, sich intensiv mit Ihren inneren Widerständen zu beschäftigen. Setzen Sie sich Ziele und überlegen Sie, wie Sie bestmöglich ins Handeln kommen. Ihre Ziele sollten „SMART" formuliert sein. Wenn Sie Ihre Motivation hochhalten möchten, versuchen Sie die Zeit in der Mitte zu verkürzen, indem Sie sich Zwischenziele setzen.

Gestalten Sie Ihre Umgebung so, dass Sie Ihnen bei der Zielerreichung hilft, belohnen Sie sich selbst und bauen Sie sich ein Unterstützernetzwerk auf.

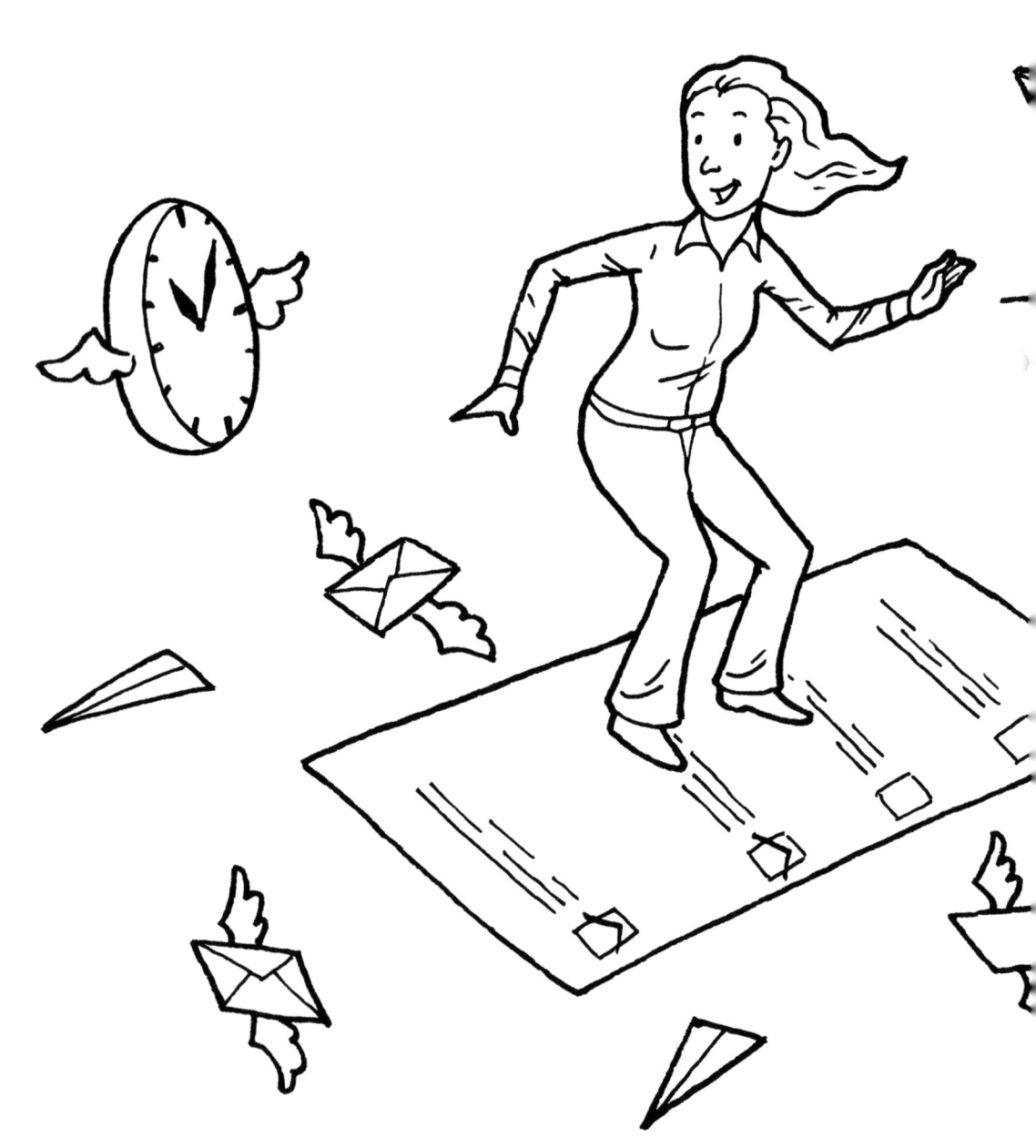

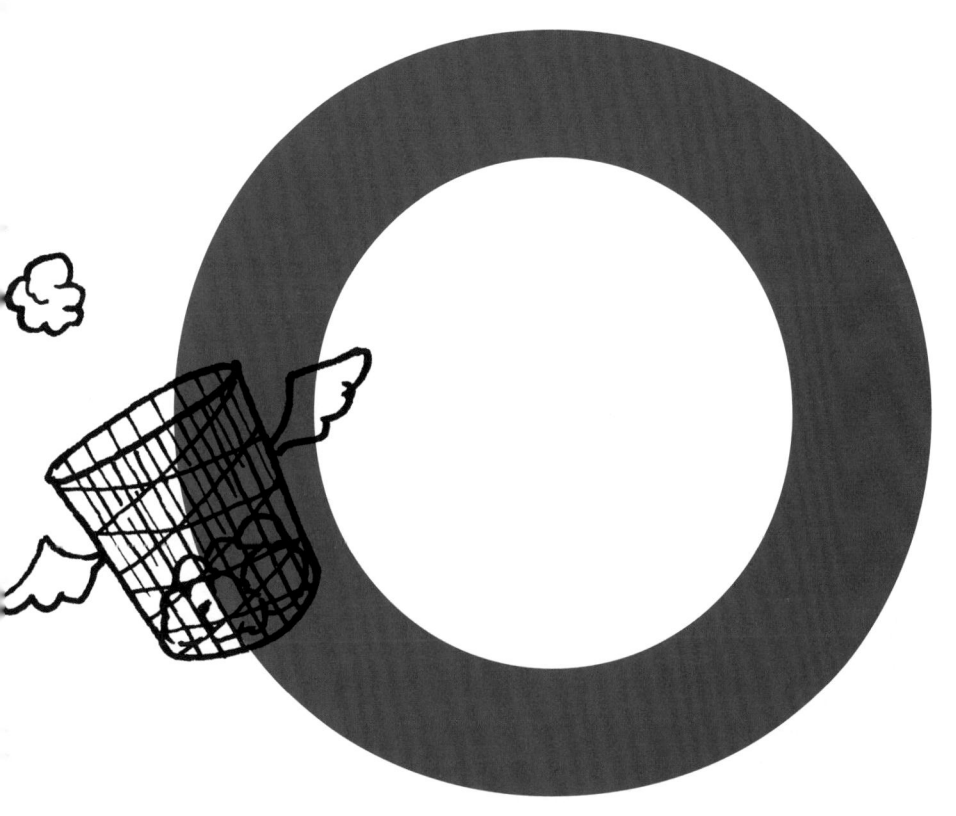

ORGANISATION

Kapitel 3
ORGANISATION

„Erledige die Dinge,
bevor sie Dich erledigen."

MARK LEIBLEIN

Der Buchstabe O steht für Organisation und beinhaltet das Thema Selbst- und Zeitmanagement. Die tollsten Visionen und die beste Motivation scheitern in aller Regel an der Umsetzung. Um ein Ziel zu erreichen, bedarf es eines Grundmaßes an Organisation und Struktur. Angeblich soll ja das Genie das Chaos beherrschen, aber aus Sicht der Gehirnforschung spricht wenig dafür. Ein Mensch kann nicht nicht denken, alles was wir wahrnehmen, also sehen, hören, anfassen, riechen, bewirkt etwas in unserer Gedankenwelt. Die meisten haben vermutlich schon die Erfahrung gemacht, dass Tätigkeiten wie Aufräumen, Wegschmeißen, Dinge neu ordnen und strukturieren, einen Zeitplan erstellen Klarheit schaffen, die Gedanken neu ordnen und das angestrebte Ziel wieder deutlicher ins Blickfeld rücken lassen. Wer hier in unserem S\MOVES-Test gut abgeschnitten hat, kann dieses Kapitel getrost überspringen oder sich diesem später in einer Mußestunde widmen – dem/der Perfektionisten/in empfehlen wir dies ausdrücklich nicht – oder es eingehend studieren, um anderen als Coach hier weiterzuhelfen.

Die drei wichtigsten Elemente des „O in Organisation" sind:

1. Chronobiologie
2. Zeit- und Selbstmanagement
3. Aufräumen und Wegschmeißen

In der „Hitliste" der Stressoren sind Hetze und Zeitdruck weit oben angesiedelt. Mit dem Titelthema „Gegen die Uhr – die hektische Suche nach einem entschleunigten Leben" griff die Wochenzeitschrift DER SPIEGEL im Jahre 2014 das weitverbreitete Gefühl auf, trotz zeitsparender Technologien immer weniger Zeit zu haben.[1] Warum ist das so? Die Antwort darauf ist verblüffend einfach. Sie lautet: Je mehr Alltagsprozesse (Wäsche waschen, E-Mail statt Brief, Auto statt Fahrrad) beschleunigt werden, umso größer wird die Zahl der pro Zeiteinheit möglichen Aktionen.

Es mag zwar deutlich schneller gehen, eine E-Mail anstelle eines Briefes zu schreiben, aber es wird nicht bei einer E-Mail bleiben. Wie viele E-Mails schreiben Sie am Tag? Bingo! Hinzu kommt eine Riesenauswahl an Handlungsoptionen. Nehmen wir mal an, Sie wollen ein neues Smartphone kaufen und das für Ihre Zwecke geeignete Gerät finden. Außerdem wollen Sie den optimalen Tarif dazu. Wir wünschen Ihnen nun viel Spaß beim Recherchieren. Sollten Sie es (nach einigen Stunden) geschafft haben und sich wie ein Schneekönig freuen, freuen Sie sich nicht zu früh. Nach drei Monaten sind sowohl das Smartphone als auch der zugehörige Tarif vermutlich hoffnungslos veraltet. Das gleiche Prinzip können Sie nun auf ein neues Auto, ein neues Fahrrad, einen neuen Kühlschrank, Ihre Urlaubsreise und vieles mehr anwenden. Eine weitere schlechte Nachricht für die unter Hetze und Zeitnot leidenden Menschen ist die Tatsache, dass diese Beschleunigung und Optionsvielfalt nicht auf private Anschaffungen begrenzt bleibt. Die zunehmende Geschwindigkeit nahezu aller Prozesse und die Informationsflut beherrschen auch die Berufswelt, in der Arbeitsabläufe und Produktionsprozesse permanent auf Effizienz und Effektivität überprüft werden.

> Je mehr Alltagsprozesse (Wäsche waschen, E-Mail statt Brief, Auto statt Fahrrad) beschleunigt werden, umso größer wird die Zahl der pro Zeiteinheit möglichen Aktionen.

Effektiv oder effizient? Wo liegt der Unterschied?

Effektiv sind die Handlungen/Maßnahmen, die Sie auf dem Weg zu Ihrem Ziel wirklich weiterbringen. Dem Slogan folgend:

„Die richtigen Dinge tun!"

Effizient ist die Arbeit dann, wenn sie möglichst schnell und ohne großen Aufwand zum gewünschten Ergebnis führt. Dem Slogan folgend:

„Die Dinge richtig tun!"

Die weitere schlechte Nachricht lautet, dass die vermeintliche Lösung, nämlich der Besuch eines Zeitmanagementseminars oder das Lesen eines der vielen Zeitmanagementbücher, das gleiche Prinzip befeuert: Lerne ich beim Zeitmanagement meine Zeit „ökonomischer" einzuteilen, kann ich noch mehr in der Zeiteinheit schaffen, kann ich noch mehr Projekte bedienen oder noch mehr Termine wahrnehmen. Zur Ehrenrettung des Geschäftszweigs Selbst- und Zeitmanagement sei gesagt: Es gibt in diesem Bereich durchaus wertvolle und hilfreiche Angebote und Konzepte, auf die wir später auch noch im Detail zu sprechen kommen. Werden diese jedoch dazu eingesetzt, den Teufelskreis von „mehr und schneller" in der Zeiteinheit unterzubringen, ist nichts erreicht außer noch mehr Stress.

Eine etwas andere Sicht auf die angebliche Beschleunigung unserer Zeit gibt uns der südkoreanisch-deutsche Philosoph Byung Chul-Han[2]. Er hinterfragt in seinen philosophischen Essays unter anderem die Hektik und Nervosität:

„Beim flüchtigen Hinsehen mag diese Nervosität den Eindruck erwecken, alles beschleunige sich. Aber in Wirklichkeit handelt es sich nicht um eine wirkliche Beschleunigung des Lebens. Nur hektischer, unübersichtlicher und richtungsloser ist das Leben geworden. Aufgrund ihrer Zerstreuung entfaltet die Zeit keine ordnende Kraft mehr. So entstehen keine prägenden oder entscheidenden Einschnitte im Leben. Die Lebenszeit wird nicht mehr durch Abschnitte, Abschlüsse, Schwellen und Übergänge gegliedert."

(Han, 2014, S. 17)

„Die Beschleunigung von der heutzutage viel die Rede ist, ist (…) ein Symptom, (…) eine Folge der haltlos gewordenen, atomisierten Zeit, einer Zeit ohne jede verhaltende Gravitation. Die Zeit stürzt fort, ja überstürzt sich, um einen wesentlichen Mangel an Sein auszugleichen, was ihr jedoch nicht gelingt, denn die Beschleunigung allein erzeugt keinen Halt. Sie lässt vielmehr den vorhandenen Mangel nur noch penetranter erscheinen."

(Han, 2014, S. 24)

Wir wollen daher einen sehr entscheidenden Aspekt festhalten und Ihr Bewusstsein dahingehend erweitern, dass die Techniken des Selbst- und Zeitmanagements, die wir im Folgenden vorstellen werden, dazu dienen, mehr Zeit für die persönlich wichtigen Ziele zu schaffen oder aber – Sie lesen richtig – für Mußestunden und Pausen, ja, sogar „Langeweile". Wir benutzen dieses Wort ganz bewusst, weil es wissenschaftlich unstrittig ist, dass Langeweile eine Voraussetzung für Kreativität ist.

Eltern behindern die kreative Entwicklung ihres Kindes massiv, wenn sie sie von einem Termin zum anderen hetzen, um möglich früh in allen möglichen Bereichen „frühgefördert" zu werden. Gut gemeint ist bekanntlich das Gegenteil von gut gemacht. Das Gleiche gilt für die stressgeplagten Erwachsenen, denen es gut täte, auf einer Zugfahrt mal nicht ununterbrochen auf das Smartphone zu starren, sondern aus dem Fenster zu schauen und die Landschaft zu genießen.

> **TU! DAS!**
>
> **Ein kleiner Tipp für eine Zugfahrt von Köln nach Frankfurt oder umgekehrt: Buchen Sie die Zugfahrt nicht für die schnelle Strecke rechts des Rheins, sondern fahren Sie über die wunderschöne Strecke links des Rheins und schauen Sie einfach nur aus dem Fenster.**
>
> **Wir sind uns sicher: Sie werden begeistert sein, wenn Sie nicht schon so gestresst sind, dass Sie sich gar nicht auf die Schönheit der Burgen und Schlösser in einer wunderschönen Umgebung einlassen können.**

Termindruck wird auf den ersten Blick ausschließlich als negativer Stressor gewertet. Eine tiefere Betrachtung rückt einen Aspekt in den Blickpunkt, den man in der Medizin als „sekundären Krankheitsgewinn" bezeichnet. Damit ist gemeint, dass Krankheitssymptome auch durchaus positive Konsequenzen für den Patienten nach sich ziehen können. Die deutlich stärkere Beachtung und Hinwendung durch die betreuenden Angehörigen oder Therapeuten können auch angenehme Gefühle auslösen und die Enttäuschung über eine zuvor vielleicht empfundene Nichtbeachtung vergessen lassen. Eine ähnliche Funktion kann auch ein übervoller Terminkalender mit ständiger Hektik haben. Die so geforderte Person hat das Gefühl gebraucht zu werden, unentbehrlich zu sein. Der Psychologe Stephan Grünewald hinterfragt, ob Stress weniger das Problem darstellt als einen Lösungversuch.[3] Die knappe Zeit signalisiert meiner Umgebung: Ich bin wichtig, ich bin bedeutend, ohne mich läuft hier gar nichts. Der „Zeitstress" wird zum „Statussymbol".

Dies sind unbewusste Prozesse, der infolge des Termindrucks empfundene Stress ist echt und ernst zu nehmen. Wie wir bei der Stressphysiologie gelernt haben, ist die Bewertung, ob ich eine Situation als stressig wahrnehme, schließlich entscheidend für die folgende hormonelle Reaktionskette. Mit anderen Worten: Wer sich gestresst fühlt, leidet auch unter Stress.

Diese Hinführung zum eigentlichen Selbst- und Zeitmanagement, also den Konzepten und Methoden war uns wichtig, um Sie nicht in die Falle des Zeitsparparadoxons tappen zu lassen: *„Ich lerne effektiver und effizienter zu arbeiten, um noch mehr Arbeit bewältigen zu können."* Die obige Geschichte, entnommen aus dem Buch „Beschleunigung. Die Veränderungen der Zeitstrukturen in der Moderne" von Prof. Hartmut Rosa, verdeutlicht unser Anliegen trefflich.[4]

Ein wohlhabender Fabrikant sah entsetzt, dass ein Fischer faul neben seinem Boot lag und eine Pfeife rauchte. „Warum bist du nicht beim Fischen?", fragte der Fabrikbesitzer. „Weil ich für heute schon genug Fisch gefangen habe", sagte der Fischer.
„Warum fängst du nicht noch ein paar mehr?"
„Was soll ich damit anfangen?"
„Du könntest damit Geld verdienen", war die Antwort.
„Davon könntest du einen Motor auf dein Boot montieren lassen, um noch weiter auf die See hinausfahren und mehr Fisch fangen zu können. Dann würdest du genug verdienen, um Nylonnetze zu kaufen. Das würde dir noch mehr Fisch und noch mehr Geld bringen. Schon bald würdest du genug Geld haben, um zwei Boote zu besitzen ... vielleicht sogar eine ganze Flotte. Dann würdest du ein reicher Mann sein, so wie ich."
„Was würde ich dann tun?"
„Dann könntest du wirklich das Leben genießen."
„Und was denkst du, was ich jetzt gerade tue?"

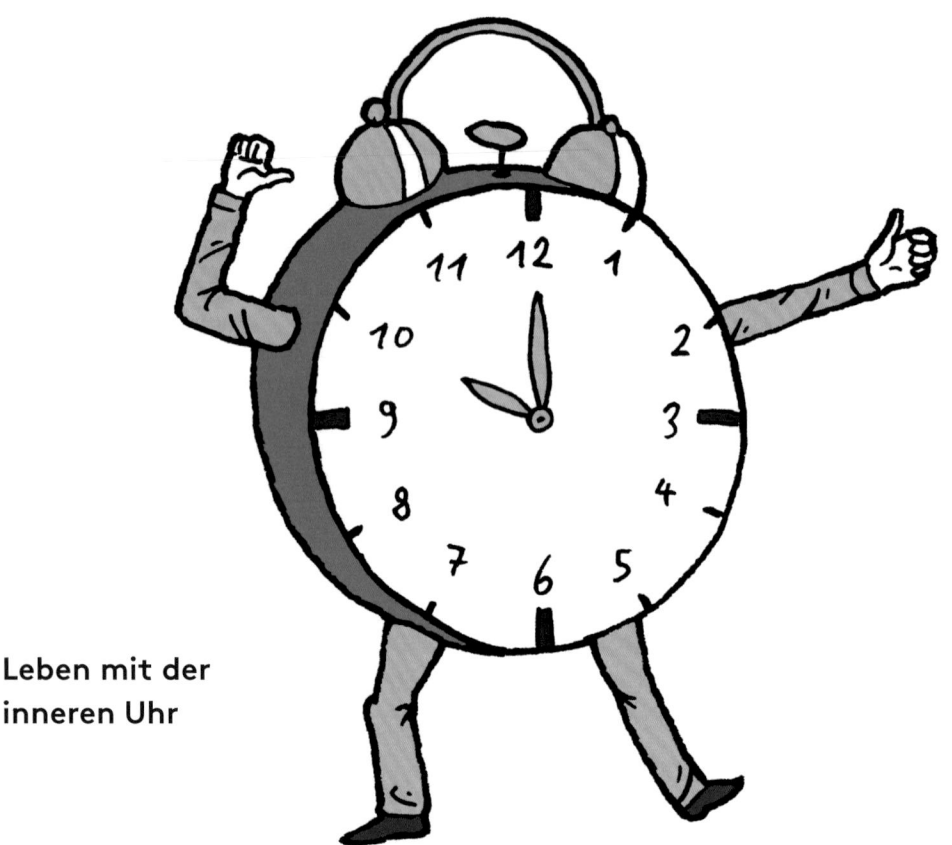

Abb. 19 Optimaler Tagesrhythmus

Leben mit der inneren Uhr

Für jede Tätigkeit gibt es einen optimalen Zeitraum.
Einige Beispiele:

7–8 Uhr
Sex – Die meisten Sexualhormone schießen ins Blut

8–9 Uhr
Frühstück – Verdauungssäfte werden ausgeschüttet

9–12 Uhr
Anspruchsvolle geistige Tätigkeiten – Leistungshoch des Gehirns

12–13 Uhr
Mittagessen – Blutzucker wieder anheben; nicht zu schwere Kost zuführen

14–15 Uhr
Power nap oder Sortierarbeiten, die geringe Denkleistungen erfordern – Physiologisches Mittagstief

15–15:30 Uhr
Zahnarzttermin vereinbaren – Geringste Schmerzempfindlichkeit

15:30–17 Uhr
Konzentriertes Arbeiten wieder möglich – Zweite Hochphase

17–18 Uhr
Muskeln trainieren – Gute Zeit für Muskelwachstum

18–20 Uhr
Leicht verdauliches Abendessen, evtl. ein Glas Wein – Die Leber entgiftet dann gut

Ab 20 Uhr
Abend allmählich ausklingen lassen.

Ab 22 Uhr
Ins Bett begeben – Mit der Dunkelheit setzt die Melatoninausschüttung ein, macht uns müde

Chronobiologie

Ein Themengebiet, das in herkömmlichen Zeitmanagement-Büchern und -seminaren leider sehr stiefmütterlich behandelt wird, ist die Chronobiologie. Die Chronobiologie beschäftigt sich mit der inneren Uhr des Menschen und deren Synchronisierung mit äußeren Taktgebern wie zum Beispiel Licht und Dunkelheit. Sie steht bei uns zu Beginn des Kapitels.

Die Verleihung des Medizinnobelpreis 2017 in diesem Bereich an drei amerikanische Forscher, hat die Aufmerksamkeit wieder etwas stärker auf dieses lange Zeit vernachlässigte Thema gerichtet. Chronobiologen haben längst nachgewiesen, dass bei Menschen, deren Arbeits- und Lebensstil nicht zu ihrer „Eigenzeit" passt – wie es der renommierte Chronobiologe Till Roenneberg[5] ausdrückt – die Stressbelastung steigt und ihr Risiko für eine ganze Reihe von Erkrankungen wie Krebs, neurodegenerative oder Stoffwechselerkrankungen erhöht ist. Man spricht bei der Nichtpassung des Lebensstils zur Eigenzeit von einem sozialen Jetlag.

> Man spricht bei der Nichtpassung des Lebensstils zur Eigenzeit von einem sozialen Jetlag.

Die Chronobiologie ist ein brisantes Thema für die Gesellschaft, insbesondere aber auch für das betriebliche Gesundheitsmanagement. Till Roenneberg beziffert die Größenordnung der durch den sozialen Jetlag verursachten Minderung des Bruttosozialproduktes auf 3 Prozent, wahrscheinlich mehr. Die Brisanz und die Häufigkeit des sozialen Jetlags beschreibt Roenneberger wie folgt: „Während ein normaler Jetlag akut und vorübergehend ist, ist sozialer Jetlag chronisch (...). Über 40 Prozent der Bevölkerung in Mitteleuropa leiden unter einem sozialen Jetlag von 2 Stunden oder mehr und bei über 15 Prozent von ihnen ist die Innenzeit um mindestens 3 Stunden gegenüber der Außenzeit verschoben."[6] Die zentrale Forderung der Chronobiologen lautet: Herstellung einer möglichst großen Übereinstimmung zwischen der individuellen Eigenzeit und den zeitlichen Anforderungen der Gesellschaft. Ein Beispiel ist der zu frühe Schulbeginn für pubertierende Jugendliche. Es ist wissenschaftlich unbestritten, dass sich der Chronotyp zu Beginn der Pubertät bei nahezu allen Jugendlichen deutlich nach hinten verschiebt. Während Kleinkinder meist „Lerchen" sind, also morgens früh schon putzmunter und fröhlich das Leben genießen (Ausnahmen bestätigen die Regel und die Gauß'sche Normalverteilung), ist das pubertierende Mädchen oder der pubertierende Junge vor 10 Uhr noch gar nicht in der Lage, strukturierte und klare Gedanken zu fassen, und schon gar nicht eine anspruchsvolle Klassenarbeit zu bewältigen. Dies hat weniger mit Disziplin, Fleiß oder Intelligenz zu tun als mit

> Die zentrale Forderung der Chronobiologen lautet: Herstellung einer möglichst großen Übereinstimmung zwischen der individuellen Eigenzeit und den zeitlichen Anforderungen der Gesellschaft.

der speziellen hormonellen „Großwetterlage" der Pubertierenden. Die wissenschaftlichen Studien zu diesem Phänomen zeigen eindeutige Ergebnisse. Es hapert einzig und allein an der Umsetzung seitens der Schulpolitiker. Ein anderes seit Jahrzehnten bekanntes Ritual ist das nächtliche Verhandeln von Gewerkschaftsvertretern und Arbeitgebern über Arbeitsentgelte oder Vertragsbedingungen. Was dann um 3 oder 4 Uhr morgens an Ergebnissen verkündet wird, kann man angesichts des Zeitraums der absoluten geistigen und körperlichen Tiefphase der Menschen nur erahnen. Vorteil „extreme Eule" kann man da nur sagen. Sinnvoll ist das nicht.

Es gibt in diesem Zusammenhang genügend Beispiele für Arbeitsorganisationen, die am laufenden Band soziale Jetlags erzeugen und somit den bereits vorhandenen Stress weiter verschärfen.

> **TU! DAS!**
> Nach Einschätzung von Till Roenneberg verschiebt sich der Chronotyp um etwa eine Stunde nach vorne, wenn man mindestens zwei Stunden draußen verbringt. Wer daher mit dem Fahrrad zur Arbeit fährt, schlägt gleich mehrere Fliegen mit einer Klappe: Der Schlafmangel in der Arbeitswoche verringert sich um rund eine Stunde, der Fahrradpendler muss dann an freien Tagen nicht so viel Schlaf nachholen. Er schont die Umwelt, bringt seinen Kreislauf zu Beginn des Tages in Schwung, bekommt mehr Tageslicht ab, was sich chronobiologisch sehr günstig auswirkt und baut auf der Rückfahrt noch den Stress ab, der sich im Laufe des Tages bei ihm physiologisch aufgebaut hat.

Wohl dem Zeitgenossen, der selbst bestimmt über seine Arbeitszeit verfügen kann und keinen Wecker benötigt. Zum Thema der permanenten Beschleunigung passt die folgende Berechnung: Schlafforscher konstatieren, dass die durchschnittliche Schlafdauer des modernen Menschen seit dem 19. Jahrhundert um zwei und seit den siebziger Jahren um eine halbe Stunde abgenommen hat. Die Folgen sind unschwer zu ahnen: Der Schlaf ist mit großem Abstand zu anderen Erholungsaktivitäten der wichtigste Regenerationsfaktor – mehr Details dazu im Kapitel „Vitalität: Entspannung und Regeneration", (S. 197). Im Schlaf werden auf biochemischer und zellulärer Ebene „Reparaturarbeiten" ausgeführt. Auch für das Gehirn ist der Schlaf in Bezug auf eine Neu- und Umstrukturierung der Gedanken sehr bedeutsam. Die entscheidende Frage lautet:

Woran merke ich, dass meine Zeiten mit meinem Lebensstil übereinstimmen?

Die Antwort ist relativ leicht zu finden. Wer sich morgens frisch und ausgeruht fühlt und ohne Wecker zu seiner persönlichen Eigenzeit gerne aufsteht, der ist kongruent mit seinem Chronotyp und hat zum guten Schluss auch ein deutlich geringeres Krankheitsrisiko.

> **TU! DAS!**
> Ein Lichtwecker kann manchmal Wunder bewirken. Solche Wecker gibt es im Handel. Sie simulieren quasi einen Sonnenaufgang und nutzen ein natürliches Weckprinzip: das Licht. Deutlich stressiger ist ein akustisches Signal, das Menschen je nach Schlafphase auf dem falschen Fuß erwischt und deutlich unphysiologischer wirkt.

Wer sich mit der Chronobiologie beschäftigt und natürliche Rhythmen stärker in sein Leben integrieren möchte, der ist dann auch eher bereit für ein gutes Selbst- und Zeitmanagement.

Zeit- und Selbstmanagement

Bemühen wir zum Einstieg einmal die wissenschaftliche Betrachtung des Zeitmanagements: Zeitmanagement ist demnach „eine Verhaltensweise, die darauf zielt, einen effektiven Gebrauch der Zeit zu erreichen, indem bestimmte zielgerichtete Aktivitäten ausgeführt werden."[7,8]

Ergänzend zu dieser Definition werden nach den gleichen Autoren vier Verhaltensdimensionen des Zeitmanagements aufgezählt. Diese sind für die Praxis relevant und geben den Rahmen vor für einen guten Umgang mit der Zeit. Das Ziel ist es, den Stress deutlich zu mindern, den Menschen empfinden, wenn sie sich häufig gehetzt und unter Zeitdruck fühlen.

VERHALTENSDIMENSIONEN DES ZEITMANAGEMENTS
nach Claessens et al. 2009[9]

1. Zeitabschätzung	Sich des Hier und Jetzt bewusst sein, ebenso wie der Vergangenheit und der Zukunft
	Sich generell bewusst sein, wie die eigene Zeit genutzt wird
	Aufgaben und Verantwortlichkeiten akzeptieren, die innerhalb der eigenen Leistungsfähigkeit liegen
2. Planung	Ziele setzen
	Aufgaben planen
	Priorisieren
	To-do-Listen erstellen
	Aufgaben gruppieren
3. Monitoring	Beobachten des Zeitgebrauchs bei der Ausführung von Tätigkeiten
	Erzeugung einer Rückkoppelungsschleife, die eine Begrenzung des Einflusses von Unterbrechungen durch andere erlaubt
4. Exekutive	Aktuelle Tätigkeiten entweder direkt (durch Beschleunigung oder Verlangsamung) oder indirekt (durch die Entfernung von Ablenkungen aus der Umwelt) beeinflussen

Tabelle 9 Verhaltensdimensionen des Zeitmanagement

Populärwissenschaftliche Bücher im Ratgeberformat und Seminare über das Thema Zeitmanagement gibt es reichlich. Die Stars in der Szene in Deutschland sind zum Beispiel Lothar Seiwert[10] (Simplify your life) oder Carola Nussbaum[11], die das Spektrum der Handlungsanweisungen zum optimalen Nutzen der Zeit noch um eine vorgeschaltete Persönlichkeitsanalyse erweitert hat. Bei dieser Analyse kann man herausfinden, ob man eher zu den „Logikern", den „Ordnern" oder den „kreativen Chaoten" zählt.

Diese wissenschaftlich nicht ganz unumstrittene Typisierung soll das Thema stärker individualisieren. Die Botschaft lautet: Die Werkzeuge des Selbst- und Zeitmanagements müssen individuell angepasst werden. Für jeden „Zeittyp" gibt es Empfehlungen, die auf dessen Persönlichkeit abgestimmt sind. Im Idealfall wird dies durch einen erfahrenen Coach/Trainer moderiert. Wir schlagen eine weniger wissenschaftlich, mehr kreative und an der Erfahrung ausgerichtete Gliederung des Themas Zeitmanagement vor, in der die Methoden und Prinzipien des Zeitmanagements verortet werden.

UMGANG MIT DER ZEIT

Der Weg ist das Ziel	Der Weg zum Ziel	Wegelagerer Kennen und Umgehen mit:
Flow-Prinzip	Lebensziele (Pyramide für die Zeitplanung)	Ablenkungen
	Lebenshüte/-rollen	Aufschieben (Prokrastination)
	Methoden der Zielfindung und -Priorisierung (A – B – C, Eisenhower, SMART, 10:10:10-Methode)	Unzureichende Pausen (Holzfällerfalle)
	Zielerreichung (planerische Umsetzung – To-do-Listen (ALPEN), Delegieren – EMPOWER, Paretoprinzip)	Störungen (Sägeblatteffekt → 60:40-Regel)

Tabelle 10 Umgang mit der Zeit

Der Weg ist das Ziel

Einer der gesündesten Zustände ist der von Mihaly Csikszentmihalyi[12] erstmals sogenannte und beschriebene Flowprozess. Bei Kindern ist leicht zu erkennen, wann sie „im Flow sind". Sie reagieren auf eine Frage, ein Ansprechen gar nicht, sind total versunken in ihrem Spiel und nehmen die Umgebung gar nicht mehr wahr. Flow ist somit ein Zustand der Selbstvergessenheit zwischen Über- und Unterforderung.

Im Flow sind wir gleichermaßen konzentriert wie motiviert. Das Beste: Wir sind erfüllt von der Tätigkeit, die wir gerade ausüben, sei es Klavier spielen, ein Bild malen, ein Gedicht verfassen, Gärtnern oder was auch immer. Mediziner, Pädagogen und Soziologen sind sich einig: Flow ist ein extrem gesunder Zustand, den man möglichst oft herbeiführen sollte. Flow ist somit Weg und Ziel gleichermaßen. Weg, weil ich agiere, um etwas zu kreieren, fertigzustellen, und Ziel, weil der Flowprozess an sich schon Ziel sein kann.

Inwieweit sind nun „Flow" und der Begriff „Work-Life-Balance" – ein im Selbstmanagement häufig genannter Terminus – miteinander vereinbar? Die Work-Life-Balance steht für ein ausgewogenes und zufriedenstellendes Gleichgewicht von Arbeits- und Privatleben. Sie beinhaltet zwangsläufig eine Trennung zwischen beruflichen und privaten Tätigkeiten. Unter „Flowaspekten" scheint diese Trennung durchaus fragwürdig zu sein, impliziert sie letztendlich, dass „Dienst Dienst und Schnaps Schnaps ist", um es im Volksmund zu sagen. Die Entwicklung von einem Beruf zur Berufung ist bei strenger Auslegung von Work-Life-Balance eher nicht vorgesehen. Work ist Arbeit, der Gegenpart Life ist Leben. Leben und Arbeit stehen sich hier also gegenüber. Aber sollte nicht gerade die Arbeit, die zumindest im Berufsleben unsere meiste Zeit in Anspruch nimmt, ein hohes Maß an Lebensqualität haben? Dieser Diskurs mag philosophischer Natur sein, soll aber ein wenig den Blick schärfen hinsichtlich der Überlegung, die Arbeit als Möglichkeit der Selbstverwirklichung zu sehen und nicht als „Maloche", die vor allem sein muss, um Geld zu verdienen.

Dass Flow-Zustände sich gerade auch bei komplexen Tätigkeiten einstellen können, zeigt das Beispiel eines Pianisten, dessen anscheinend mühelose und spielerische Virtuosität das Resultat eines intensiven und anstrengenden Lernprozesses darstellt. Ein virtuoser Pianist hat mit Sicherheit unzählige harte und mühevolle Übungsstunden hinter sich gebracht, um seine Meisterschaft zu erlangen, ein Handwerker oder Künstler ebenso.

TU! DAS! Überlegen Sie, ob es in Ihrem Leben Flow-Erlebnisse gibt. Wenn Sie sich aktuell an keine Situation erinnern können, versuchen Sie sich in die Zeit zu versetzen, als Sie ein Kind waren. Gab es hier Situationen der spielerischen Selbstvergessenheit?

> Flow ist ein extrem gesunder Zustand der Selbstvergessenheit zwischen Über- und Unterforderung, den man möglichst oft herbeiführen sollte.

Der Weg zum Ziel

LEBENSZIELE

Bevor wir die wichtigsten Methoden/Techniken des Zeitmanagements vorstellen, wollen wir eine Grundannahme würdigen, die laut Lothar Seiwert einem Zeitplansystem vorgeschaltet sein sollte: Die bedeutenden Lebensziele, also die eigenen wichtigsten Motive und Werte sollten zunächst erkannt (siehe auch Kapitel „Motivation", S. 68) und möglichst exakt formuliert werden! Anschließend ist zu überlegen, mit welchen ganz konkreten und handfesten Schritten diese erreicht werden können. (SMART-Prinzip). Diese Umsetzungsschritte müssen dann in die Wochen- und Tagesplanung eingebaut werden, damit sie nicht in den alltäglichen Abläufen und Ablenkungen untergehen. Die Pyramide verdeutlicht diese grundsätzliche Ausrichtung der Selbstorganisation. Wird diese nicht beachtet, ist jede Zeitplanung uneffektiv (Ziele werden nicht erreicht).

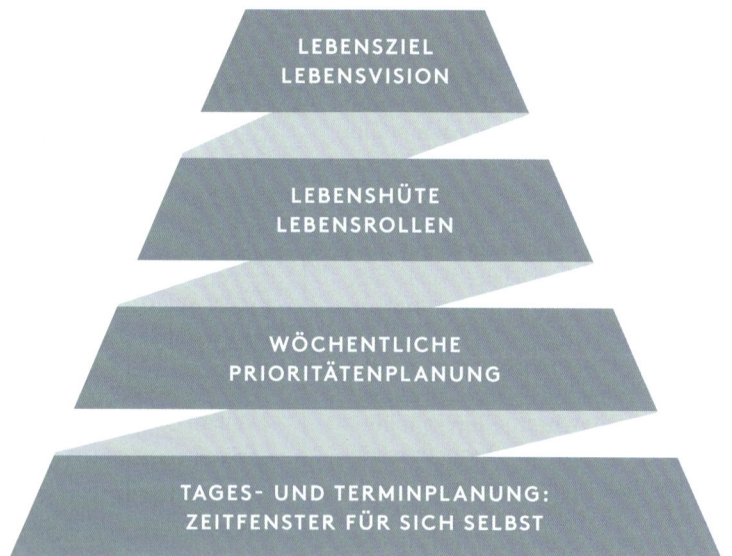

Abb. 20 *Von der Vision zur Tagesplanung*

Ein Experiment, gekoppelt mit einem Rätsel, vermittelt uns diesen Ansatz bildlich[13]:

> Ein weiser Professor nimmt im Rahmen seiner Vorlesung einen leeren 5-Liter-Wasserkrug mit einer sehr großen Öffnung und stellt ihn auf den Tisch vor sich. Dann legt er ungefähr zwölf faustgroße Steine vorsichtig einzeln in den Wasserkrug. Als er den Wasserkrug mit den Steinen bis oben gefüllt hat und kein Platz mehr für einen weiteren Stein ist, fragt er seine Studenten, ob der Krug jetzt voll sei. Alle sagen: *„Ja"*. Er fragt: *„Wirklich?"* Er greift unter den Tisch und holt einen Eimer mit Kieselsteinen hervor. Einige davon kippt er in den Wasserkrug und schüttelt diesen, sodass sich die Kieselsteine in die Lücken zwischen den 85 großen Steinen setzen. Er fragt die Gruppe erneut: *„Ist der Krug nun voll?"* Jetzt hat die Klasse ihn verstanden und einer antwortet: *„Wahrscheinlich nicht!" „Gut!"* antwortet er. Er greift wieder unter den Tisch und bringt einen Eimer voller Sand hervor. Er schüttet den Sand in den Krug und wiederum sucht sich der Sand den Weg in die Lücken zwischen den großen und kleinen Steinen. Anschließend fragt er: *„Ist der Krug jetzt voll?" „Nein!"* ruft die Klasse. Nochmals sagt er: *„Gut!"* Dann nimmt er einen mit Wasser gefüllten Krug und gießt das Wasser in den anderen Krug bis zum Rand. Nun schaut er die Klasse an und fragt sie: *„Was ist der Sinn meiner Vorstellung?"* Ein Angeber hebt seine Hand und sagt: *„Es bedeutet, dass egal wie voll dein Terminkalender auch ist, wenn du es wirklich versuchst, kannst du noch einen Termin dazwischenschieben." „Nein",* antwortet der Dozent, *„das ist nicht der Punkt. Die Moral dieser Vorstellung ist: Wenn du nicht zuerst mit den großen Steinen den*

Krug füllst, kannst du sie später nicht mehr hineinsetzen. Was sind die großen Steine in eurem Leben? Eure Kinder, Personen, die ihr liebt, eure Ausbildung, eure Träume, würdige Anlässe, Lehren und Führen von anderen, Dinge zu tun, die ihr liebt, Zeit für euch selbst, eure Gesundheit, eure Lebenspartner? Denkt immer daran, die großen Steine ZUERST in euer Leben zu bringen, sonst bekommt ihr sie nicht alle untergebracht. Wenn ihr mit den unwichtigen Dingen beginnt, dann füllt ihr euer Leben mit kleinen Dingen und beschäftigt euch mit Sachen, die keinen Wert haben, und ihr werdet nie die wertvolle Zeit für große und wichtige Dinge haben."

TU! DAS!

Wenn Sie über diese kleine Geschichte nachdenken, stellen Sie sich folgende Frage:

Was sind die großen Steine in Ihrem Leben? Welche Themen haben für Sie Vorrang und dürfen nicht übersehen werden?

LEBENSHÜTE UND -ROLLEN

Lebenshüte oder Lebensrollen sind soziale Aufgaben und Verpflichtungen, die Meilensteine in der persönlichen Biografie des Einzelnen bilden. Ein Beispiel ist die Elternrolle. Mütter oder Väter werden diese ein Leben lang ausfüllen und immer Elternteil mit allen Verpflichtungen bleiben. Ein Lebenshut oder eine Lebensrolle kann auch der Vorsitz im örtlichen Sportverein sein, die Mitgliedschaft in einem Chor und Ähnliches. Je mehr Lebensrollen ein Mensch innehat, umso anspruchsvoller wird seine Selbstorganisation. Die Folgerung: Welche Lebensrollen sind mir wichtig, welche kann und will ich nicht ablegen? Welche sind vielleicht im Lauf der Zeit nur noch mit lästigen Verpflichtungen verbunden und vielleicht obsolet geworden? (Siehe auch Kapitel „Soziales", ab S. 242 haben Sie die Gelegenheit über Ihre Rollen zu reflektieren.)

METHODEN DER ZIELFINDUNG UND PRIORISIERUNG

Nach der Bewusstmachung von Lebensrollen und der Entscheidung für diese oder deren „Kündigung" stehen ganz pragmatisch die Wochen- und Tagesplanung an. Hier sollten sich Aktivitäten wiederfinden, die Sie Ihren wichtigsten Zielen nahebringen. An dieser Stelle erinnern wir an das SMART-Prinzip, das im Kapitel „Motivation" (S. 62) bereits vorgestellt wurde als eine Methode, die spezifischen Anforderungen Setzung von Zielen zu definieren.

10-10-10-Methode

Eine Methode, die ganz originell und verblüffend einfach dabei hilft, eine gute Entscheidung zu treffen, ist als 10-10-10-Methode bekannt. Dabei geht es darum, die Folgen einer Entscheidung für die nächsten 10 Minuten, die nächsten 10 Monate und die nächsten 10 Jahre in Gedanken vorwegzunehmen.

> **TU! DAS!**
> Denken Sie bitte an eine wichtige Entscheidung, die Sie zuletzt getroffen haben und wenden Sie die 10-10-10-Methode an. Also überlegen Sie, welche Folgen diese Entscheidung für die ersten 10 Minuten, die ersten 10 Monate und die folgenden 10 Jahre hat/hatte. Sie können diese Übung auch mit einer demnächst anstehenden Entscheidung machen, ist vielleicht noch sinnvoller. WICHTIG: bitte schriftlich!

Eisenhower-Prinzip

Eine berühmte Methode der Arbeitsplanung, die sich in nahezu jedem Buch über Zeitmanagement findet, ist das Eisenhower-Prinzip. Angeblich soll der amerikanische Präsident Dwight D. Eisenhower seine Aktivitäten mithilfe von 4 Feldern mit den Schwerpunkten Dringlichkeit und Wichtigkeit eingeteilt haben:

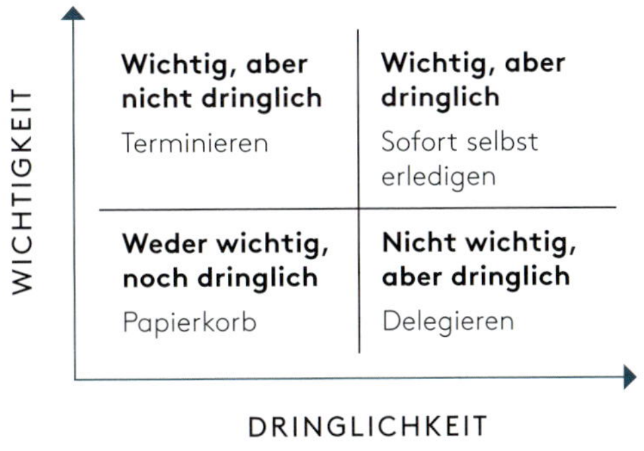

WICHTIGKEIT		
	Wichtig, aber nicht dringlich Terminieren	**Wichtig, aber dringlich** Sofort selbst erledigen
	Weder wichtig, noch dringlich Papierkorb	**Nicht wichtig, aber dringlich** Delegieren
		DRINGLICHKEIT

Abb. 21 Das Eisenhower Prinzip

Demnach haben die Aktivitäten, die sowohl wichtig als auch dringlich sind, absolute Priorität und müssen sofort erledigt werden. Dinge, die wichtig sind, aber nicht dringlich, sollten ihren Platz in der mittel- bis kurzfristigen Zeitplanung finden, und Dinge, die dringend erledigt werden müssen, aber weniger wichtig sind, sollten nach Möglichkeit delegiert werden. Nicht dringliche und als unwichtig eingestufte Vorgänge sollten direkt im Papierkorb landen.

ABC-Analyse

Einen dem Eisenhower-Prinzip ähnlichen Ansatz liefert die ABC-Analyse, bei der die Aufgaben in drei Prioritätsstufen eingeteilt werden.

- Die Priorität „A" haben dabei sehr wichtige, ertragreiche und nicht delegierbare Aufgaben.
- Unter der Priorität „B" rangieren Aufgaben, die weniger bedeutsam und teilweise auch delegierbar sind.
- Routineaufgaben mit geringem Wert haben die Priorität „C"; sie sollten delegiert werden, wenn sie nach subjektiver Einschätzung zu viel Zeit in Anspruch nehmen.

METHODEN DER ZIELERREICHUNG (PLANERISCHE UMSETZUNG)

Nach der Priorisierung von Aktivitäten bilden To-do-Listen das Grundgerüst der Wochen- und/oder Tagesplanung. Ob in digitaler oder Papierform, To-do-Listen sind hilfreich für effizientes und effektives Arbeiten.

ALPEN-Methode

Für die Planung sämtlicher Umsetzungsschritte, vor allem in der Tagesplanung, eignet sich die ALPEN-Methode, die nichts anderes als eine strukturierte To-do-Liste darstellt. ALPEN ist ein Akronym, in dem jedem Buchstaben eine Bedeutung zugewiesen wird. In diesem Fall:

A = Aufgaben/Aktivitäten notieren

L = Länge (Zeitdauer) schätzen

P = Pufferzeiten einplanen

E = Entscheidungen treffen

N = Nachkontrolle

Das ALPEN-Akronym ist somit eine populärwissenschaftliche Version der Verhaltensdimensionen im Zeitmanagement (Abbildung).

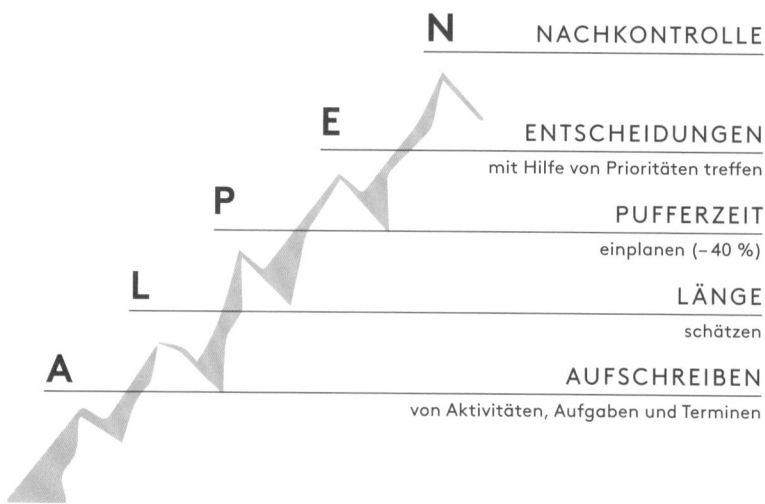

Abb. 22 Die ALPEN-Methode

In der To-do-Liste kommen regelmäßige Aktivitäten, die wir uns zum Beispiel jeden Tag oder einmal in der Woche vorgenommen haben, häufig nicht vor. Um solche Aktivitäten – wie beispielsweise täglich einige Dehn- oder Kräftigungsübungen – kontinuierlich durchzuhalten, hat der amerikanische Comedian Jerry Seinfeld[14] eine nach ihm benannte Methode entwickelt. Sein Vorhaben, nämlich jeden Tag einen Witz zu schreiben, unterstützte er visuell. Auf einem Jahreskalender machte er an jedem Tag, an dem er einen Gag erfunden hatte, ein Kreuz. So entstand eine lange Kette von Kreuzen, die er auf keinen Fall unterbrechen wollte. Diese Methode ist kreativ abzuwandeln, zum Beispiel mit einer Perlenschnur oder Ähnlichem. Der Kreativität sind hier keine Grenzen gesetzt. Für diese Methode sind übrigens auch bereits Apps verfügbar! Sie eignet sich für alle Dinge, die wir regelmäßig tun wollen, und soll verhindern, dass der innere Schweinehund die Abfolge durchbricht.

> Verpflichten Sie sich, die Kästchen in Ihrem Kalender täglich anzukreuzen. Innerhalb weniger Tage werden Sie beginnen, Ihre kleinen Erfolge anzunehmen.

EMPOWER-Methode

Das Delegieren von Aufgaben rangiert zwar in den Prioritätenranglisten hinten, birgt aber auch Gefahren, wenn beim Übergeben von Aufgaben an Mitarbeiter bestimmte Kriterien nicht erfüllt werden. Für erfolgreiches Delegieren steht das Akronym EMPOWER. Die Buchstaben stehen für:

E wie Ergebnisse
Mit dem Delegieren werden Aufgaben/Teilaufgaben vergeben. Die erwarteten Ergebnisse müssen eindeutig und verständlich formuliert werden.

M wie Motivation
Der Nutzen für den Auftraggeber sowie für den, der die Aufgabe übernehmen wird, soll klargemacht werden.

P wie Person
Aufgaben/Aktivitäten sollen nur an Personen übertragen werden, die das notwendige Know-how und die Ressourcen haben.

O wie Ordnung
Es sollte klar geregelt sein, welche Kosten, welcher Zeitumfang und welche Vorgehensweise erwartet werden.

W wie Werkzeuge
Es muss geklärt werden, welche Mittel bereits zur Verfügung stehen und welche noch beschafft werden müssen (und von wem), um die Aufgabe auszuführen.

E wie Erledigen
Es ist zu klären, welche Aktivitäten/Teilaktivitäten bis wann erledigt sein müssen (Meilensteine).

R wie Rückmeldung
Nach der Erledigung sollten die Ausführenden eine angemessene und konkret formulierte Rückmeldung bezüglich ihrer Arbeit erhalten, um die Abläufe bei Bedarf zu optimieren.

Häufige Fehler beim Delegieren liegen in der Nichtbeachtung der genannten Aspekte. Anweisungen werden oft nicht gründlich oder zu schnell formuliert, Erwartungen unzureichend kommuniziert, Personen ausgewählt, die unter- oder überqualifiziert sind und vieles mehr.

Pareto-Prinzip

In keinem Zeitmanagementbuch fehlt das nach dem italienischen Mathematiker Vilfredo Pareto benannte Pareto-Prinzip. Es soll verdeutlichen, dass man relativ zügig nach den ersten Aktivitäten bei einem Projekt bereits große Fortschritte erzielt und sich kurz vor der Zielkurve wähnt. Der Haken an der Sache ist, dass zur vollständigen Zielerreichung reichlich Detailarbeit geleistet werden muss, die viel Zeit in Anspruch nimmt. Paretos Gesetz besagt, dass man mit 20% des Aufwandes, 80% des Ergebnisses erzielt. Für die restlichen 20% müssen noch einmal 80% Aufwand betrieben werden. Er hat dieses Gesetz als 20:80/80:20-Regel quantifiziert, die in vielen Lebensbereichen anzutreffen ist, nicht nur beim Zeitmanagement. Einige Beispiele:

- 80% Umsatz werden erzielt mit 20% der Kunden
- 20% der Sachen nehmen 80% der Lagerfläche ein
- 20% Websites machen 80% des Datenvolumens aus
- 80% der Stadtbewohner eines Landes leben in 20% der Städte
- 80% des Verkehrs spielt sich auf 20% der Straßen ab
- 80% deiner Anrufe führst du mit 20% deiner Kontakte
- 80% der Zeit trägst du nur 20% deiner Kleider
- 20% der Angestellten machen 80% des Umsatzes

Das Pareto-Prinzip vermittelt eine simple Botschaft, die besonders wichtig ist für perfektionistisch veranlagte Menschen: In vielen Lebensbereichen reichen 80 Prozent der Projektumsetzung vollkommen aus. Nicht alles muss 100-prozentig ausgeführt werden. Erfordert das Projekt oder Vorhaben allerdings wirklich eine 100-prozentige Umsetzung, so wird die Dauer für die letzten Teilphase der Umsetzung häufig unterschätzt. Ein gutes Beispiel ist das Verfassen eines Buches. Das Manuskript ist weitestgehend fertig und muss „nur noch" formatiert und lektoriert werden. Jeder, der dies schon einmal erlebt hat, weiß wie viel zum Teil lästige und zeitraubende Detailarbeit dann noch geleistet werden muss.

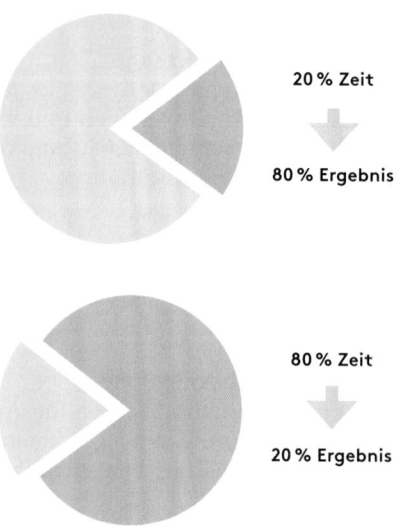

Abb. 23 *Paretoprinzip*

Wegelagerer

Apropos lästig und zeitraubend: Beim Thema „Wegelagerer" geht es um die Störfaktoren des Selbst- und Zeitmanagements. Ziele zu finden, einen Plan zur Erreichung des Zieles zu schmieden sowie umfangreiche To-do-Listen zu erstellen, fordern unsere rationalen, logischen und analytischen Fähigkeiten. Diese werden aber in einem hohen Maße überschätzt. Die emotionalen, unbewussten Anteile unserer Psyche machen uns immer wieder einen Strich durch die so logisch erscheinende Rechnung. Dieser komplexe und vielschichtige Aspekt ist bisher in der einschlägigen Ratgeberliteratur noch nicht hinreichend behandelt worden.

Die beste To-do-Liste nach der Alpen-Methode und dem SMART-Prinzip konzipiert ist für den Papierkorb, wenn der Bauch das Hirn boykottiert. Wie sonst ist es zu verstehen, dass die meisten Menschen anfällig sind für „Wegelagerer", das heißt, Störfaktoren wie Ablenkungen, die „Aufschieberitis", in der Fachsprache als Prokrastination bezeichnet? Aber auch unerwartete Störungen und unzureichende Pausen bringen das Zeitmanagement durcheinander.

WEGELAGERER 1: DER ABLENKER

An Ablenkungen im digitalen Zeitalter mangelt es wahrlich nicht. Da hat jeder Nutzer so seine Spezialitäten. Neue Apps herunterladen, Videos und Serien anschauen, sich über die neuesten Nachrichten auf dem Online-Portal XY informieren, die Liste ließe sich endlos fortsetzen. Sollten Sie zu den leicht ablenkbaren Zeitgenossen gehören, so lohnt es sich, die „Tu! das!"-Empfehlung in der nächsten Spalte einmal umzusetzen.

TU! DAS!

Seien Sie ehrlich zu sich selbst. Erstellen Sie an einem ganz gewöhnlichen Arbeitstag eine Liste mit all den Dingen, die Sie von der Arbeit abhalten und notieren Sie auch die Zeit, die dabei verstreicht. Streichen Sie in einem zweiten Schritt, die Ablenkungsmanöver, die Sie in Zukunft vermeiden möchten. TIPP: Seien Sie nicht zu rigoros, gehen Sie in kleinen Schritten voran.

WEGELAGERER 2: DER PROKRASTINATOR

„Was Du heute kannst besorgen, das verschiebe nicht auf morgen!"

Diese etwas angestaubte Weisheit erwies sich in einer Studie der Johannes-Gutenberg-Universität zum Thema Prokrastination, Disstress und Lebenszufriedenheit als gute Empfehlung, Disstress zu vermeiden und glücklicher zu sein.[15] Aufschieberitis, oder fachmännisch Prokrastination, wird als irrationale Tendenz definiert, Aufgaben aufzuschieben, die erledigt werden sollten. Wie in der Definition bereits anklingt, haben wir es mit einem irrationalen, nicht wirklich logisch nachvollziehbaren Verhalten zu tun. Die Lösung liegt scheinbar auf der Hand: „Fang halt einfach mal an und dann alles Schritt für Schritt." All jene, die selbst ab und zu etwas aufschieben, wissen, dass dies nicht so einfach ist. Dies liegt daran, dass meist mehr dahintersteckt als wir zunächst vermuten. Sicherlich ein Grund, warum sich die psychologische Forschung dieses Themas seit vielen Jahren angenommen hat.

Das häufige Verschieben geplanter Handlungen ist nach Aussage der Leiter der Studie der Johannes-Gutenberg-Universität insbesondere bei jungen Menschen ein weitverbreitetes Phänomen. Die Verbreitung und Risikomerkmale für Prokrastination in der deutschen Bevölkerung wurden in dieser Studie mithilfe einer interdisziplinären Befragung untersucht. Insgesamt nahmen 2.527 Personen im Alter zwischen 14 und 95 Jahren an der Befragung teil. Typische Merkmale der Menschen, die wichtige Tätigkeiten öfter aufschoben, waren:

- überwiegend Single-Dasein
- vermehrt von Arbeitslosigkeit betroffen
- geringes verfügbares Einkommen
- häufig männliche Schüler/Studenten[16]

Man spricht in Fachkreisen gerne auch von akademischem Prokrastinieren. Denn dieses Phänomen zeigt sich wesentlich häufiger bei Schülern und Studenten als bei Menschen in geregeltem Beschäftigungsverhältnis. Die Gründe für das zunehmende Aufschieben von anstrengenden, aber notwendigen Tätigkeiten und Pflichten sind vielschichtig. Ein Studium beispielsweise erfordert viel Disziplin beim Selbst- und Zeitmanagement. Auch die vielfältigen Wahlmöglichkeiten für Studiengänge und Spezialisierungen innerhalb eines Studienganges können Menschen schnell überfordern. So vermeiden sie vermeintlich unangenehme Tätigkeiten, die Leistungsanforderungen werden als zu hoch empfunden und mit kurzfristigen Ablenkungen kompensiert. Die Vermutung liegt nahe, dass klare Strukturen und geregelte Arbeitsabläufe Schutzfaktoren sind gegen den Teufelskreis aus Aufschieben, Vermeidung, Versagensgefühlen, Erschöpfung und Depression.

In vielen Studien wurde der Zusammenhang zwischen Prokrastination, Sorgen über mögliche Fehler, Versagensangst und Perfektionismus gezeigt.[17] Neben eigenen hohen Standards spielen vor allem die Erwartungen des Umfeldes eine Rolle. Zum Beispiel die hohen Erwartungen der eigenen Eltern und ein hohes Maß an elterlicher Kritik waren mit Prokrastination assoziiert[18] (dem Thema Perfektionismus und Selbstperfektionismus ist im Kapitel **„Erkenntnis" (S. 212)** ein eigener Teil gewidmet; für mehr Informationen springen Sie einfach direkt dorthin).

Wir haben es mit einem sich zuspitzenden Problem zu tun: Das Aufschieben verstärkt bestehende oder produziert neue Ängste, da sich zu Beginn noch lösbare Probleme weiter auftürmen und es zu einer Anhäufung von Problemen kommt, die man am Ende nicht mehr lösen kann. Dieser Zustand wiederum bestätigt die anfängliche Angst. Die „Aufschiebenden" leiden häufig unter den negativen Begleiterscheinungen dieses ihnen durchaus bewussten Verhaltens wie Angst, Depression, Einsamkeit, Erschöpfung und Stress.

Prokrastination kann sich in verschiedenen Schweregraden äußern. Bei einer leichten Form wird gelegentlich mal etwas „auf die lange Bank geschoben", in der extremen Form ist der Betroffene nicht in der Lage, seine „Pflichtaufgaben" zum Beispiel hinsichtlich schriftlicher Arbeiten, Prüfungen oder anderer formeller und offizieller Tätigkeiten zu erfüllen. Den Betroffenen entstehen objektiv betrachtet nur Nachteile. Anfragen werden nicht beantwortet, Rechnungen nicht bezahlt, wichtige Projekte nicht vorangetrieben.

Inzwischen gibt es übrigens auch die sogenannte Präkrastination, die genau das Gegenteil der Prokrastination bezeichnet, nämlich den starken Drang, Dinge so schnell wie möglich zu erledigen. Wenn diese Verhaltensformen den Menschen so massiv einschränken, dass das Leben nicht mehr richtig zu bewältigen ist, sollte ein spezielles therapeutisches Behandlungsangebot wahrgenommen werden.

Dennoch kann man bereits bei gelegentlichem Aufschieben gehörig in Stress geraten, und meist scheint es einen in der Tiefe der Psyche liegenden Grund zu geben. Diesen gilt es mithilfe kreativer Fragen und intensiver Auseinandersetzung mit dem Thema herauszufinden (siehe auch Kapitel „Erkenntnis" (S. 212).

Im Folgenden erhalten Sie 10 Methoden und Tipps gegen das Prokrastinieren:

1. „EAT THE FROG"

Hier geht es um die Devise: Erledige das vermeintlich Unangenehme zuerst, also direkt zu Beginn des Arbeitstages. Meistens entpuppt sich das Konfliktgespräch, das Einräumen eines Fehlers oder Ähnliches als gar nicht so schlimm wie man gedacht hatte. Das Gute an dieser Methode ist der Energieschub danach. Wenn ich das, was ich als unangenehmste Pflicht des Tages eingestuft hatte, bereits erledigt habe, kann mich danach nichts mehr erschüttern. Hintergrund von „Eat the frog" ist vermutlich ein Zitat von Mark Twain: „Eat a live frog first thing in the morning and nothing worse will happen to you the rest of the day."

2. REDUZIEREN SIE IHRE ABLENKUNGSMÖGLICHKEITEN

Meldungen, E-Mails, die plötzlich aufpoppen, ein unaufgeräumter Schreibtisch, ein Radio, das nebenbei spielt. All dies sind Dinge, die Sie vom Wesentlichen abhalten und Ihre Konzentration rauben.

3. SCHAFFEN SIE EINE ANGENEHME ARBEITSATMOSPHÄRE

Versetzen Sie sich einmal in die Rolle eines Besuchers, der Ihr Arbeitszimmer zum ersten Mal betritt. Was würde er denken? Wie würde er sich fühlen? Würde er sich motiviert fühlen, hier engagiert und konzentriert zu arbeiten? Das Schlüpfen in die Rolle eines Besuchers hilft, einmal über den eigenen Tellerrand hinauszuschauen.

4. PLANEN SIE IN TEILSCHRITTEN

Rom ist bekanntlich nicht an einem Tag erbaut worden. Ein umfangreiches Projekt kann auch lähmen, weil man gar nicht weiß, wo man anfangen soll. Zerlegen Sie Ihr Projekt in Teilschritte und planen Sie sorgfältig. Hilfreich sind hier die Methoden der Zielerreichung.

5. BELOHNEN SIE SICH FÜR TEILERFOLGE

Dieser Rat hängt eng mit der Planung in Teilschritten zusammen. Das Erreichen von Teilzielen erhöht das Gefühl der Selbstwirksamkeit. Eine angemessene Belohnung steigert die Motivation. Erkunden Sie die Gründe für Ihr Aufschiebeverhalten.

Ergänzen Sie die beiden folgenden Sätze (am besten schriftlich):

Aufschieben hilft mir...

_____

Indem ich aufschiebe, muss ich nicht...

_____

6. PRÜFEN SIE DIE MOTIVATION FÜR DIE TÄTIGKEIT, DIE SIE HÄUFIG AUFSCHIEBEN

Ist Ihnen diese Tätigkeit/dieses Projekt wirklich wichtig genug? Oder beenden Sie sie/es nur deswegen nicht, weil Sie eine Verpflichtung anderen gegenüber empfinden?

7. ERZÄHLEN SIE ANDEREN MENSCHEN VON IHREM PROJEKT

Falls Ihre Überprüfung in Punkt fünf ergeben hat, dass das Projekt X Ihnen wirklich wichtig ist und Sie es unbedingt durchziehen möchten, machen Sie es öffentlich. Mit anderen Worten, sorgen Sie selbst für externen Druck. Garantiert werden Sie in regelmäßigen Zeitabständen nach dem Fortgang des Projektes gefragt. Das kann Sie zusätzlich motivieren.

8. GEMEINSAM IST ES LEICHTER

Gestatten Sie mir an dieser Stelle eine persönliche Erfahrung. Das Training für einen Marathon ist viel leichter durchzuhalten, wenn man noch einige Mitstreiter an seiner Seite hat. Hat man mal keine Lust, heute noch 20 km zu laufen, motivieren einen die anderen „Marathonis". Und ist man selbst richtig gut drauf, reißt man die anderen mit.

9. VERSETZEN SIE SICH IN DIE ZUKUNFT

Es hört sich paradox an, aber vielleicht entpuppt sich Ihr Herzenswunsch als gar nicht so erstrebenswert. Machen Sie den „Zukunftscheck". Stellen Sie sich vor, Sie haben Ihr Projekt beendet. Wie fühlen Sie sich? Welche Folgen hat Ihre erfolgreiche Umsetzung für Sie persönlich? Und welche Folgen hat sie für Ihr persönliches Umfeld?

WEGELAGERER 3: DER STÖRENFRIED

Neben Ablenkungen und Aufschieberitis sind unerwartete Störungen kontraproduktiv. Man kann sie bildlich gut durch ein Sägeblatt beschreiben. Die Auswirkungen sind dann auch als Sägeblatteffekt bekannt.

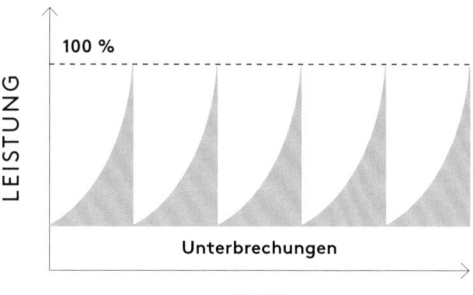

Abb. 24 Der Sägeblatteffekt

Nehmen wir an, Sie haben es geschafft, sich konzentriert einem Thema zu widmen und sind sehr fokussiert bei der Arbeit. Dann läutet das Telefon, jemand betritt Ihr Zimmer und fragt Sie etwas, oder andere ähnliche Störungen reißen Sie aus der Konzentration. Anschließend brauchen Sie wieder eine bestimmte Zeit, um wieder ganz ins Thema einzutauchen.

Das heißt, sie werden permanent aus Ihrer Konzentration herausgerissen, müssen sich wieder ins Thema hineindenken und schon kommt die nächste Störung.

Die Selbst- und Zeitmanagementliteratur bietet eine Methode an, die das Problem nicht wirklich löst, aber zumindest die unerwarteten Störungen in die Zeitplanung mit einbezieht. 60:40 heißt die Methode, die besagt, dass 40 Prozent der Arbeitszeit für Unerwartetes direkt mit eingerechnet werden sollte, um die Zeitplanung realistisch zu gestalten. Ein Vorteil: Wenn etwas Unerwartetes eintritt, sind Sie nicht sofort genervt, sondern wissen: Das ist normal, das habe ich einkalkuliert.

Eine Vorgehensweise, die den Sägeblatteffekt bei der Wurzel packt, liegt auf der Hand. Abschottung, alle Ablenkungen ausschalten, die Anweisung erteilen: Ich möchte in der nächsten Stunde nicht gestört werden. Fast alle Telefone besitzen einen Anrufschutz, den man aktivieren kann. Dies ist die radikale Lösung, kann aber in der Regel nur von Menschen in Führungspositionen konsequent umgesetzt werden.

WEGELAGERER 4: DER DAUERARBEITER

Ein vierter „Wegelagerer", der ein erfolgreiches Selbstmanagement behindert, ist der Umgang mit Pausen. Bilder oder einfache Geschichten sagen mehr als tausend Worte. Daher folgt untenstehend zur Einführung in das Thema „Pausen" eine kleine Geschichte[19]:

Ein Mann geht im Wald spazieren. Nach einer Weile sieht er einen Holzfäller, der hastig und sehr angestrengt dabei ist, einen auf dem Boden liegenden Baumstamm zu zerteilen. Er stöhnt und schwitzt und scheint viel Mühe mit seiner Arbeit zu haben. Der Spaziergänger geht etwas näher heran, um zu sehen, warum die Arbeit so schwer ist. Schnell erkennt er den Grund und sagt zu dem Holzfäller:
„Guten Tag, ich sehe, dass Sie sich Ihre Arbeit unnötig schwer machen. Ihre Säge ist ja ganz stumpf, warum schärfen Sie sie denn nicht?"
Der Holzfäller schaut nicht einmal hoch, sondern zischt durch die Zähne: „Dazu habe ich keine Zeit, ich muss doch sägen!"

Diese Geschichte veranschaulicht die Bedeutung von Pausen beziehungsweise gut gewarteten Werkzeugen, um eine Arbeit effizient zu gestalten. Übertragen auf das Zeitmanagement geht es darum, die mentale, physische und psychische Leistungsfähigkeit kontinuierlich auf einem hohen Level zu halten. Und dies geht nur mit einer Arbeits- und Pausengestaltung, die unsere optimale Aufmerksamkeitsspanne und Konzentrationsfähigkeit berücksichtigt oder konkret ausgedrückt, den roten Pausenknopf drückt, wenn die mentale Säge unscharf geworden ist.

Immer noch feiert die Berufswelt wissenschaftlich völlig ineffektives und ineffizientes Verhalten in Form von Marathonsitzungen, nächtlichen Vertragsverhandlungen, permanenter Erreichbarkeit und vieles mehr. Der Slogan „*Don't work hard, work smart*" bringt es auf den Punkt. So wie ein Muskel nach vielen Krafteinsätzen ermüdet, hat auch das Gehirn nur eine begrenzte Kapazität beziehungsweise Konzentrationsfähigkeit. Fast jeder kennt die Situation, dass beim Lernen oder Lösen eines schwierigen Problems am Abend oder in der Nacht nichts mehr geht. Ein geruhsamer Schlaf und ein gutes Frühstück sind die besten Maßnahmen, am nächsten Morgen die Lösung als verblüffend einfach zu erkennen. Regeneration heißt das Zauberwort. Schlaf ist mit Abstand der wichtigste Regenerationsfaktor für Körper und Geist. Schlaf sowie die Pause zum richtigen Zeitpunkt schärfen die Säge.

Diese Erkenntnis ist nicht neu und überraschend, sie findet aber erstaunlich selten ihre Berücksichtigung im Zeitmanagement. Einige Methoden, die sich mit dem optimalen Verhältnis von Arbeits- und Pausenzeit auseinandersetzen sind:

60-60-30-Methode

- 50 Minuten arbeiten,
- 10 Minuten pausieren,
- 50 Minuten arbeiten,
- 10 Minuten pausieren;

nach zwei solcher Arbeitseinheiten folgt dann eine mit einer größeren Pause von 30 Minuten.

Pomodoro-Technik

- 25 Minuten hochkonzentriert arbeiten,
- 5 Minuten pausieren,
- 25 Minuten arbeiten,
- 5 Minuten pausieren
- und so weiter.

Pausenkontrastprinzip

Pausen sollten einen Kontrast zum Rest des Tages bilden. Wer viel sitzt, sollte sich eher bewegen, wer hart körperlich arbeitet, soll sich hinlegen, wer viel reden muss, sollte eher in der Pause schweigen. Dieses Kontrastprinzip, das aufgeweckte Leserinnen und Leser zur Not auch mit dem gesunden Menschenverstand herausgefunden hätten, empfiehlt die Psychologin Julia Scharnhorst.[20]

> Don't work hard, work smart.

Umgang mit digitalen Medien

Morgens halb zehn in Deutschland in der U- oder S-Bahn: Ein Mann oder eine Frau steigt an der Haltestelle XY ein, setzt sich. Die erste Aktion ist der Griff nach dem Smartphone, der Dialog mit dem kleinen Freund dauert die ganze Fahrtstrecke, andere Fahrgäste werden so gut wie gar nicht wahrgenommen. Ohne eine wissenschaftliche Studie als Basis, verhalten sich geschätzt 95 Prozent der Benutzer öffentlicher Verkehrsmittel derart. Der Handynacken ist mittlerweile ein orthopädischer Begriff, Sehnenscheidenentzündungen, die beim permanenten Eintippen von Textnachrichten entstehen, sind ebenfalls keine Seltenheit mehr. Ernsthaft wird diskutiert, Warnsysteme auf Straßen und Gehwegen zu verankern, um zu verhindern, dass Passanten überfahren werden, weil sie ihren Blick kontinuierlich auf das Smartphone gerichtet haben, anstatt auf den Verkehr zu achten.

Reichlich Stoff fürs Kabarett und die Satire, aber es ist die Realität! Vermutlich würde schon das Bewusstmachen ihres Verhaltens vielen Nutzern digitaler Medien die Augen öffnen und ihnen vielleicht für einen Moment verdeutlichen, welche gigantische Zeitvergeudung und Sinnlosigkeit hinter ihrem zumeist unreflektierten „Gedaddel" steckt. Hier eine kleine Geschichte:

Jürgen hat keinen Facebook-Account, versucht sich daher Freunde zu suchen und zwar außerhalb der Facebook-Plattform, aber mit den gleichen Prinzipien: Also geht Jürgen jeden Tag auf die Straße und erklärt den Passanten, was er gegessen hat, wie er sich fühlt, was er am gestrigen Abend gemacht hat, was er heute zurzeit macht, was er morgen machen wird, gibt ihnen ein Foto von seinen Freunden und von seinem Meerschweinchen, wie er sein Fahrrad repariert und wie er als Kind aussah. Er hört aufmerksam den Gesprächen anderer zu und sagt: „*Es gefällt mir.*" Und siehe da, es funktioniert: Aktuell hat Jürgen fünf Personen, die ihm folgen: Zwei Polizisten, ein Psychiater, ein Psychologe und ein Pfleger.

Über die exzessive Nutzung des Smartphones wird wissenschaftlich intensiv debattiert. Noch ist die Diskussion kontrovers. Der Computerwissenschaftler David Levy, Professor an der Information School der Uni Washington, räumt in einem Interview mit ZEIT ONLINE ein, dass die Abhängigkeit vom Smartphone von der Wissenschaft in absehbarer Zeit als Suchtverhalten gewertet wird. Folgender Auszug aus dem Interview verdeutlicht den Wandel der Einschätzung[21]:

> Digitale Medien sind in der modernen Welt unverzichtbar. Das Suchtpotential von Onlinespielen und sozialen Netzwerken ist allerdings beträchtlich.

„[...] alles Digitale zu feiern, es vorbehaltlos und unhinterfragt anzunehmen, das war lange nicht nur im Silicon Valley üblich, sondern in der amerikanischen Kultur schlechthin. Es schien Teil einer großen Erzählung zu sein, die von der westlichen Begeisterung für den Fortschritt und das Neue handelt. Dagegen mochte kaum jemand sein. Nun aber gibt es eine substantielle Veränderung, und die finde ich gut. Smartphones und die Apps darauf sind zwar extrem nützlich im Alltag, doch sie können eben auch schädlich sein. Wir brauchen diese Geräte, dennoch sind sie problematisch."
(Levy, 17.07.2018)

Eine gegenüber den digitalen Medien äußerst kritische Haltung bezieht der renommierte Professor und Gehirnforscher Manfred Spitzer, der in seinem Buch „Digitale Demenz" vor den Folgen der zunehmenden Nutzung digitaler Medien warnt. Seiner Auffassung nach schaden digitale Medien langfristig Körper und Geist.[22] Er stemmt sich vehement gegen die Digitalisierungswelle vor allem in der Schule. Wie man der jüngst im Bundestag beschlossenen Freigabe etlicher Milliarden Euro für die Digitalisierung deutscher Schulen entnehmen kann, ist Professor Spitzer hier wohl ein einsamer Rufer in der Wüste.

Auf der Basis der App „Menthal", die von Informatik-Professor Alexander Markowetz und seinem Team an der Uni Bonn entwickelt wurde, kam heraus, dass junge Smartphone-Nutzer im Schnitt mehr als 120-mal pro Tag auf ihr Smartphone schauen.[22] Im Zentrum der Aktivitäten steht die „Bedienung" sozialer Netzwerke. Telefoniert wird dagegen kaum noch: Nur rund zwei Minuten am Tag. Ein unmittelbarer verbaler Austausch ist kaum noch vorhanden, dafür werden immer mehr Abkürzungen benutzt, die für „Digital Natives" selbstverständlich sind, für später Dazugekommene, die auch als „Digital Immigrants" bezeichnet werden, eher wie Chinesisch wirken. Übrigens: Die Nutzer konnten die App kostenlos herunterladen und waren einverstanden mit der anonymisierten Analyse ihres Nutzungsverhaltens.[23]

Ein sehr lesenswertes Buch von Bert te Wildt[24], das die Nutzung digitaler Medien mit all ihren Vor- und Nachteilen sowie haarsträubenden Exzessen beschreibt, trägt den Titel „Digital Junkies". Digitale Medien, so das Fazit von te Wildt und zahlreichen weiteren aktuellen Forschungsergebnissen, sind aus Arbeits- und Privatleben nicht mehr wegzudenken; sie sind in der modernen Welt unverzichtbar. Das Suchtpotenzial insbesondere von Onlinespielen und sozialen Netzwerken ist allerdings beträchtlich. Dies muss stärker als bisher beachtet werden. Speziell die „Digital Natives", also die Generation, die mit diesen Medien ganz selbstverständlich aufwächst, sollten behutsam und ihrer Entwicklung gemäß an deren Nutzung herangeführt werden. Aber auch für die „Digital Immigrants" gilt wie auch beim „analogen Zeitmanagement": Es geht in erster Linie um die qualitative und quantitative Zeitspanne ihrer Nutzung. Qualitativ bedeutet hier, welche Inhalte im Vordergrund stehen. Als Stichworte seien hier nur genannt: Gewalt und Sex.

Empfehlungen für einen sinnvollen Umgang mit digitalen Medien hat Bert te Wildt zusammengestellt. Sie sollten gleichberechtigt mit anderen Zeitmanagementtechniken vermittelt werden.

Kinder und Medien

- Erst mit 8 Jahren können Kinder Realität und Fiktion sicher auseinanderhalten: vorher keine Medien im Kinderzimmer
- Tagebuch über Zeit im Internet führen (App/Software)
- Zeitkontingente festlegen (z. B. 14 Stunden/Woche)
- Zeitschaltuhren nutzen
- Filtersoftware für Kinder (Sex und Gewalt…)
- Bewusst medienfreie Zeiten einhalten
- Blick schärfen für Kindererlebnisse ohne Medienkonsum
- Medienfreie Zeiträume in Familie vereinbaren (z. B. beim Essen)
- Mindestens 1 Tag/Abend pro Woche medienfrei halten
- Jedes Jahr eine Woche „Medienfasten"
- Auf Reisen so wenig Computer wie möglich mitnehmen
- Kinder zu kreativen und sportlichen Aktivitäten motivieren
- Unmittelbare zwischenmenschliche Erfahrungen erleben lassen

Aufräumen und Wegschmeißen

Rund 10.000 Gegenstände besitzt ein erwachsener Westeuropäer nach Angaben der Hannoverschen Allgemeinen im Durchschnitt.[25] Bei Sammlern, Shopping-Begeisterten und Vielleser dürfte sich in einem Haushalt deutlich mehr anreichern. Es ist angesichts dieser Zahl nicht verwunderlich, dass Menschen viel Zeit damit verbringen, Gegenstände wie Brillen, Schlüssel, Werkzeuge und andere Dinge zu suchen. In der Arbeitswelt ist es meist die Informationsflut, die Menschen überfordert. Wolfram Eilenberger vom Focus benennt die Zahl fünf als „Magic 5" und beschreibt damit das Phänomen, dass von diesen 10.000 Gegenständen rund 500 häufig gebraucht werden, also nur 5 Prozent.[26] Er sieht diese 5 Prozent auch in anderen Bezügen, so etwa bei den Büchern, die wir tatsächlich lesen, den E-Mails, die wirklich wichtig sind, den 5 Prozent wirklichen Freunden in unserem Bekanntenkreis und so weiter. Die Magic-5-These erinnert an das im Zeitmanagement etablierte Pareto-Prinzip, bei dem immerhin 20 Prozent der Dinge relevant sind. Ob fünf oder zwanzig, die Wissenschaftler, die sich mit dem Thema Nachhaltigkeit beschäftigen, sind vermutlich voll bei Nils Minkmar, der in dem SPIEGEL-WISSEN-Sonderheft „Weniger ist mehr" bestreitet, dass Konsum uns glücklich macht. Er hält diesen Gedanken für historisch neu und dumm.[27]

Die Philosophie des einfachen Lebens

Die Idee eines einfachen und bescheidenen Lebens, das nicht von der Gier nach immer mehr materiellen Dingen bestimmt wird, ist allen Weltreligionen gemeinsam. Im Christentum zählt die Gier und mit ihr verbunden die Unmäßigkeit zu den Todsünden! Aber auch im Islam, dem Hinduismus und ganz dezidiert im Zen-Buddhismus wird die spirituelle und nicht die materielle Erfüllung des menschlichen Lebens angestrebt. Auch säkulare Ansätze, die das einfache Leben propagieren, lassen sich bis in die Antike zurückverfolgen. Philosophen, Schriftsteller und andere zeitgenössische Persönlichkeiten riefen in allen Epochen dazu auf, „das Sein vor das Haben zu stellen", wie es Erich Fromm gefordert hat.[28] Aristoteles sprach 384 v. Chr. von der Pleonexia, dem Streben immer mehr haben zu wollen; und von Epikur (341 v. Chr.) ist in einer Zeit ohne den täglichen Konsumterror der Satz überliefert: „Wem genug zu wenig ist, dem ist nichts genug."

> Ist es vernünftig, Lebenszeit gegen Geld einzutauschen, um Dinge in Besitz zu bringen, die wir nicht brauchen, um damit Leute zu beeindrucken, die wir nicht leiden können?

Schön und gut, werden viele einwenden: Religiöse Weisheiten und Zitate von Konfuzius kommen bei Kamingesprächen immer gut an, aber die Realität ist dermaßen komplex, dass eine Vereinfachung und ein Herunterschrauben (Downshifting) in der modernen Zeit keine Alternative zur Konsumgesellschaft ist. Schließlich muss das Bruttosozialprodukt steigen, was nur durch Wirtschaftswachstum möglich ist. Diese Argumentation verkennt die Tatsache, dass allein die globale Erderwärmung ohne radikale Gegenmaßnahmen wie zum Beispiel der drastischen Verminderung von Treibhausgasen unseren Planten bereits gegen Ende dieses Jahrhunderts in einen unwirtlichen Ort verwandeln wird. Die weitere ungehemmte Ausbeutung und Plünderung der Ressourcen geht zu Lasten der jüngeren Generation und verursacht bei genauerem Hinsehen bereits heute Risse im Wohlstandsfundament. Zudem ist es ein Irrglaube, dass materieller Wohlstand das Glück einer Gesellschaft vermehrt.

Die Propheten der „freiwilligen Einfachheit" werden eindrucksvoll von der Glücksforschung bestätigt. Sind die grundlegenden Bedürfnisse nach Nahrung, sicherem Wohnen und Schlafen sowie den wichtigsten sozialen Beziehungen erfüllt, gibt es eine Schwelle des materiellen Wohlstandes, deren Überschreitung kein Mehr an Glück und Zufriedenheit mit sich bringt. Klassisch sind die Studien bei Lottogewinnern. Bis zu mehreren Wochen schweben Sie angesichts eines großen Gewinns noch auf Wolke sieben, ziemlich genau nach einem Jahr ist der Glücksstatus, den sie vor ihrem Gewinn hatten, ungefähr wieder erreicht. Dies mag manche passionierte Lottospieler ernüchtern, die gute Nachricht ist, dass dies auch für einen schweren Schicksalsschlag gilt, zum Beispiel eine Querschnittslähmung infolge eines Unfalles. Der Mensch ist also ein sehr anpassungsfähiges Wesen in Bezug auf Ausschläge nach oben und unten.

Wenn man erfahren möchte, was Menschen wirklich im Alltag bewegt, ist der Blick auf die aktuelle Ratgeberliteratur in den Buchläden aufschlussreich. Neben den üblichen Ernährungs- und Gesundheitstrends ist das Angebot an Büchern über das Aufräumen und Ordnung schaffen enorm angewachsen. Der Klassiker aus dem Jahre 2001 von Küstenmacher und Seiwert über die Vereinfachung des Lebens („Simplify your life") feierte im Jahre 2016 seinen 15. Geburtstag. Die Vereinfachungspyramide (siehe bei Zeitmanagement) erfreut sich nach wie vor großer Beliebtheit. Stars in der Aufräumszene sind Karen Kingston mit ihrem Klassiker „Feng Shui – weg mit dem Gerümpel des Alltags"[29] sowie Marie Kondo, deren Magic-Cleaning-Methode es ganz nach vorne in die Bestsellerlisten brachte.[30] Es ist die Stunde der „Aufräumcoaches", die ihre Mithilfe beim Ausmisten zu einem Beruf/einer Berufung gemacht haben. Die obligatorischen Sonderhefte von Focus, Spiegel und Stern dürfen in diesem Kontext natürlich nicht fehlen. Zufall oder nicht, ausgerechnet in der Weihnachtszeit 2018, also auf dem jährlichen Höhepunkt der Konsumwelle kam ein Film mit dem Titel „100 Dinge" in die Kinos, in dem es um Reduzierung geht. Die Geschichte ist wie das Kernthema einfach: Zwei eher verwöhnte Hipster wetteifern darum, wer länger mit 100 Dingen „überleben" kann. Minimalismus ist also nach wie vor aktuell.

Als Pionier der modernen „Minimalismusbewegung" gilt Erich Fromm, der mit seinem Buch „Haben oder Sein" einen philosophischen Anschubimpuls gegeben hat.[28] Wegweisend war auch der amerikanische Autor Duane Elgin, der in einem sehr beachteten Aufsatz die Idee der „freiwilligen Einfachheit" formuliert. Kurz und knapp wird damit eine Art zu leben beschrieben, „die nach außen einfacher und nach innen reicher ist".[31]

> Es geht nicht „nur" ums Entrümpeln, Vereinfachen von diesem oder jenem, auch nicht um bloße Zeitspar- oder Effizienzmodelle, sondern um ein radikales Umlenken des eigenen Lebensentwurfs.

Auf traurige Weise bestätigt werden Fromm und Elgin von der ökologischen Plastikkatastrophe. Wale, in deren Mägen man 29 Kilogramm Plastikmüll gefunden hat, an denen sie elendig verreckt sind, oder die Bilder vom Anfluten riesiger Plastikmüllberge an ehemaligen Traumstränden können nur Politiker vom Schlage des abgewählten amerikanischen Präsidenten kalt lassen, die weiterhin ein unbegrenztes Wirtschaftswachstum propagieren und den Klimawandel leugnen.

Der ungezügelte Konsum und die Anhäufung von Gegenständen führen nicht nur zu mehr Stress im Alltag, sie münden in ein ökologisches Desaster, das den blauen Planeten in absehbarer Zeit zu einem unwirtlichen und vermüllten Ort verwandelt.

Die nächsten Jahrzehnte werden zeigen, ob die Ideen des „Downshiftens" und des „LOHAS" (Lifestyle of Health and Sustainability) die Kraft haben, zu einer Gesellschaftsbewegung zu werden oder ob diese Idee tatsächlich zu umfassend und zu anspruchsvoll ist, um sie gegen die mächtigen Gewohnheiten des Habenwollens durchzusetzen. Die Frage sei an dieser Stelle erlaubt: „Ist es vernünftig, Lebenszeit gegen Geld einzutauschen, um Dinge in Besitz zu bringen, die wir nicht brauchen, um damit Leute zu beeindrucken, die wir nicht leiden können?"

Gerümpel und Krempel

Unbestritten als massiver Stressor ist die Ansammlung von Gerümpel und Krempel. Begriffe, die von der „Ausmistungsexpertin" Karen Kingston in die Debatte eingebracht wurden. Sie definiert Gerümpel und Krempel wie folgt als:

- Dinge, die man nicht gebraucht oder nicht liebt
- Dinge, die unordentlich und schlecht organisiert sind
- zu viele Dinge auf engem Raum
- alles, was nicht zu Ende gebracht wurde

Ohne eine wissenschaftliche Bewertung vorzunehmen, listen wir an dieser Stelle einmal auf, was nach Ansicht von Kingston Gerümpel und Krempel alles bei uns anrichtet:

- Die Ansammlung von Gerümpel macht müde und lethargisch.
- Der Besitz von Krempel hält einen in der Vergangenheit fest.
- Der Besitz von Krempel verstopft den Körper.
- Der Besitz von Krempel kann sich auf das Körpergewicht auswirken.
- Gerümpel verwirrt einen.
- Gerümpel hat Einfluss darauf, wie einen die Leute behandeln.
- Gerümpel lässt zaudern.
- Unordnung ruft Disharmonie hervor.
- Gerümpel kann Scham verursachen.
- Krempel kann das ganze Leben beherrschen.
- Gerümpel macht depressiv.
- Krempel führt zu mehr Gepäck.
- Krempel trübt die Sensibilität und Lebensfreude.
- Krempel kann ein Gesundheits- und Brandrisiko darstellen.
- Krempel kann eine unerwünschte Symbolik haben.
- Krempel kostet Geld.
- Krempel lenkt einen von wichtigen Dingen ab.

Spannend und wichtig für konstruktive Lösungen sind natürlich auch die Motive, warum Menschen so viele Dinge – nochmal zur Erinnerung: in einem deutschen Haushalt sind rund 10.000 Gegenstände „gehortet" – anhäufen und noch wichtiger, warum die Trennung von ihnen so schwerfällt.

Eine gute Erklärung für Letzteres liefert eine Hypothese aus der Verhaltensökonomik, die als Endowment-Effekt bekannt wurde. Dieser besagt, dass es uns schwerfällt einen Gegenstand, den wir einmal in Besitz genommen haben, wieder herzugeben. Ein bekanntes Experiment, dass den Endowment-Effekt gut charakterisiert, lief wie folgt ab: Studenten in Kanada bekamen eine Kaffeetasse geschenkt. Auf den Vorschlag diese gegen eine Tafel Schokolade einzutauschen, gingen nur 10 Prozent der Probanden ein, die Mehrheit wollte sich von ihrem „Besitz" nicht mehr trennen. Die gleiche Versuchsanordnung, diesmal aber mit Schokolade als Geschenk und Kaffeetasche als Tauschobjekt, ergab das gleiche Resultat. Rund 90 Prozent der Studentinnen und Studenten bestanden darauf, die Tafel Schokolade zu behalten.[32]

Wir lernen daraus: Den meisten Menschen fällt es schwer, sich von Besitz zu trennen. Dies ist eine Eigenschaft, die aus Sicht der Evolution sicher Sinn macht, vor allem in einer Umgebung, die eher von Mangel als von Überfluss geprägt ist. Für die Kriegs- und Nachkriegsgeneration war es angebracht, Dinge erst einmal in Besitz zu bringen und sie zu verwahren. Sie könnten schließlich noch einmal gebraucht werden und sei es nur als Tauschobjekt. Viele dieser in Keller und Garage aufbewahrten Gegenstände werden zu allem Überfluss weitervererbt. Die Wirtschaftswoche spricht in einem Artikel über die Erbengeneration von geschätzt 250 Milliarden Euro Vermögen, das pro Jahr in Deutschland vererbt wird, dabei geht es um Geldvermögen. Man braucht kaum Phantasie, um sich auszumalen, wie viele Möbel- und Gebrauchsgegenstände noch dazukommen. Wen wundert es da, dass sich in deutschen Haushalten über 10.000 Dinge befinden. Hinzu kommen Identitäts- und Statusmerkmale, die den Endowment-Effekt befeuern. Das gute Meißener Porzellangeschirr kann schließlich nicht auf einem Polterabend zerdeppert werden. Die Nachkriegsgeneration erlebte das Wirtschaftswunder, deren Nachfahren wiederum die ungehemmte und ungebremste Konsumgesellschaft, die agiert, als ob es kein Morgen gibt. Addieren wir nun den neu angehäuften Konsummüll mit den Erbstücken und bringen beides zusammen mit dem „Endowment-Effekt", haben wir als Resultat vollgestopfte Häuser und Wohnungen, die aus „Sammlerpersönlichkeiten" im Extremfall Messies machen.

Eine tiefenpsychologische Analyse deckt die Gemeinsamkeit von Messietum und einer geradezu sterilen Wohnatmosphäre, wie sie in vielen architektonischen Hochglanzbroschüren propagiert wird, auf. Es ist der Perfektionismus, der sich beim Messie darin äußert, alles aufzubewahren, um ja nichts zu verpassen oder sich von etwas zu trennen, was noch einen Wert für ihn haben könnte. Ordnungsfanatiker können es dagegen nicht ertragen, wenn ein Objekt ihre perfekt gestaltete Umgebung und damit ihre perfektionistische Grundströmung stört. Dazu passt ein interessanter Gedanke, der die Motive für Sammelleidenschaft – oder sollen wir es Sammelwut nennen? – beleuchtet. Sinngemäß sieht Wolfram Eilenberger, Chefredakteur des „Philosophie Magazins" das Ansammeln von Dingen und Informationen als Option, um damit noch nicht ausgelebte Ambitionen oder Talente irgendwann einmal entfalten zu können. Allerdings schätzt er dies als „Doppelfehler in Sachen Selbsteinschätzung" ein. Dieser Doppelfehler besteht seiner Ansicht nach darin, „sich erstens mehr Talente und damit mögliche Lebenswege zuzusprechen, als faktisch offenstehen, und in dieser Fehlannahme dann zweitens auch noch die Qualität seiner Talente dramatisch zu überschätzen." Sein Appell lautet: Stelle deine wahren Talente in den Mittelpunkt und konzentriere dich vor allem auf deine wesentlichen Stärken. Entsorge alles, was dich ablenkt.[26]

FAZIT

Marie Kondo, die sich einem Namen gemacht hat mit der Methode des „Magic Cleaning" sieht die Ursachen für zu viel Gerümpel und Krempel darin, dass „die Unordnung im Zimmer der Unordnung im Herzen entspricht" und hält die Gewohnheit, „Dinge herumliegen zu lassen für eine menschliche Verteidigungsstrategie, um vom wahren Problem abzulenken." Bemerkenswert ist die Tatsache, dass Marie Kondo und andere „Dematerialisierer, Downshifter, Minimalisten und Nachhaltigkeitspraktiker" dem Thema so viel Aufmerksamkeit verschafft haben, dass es bei Netflix eine eigene Fernsehserie zum Thema Aufräumen und Entrümpeln gibt. Hilfe gibt es auch in Form diverser Bücher zu diesem Thema. Somit können auch „kreative Chaoten" lernen, wie man sich von Dingen trennen kann, um ein gutes analoges und digitales Ablagesystem zu schaffen und damit einen für viele massiven Stressor zu entsorgen.

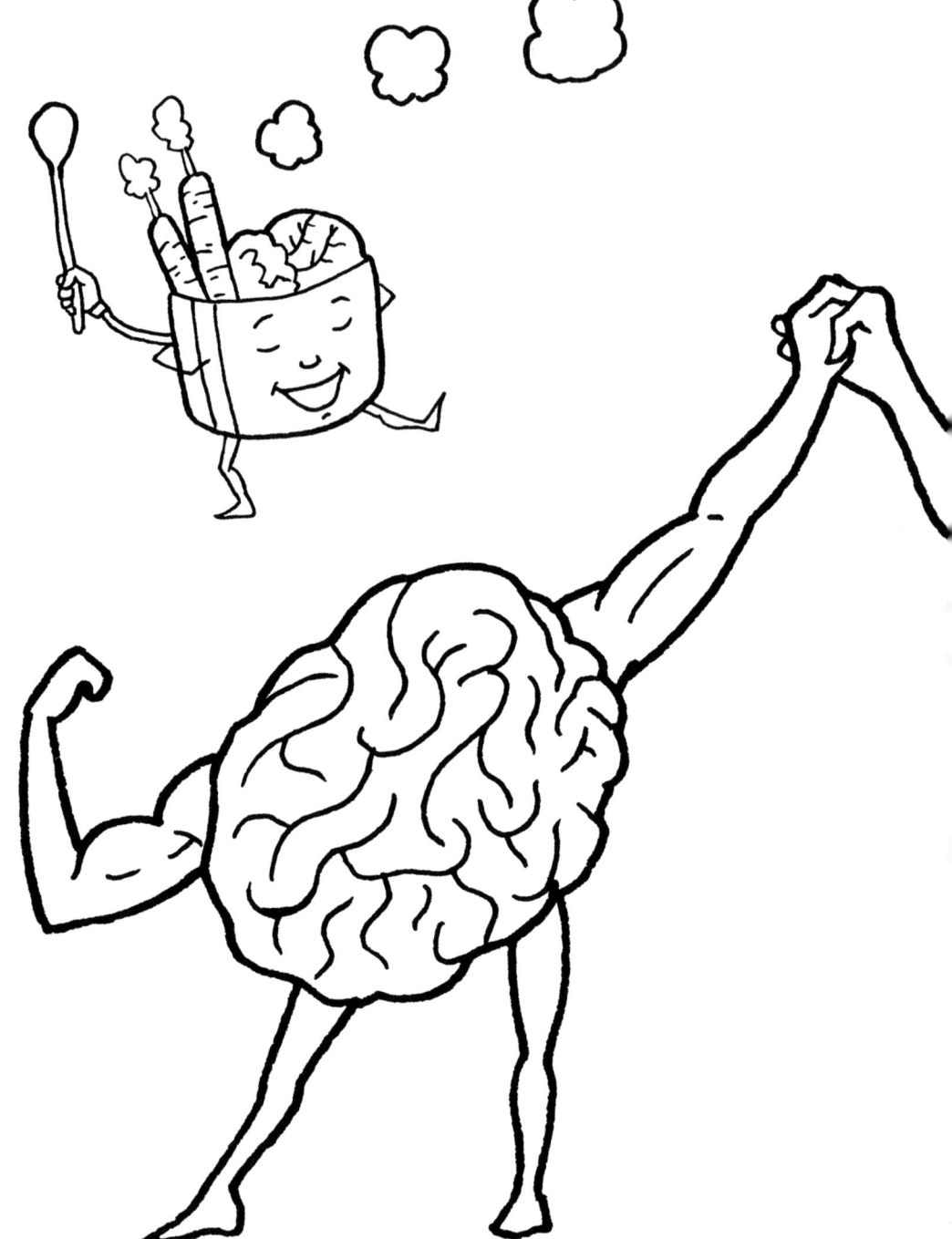

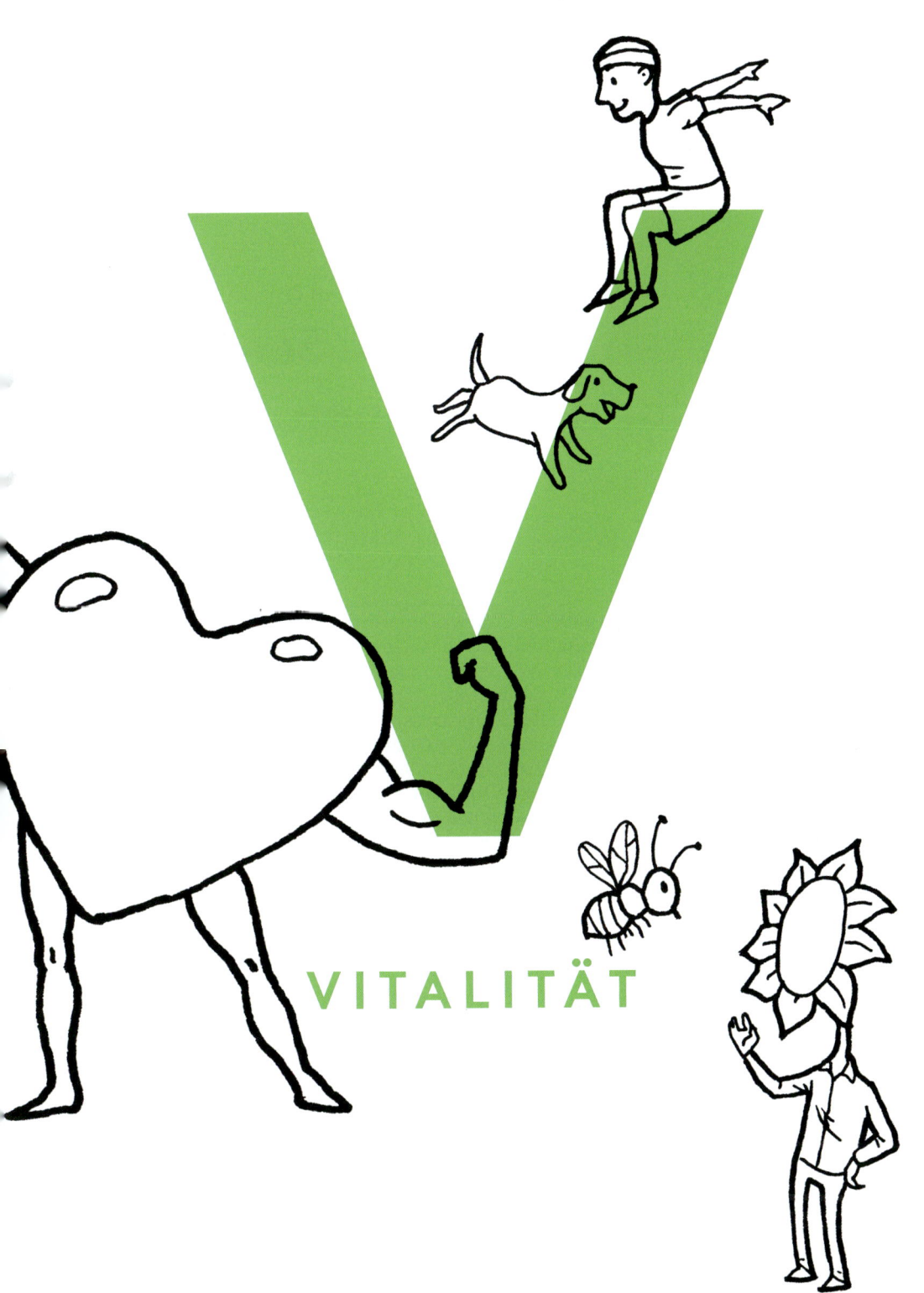

Kapitel 4

VITALITÄT

"Man soll dem Leib etwas Gutes bieten, damit die Seele Lust hat darin zu wohnen."

WINSTON CHURCHILL

Es besteht kein Zweifel: Stress entsteht im Kopf, in der Bewertung einer Situation als Herausforderung oder Belastung. Die bei einer negativen Bewertung eines Ereignisses folgenden hormonellen und nervösen Reaktionsketten lösen zahlreiche körperliche, mentale und seelische Symptome aus. Unsere Vitalfunktionen können als Folge stark beeinträchtigt werden. Teufelskreise verstärken diese Schädigung weiter massiv: Der mit Stress verbundene Zeitdruck führt bei Stressgeplagten dazu, dass sie sich weniger bewegen, schlechter ernähren, nicht ausreichend entspannen und regenerieren und sich weniger in der Natur aufhalten. Kurz gesagt, Körper und Seele leiden infolge des Disstresses auch an mangelnder persönlicher Gesundheitsvorsorge. Die Stressoren haben „leichtes Spiel", geschwächte Vitalfunktionen ebnen den Weg von anfänglichen Funktionsschwächen hin zu schweren Krankheiten. Der Teufelskreis Disstress → ungesunder Lebensstil → Verstärkung der Stressbelastung ist geschlossen.

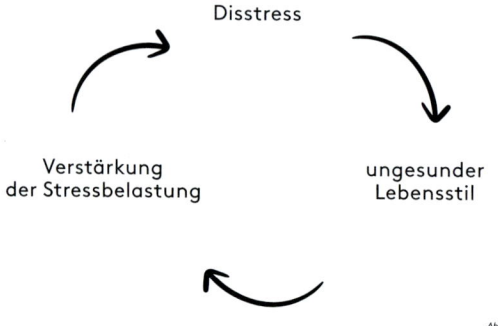

Abb 25 Teufelskreis Stress und Lebensstil

> Je mehr Stress ich empfinde, umso mehr muss ich mich um meine Vitalfunktionen kümmern.

> Gekoppelt an Stress sind in der Regel ein erhöhter „Genuss" von Stimulanzien, die wie zum Beispiel Alkohol und Nikotin den Organismus zusätzlich schädigen. Sie sind „Pseudostresslöser".

Der Ausweg lässt sich in folgender einfach klingender, aber äußerst schwer umzusetzender Stressphilosophie zusammenfassen: Je mehr Stress ich empfinde, umso mehr muss ich mich um meine Vitalfunktionen kümmern. Das heißt konkret:

1. Mehr bewegen, um Herz/Kreislauf, Muskulatur, Rücken und das Immunsystem zu stärken.

2. Besser essen, um die vermehrt benötigten Nährstoffe zu erhalten.

3. Ausreichend entspannen und regenerieren, um „Reparaturprozesse" von Körper, Geist und Seele zu ermöglichen.

4. Längere Aufenthalte in der Natur und/oder die gezielte Einnahme oder Anwendung von Naturheilmitteln, um die Naturelemente Licht, Luft, Wasser, Pflanzen und Tiere als heilsame Kräfte wirken zu lassen.

5. Aktivitäten, Hobbies pflegen, die man gerne, stark ausgedrückt, leidenschaftlich gerne ausübt und die einen vielleicht in den Flowzustand bringen, also in das „selbstvergessene Tun". Solche Tätigkeiten, die Stress nachweislich reduzieren, zählen zu den Bereichen Kunst und Musik, und dies sowohl in der aktiven – zum Beispiel Bildhauern, Malen, Musizieren, Singen – als auch in der passiven Form – Konzerte, Kunstausstellungen besuchen, zu Hause Musik hören.

Der stressgeplagte Mensch macht in aller Regel genau das Gegenteil. Im Stressmodus gefangen wird er jedem, der ihm dieses „Fünfpunkteprogramm" empfiehlt, empört klarmachen, dass er für solche Spielereien nun wirklich keine Zeit hat. Nicht nur das: Gekoppelt an Stress sind in der Regel ein erhöhter „Genuss" von Stimulanzien, die wie zum Beispiel Alkohol und Nikotin den Organismus zusätzlich schädigen. Sie sind „Pseudostresslöser". Für kurze Zeit geht es ein wenig besser, auf längere Sicht verkürzen solche Genussmittel die Zeitspanne zu den klassischen stressbedingten Erkrankungen. Da die Menschen es so gewöhnt sind und in ihrem selbstschädigenden Verhalten verhaftet sind, wiederholen wir die entscheidende Devise noch einmal: Je mehr Stress ich empfinde, umso mehr muss ich mich um meine Vitalfunktionen kümmern. Die Stärkung der Vitalität ist, um es in der Kanzlersprache auszudrücken, „alternativlos". An dieser Stelle sei noch einmal an die Geschichte des Mannes erinnert, der sich mit einer stumpfen Säge abmüht und das Schärfen seiner wichtigsten Arbeitsressource aus Zeitgründen ablehnt. Genauso geht es der überwiegenden Mehrzahl von Menschen, die unter Stress leiden. Gefangen in Hetze, Organisationschaos und überbordenden Anforderungen sehen sie den Wald vor lauter Bäumen nicht. In den folgenden Abschnitten über Stress und Bewegung, Entspannung, Ernährung, Regeneration und Natur(heil)mittel sollen die Zusammenhänge und die Notwendigkeit, sich gerade in stressigen Zeiten um seine Vitalfunktionen zu kümmern, deutlich gemacht werden.

Bewegung

Bewegung und Sport – der kleine Unterschied

Bevor wir hier in die Tiefe gehen, sei der Fokus auf die Wortwahl gerichtet, auch wenn es nach Wortklauberei aussieht. Eine Differenzierung der Begriffe Bewegung und Sport ist bedeutsam vor dem Hintergrund negativer, wenn nicht sogar traumatischer Erlebnisse, die viele Menschen im Bereich des Sports erlebt haben. Allein der Begriff Sport löst bei „Vorgeschädigten" eine Abwehrreaktion aus. Erinnerungen an die Schulzeit werden wach: als Letzter bei der Teambildung ausgewählt worden zu sein, gehänselt als „Versager" bei Bundesjugendspielen, abgeschossen beim unsäglichen Völkerball und vieles mehr.

Dies gilt selbstredend nicht für die Erfolgreichen, bei denen der Begriff Sport positiv besetzt ist und die ihn in ihr Leben integriert haben. Wir plädieren daher eindringlich für den Begriff Bewegung im Zusammenhang mit Stressabbau. Bewegung heißt auch spazieren gehen, Fahrrad fahren, Treppen steigen und sehr viel mehr. Viele aktuelle Untersuchungen zeigen, dass es nicht Sport sein muss, um gesundheitsfördernde Effekte zu erzielen, bereits die Alltagsbewegung leistet einen wertvollen Beitrag beim Stressabbau und zur Prävention zahlreicher Zivilisationskrankheiten wie beispielsweise Bluthochdruck, Diabetes, Fettstoffwechselstörungen,

Empfiehlt man gestressten Menschen, die mit Sport eher negative Erfahrungen gemacht haben, ein strukturiertes Sportprogramm zur Stressbewältigung, wird der innere Widerstand gewaltig sein. Die Erfahrung hat gelehrt: Sport setzt mich noch mehr unter Druck, zum Glück bin ich alt genug, mich nicht mehr quälen zu müssen. Die Empfehlung einen Waldspaziergang zu machen, um den Kopf wieder klar zu kriegen, dürfte deutlich weniger Widerstände auslösen und führt vielleicht auf längere Sicht dazu, dass der Sportgeschädigte wieder Freude an der Bewegung bekommt.

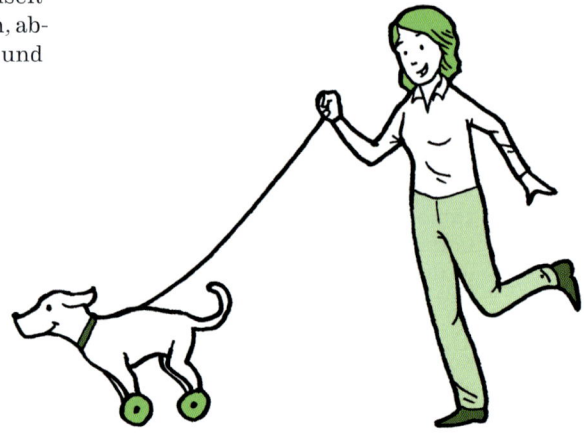

Warum Bewegung wichtig ist

Die vier wichtigsten übergeordneten Gründe für die Empfehlung, sich in stressigen (und entspannten) Zeiten zu bewegen sind:

- Der Stresspuffereffekt von Bewegung
- Die Wirkung als universelles Vorbeugungs- und Heilmittel
- Der stimmungsaufhellende Charakter
- Die kognitive Stärkung

Der Stresspuffereffekt von Bewegung

Bewegung hat einen „Stresspuffereffekt", wie ihn die Wissenschaftler des Arbeitsbereichs Sportpsychologie der Uni Freiburg bezeichnen. Die im Volksmund als „Stressabbau" beschriebene Wirkung der Bewegung wird zwar seit langem in der populärwissenschaftlichen Literatur propagiert, „der Nachweis der Richtigkeit ist aber wissenschaftlich erst ansatzweise bewiesen", so die Autoren Fuchs und Klaperski. Aktuelle Studien dieser Autoren sowie ein von der Deutschen Forschungsgemeinschaft (DFG) gefördertes Forschungsprojekt bestätigen diese Pufferwirkung auch im „Feldexperiment". Demnach „verringert die Teilnahme an einem 12-wöchigen Sportprogramm die physiologische Stressreaktion und wirkt sich positiv auf die Gesundheit sowie psychosoziale Ressourcen aus."[1]

Die Wirkung als universelles Vorbeugungs- und Heilmittel

Bewegung ist ein universelles Vorbeugungs- und Heilmittel für nahezu alle großen Volkskrankheiten und stärkt besonders die Organe und Funktionssysteme, die bei Stress in Mitleidenschaft gezogen werden, insbesondere Herz, Kreislauf und Blutgefäße sowie das Immunsystem. Die wissenschaftlichen Beweise für diese Zusammenhänge sind eindeutig und erdrückend. Nicht die Frage, ob Bewegung gut ist, wird kontrovers diskutiert, vielmehr die Frage nach trainingswissenschaftlichen Details der Bewegungsaktivität, also wie sollten die optimale Dauer, die Intensität und der Umfang gestaltet sein. Dazu später mehr.

Der stimmungsaufhellende Charakter

Bewegung wirkt stimmungsaufhellend. Für großes Aufsehen sorgte eine amerikanische Studie bei 200 depressiven Studenten. Ein moderates Ausdauertraining, ein Antidepressivum und eine Placebo-Medikation wurden bezüglich der Effekte verglichen. Das überraschende Ergebnis: Das Training wirkte am stärksten antidepressiv.[2] Es liegt in der Natur der naturwissenschaftlichen Methodik, dass die Aussagekraft solcher Studien begrenzt ist. Bei Medikamententests ist die Methodik einfach: Ein Medikament mit Wirkstoff wird getestet gegen ein sogenanntes Placebo. Die Auswahl der Probanden erfolgt nach dem Zufallsprinzip (randomisiert) und der Verabreicher sowie der Proband wissen nicht, welches Mittel gegeben wurde (doppelblind). Ist das Medikament mit Wirkstoff dem Placebo-Medikament in der Wirkung überlegen, ist die wissenschaftliche Beweiskette eindeutig. Bewegung gegen „Nicht-Bewegung" zu testen, ist hinsichtlich eines Placeboeffektes schwierig, wenn nicht gar unmöglich.

Dennoch gibt es keine andere Möglichkeit, die Wirksamkeit zu überprüfen. In vielen Publikationen mit Ratgebercharakter liest man immer wieder von Endorphinen, also vom Körper selbst gebildeten morphinähnlichen Suchtstoffen, die die verbesserte Stimmung bewirken sollen, oder auch vom „Runners High". Gestatten Sie mir als ehemaligem Marathonläufer eine persönliche Anmerkung: Das „Runners High" gibt es tatsächlich und es ist mir in vielen Jahren auch einige Male widerfahren. Es ist jedoch ein eher seltenes Phänomen. Plausibler scheint dagegen die Erklärung, dass der Anstieg eines Botenstoffes im Blut, genannt BDNF (brain-derived neurotrophic factor), für die Ausbildung neuer neuronaler Muster sorgt und somit eingefahrene Gedankenkreisel aufbricht.[3] Dieser Wohlfühleffekt tritt nahezu immer auf, wenn sich die gestresste Person zu einer kleinen Bewegungspause durchgerungen hat.

Die kognitive Stärkung

Bewegung stärkt die Gehirnfunktionen. Auch diese Wirkung ist wissenschaftlich hinreichend belegt. Eine ganz banale Erklärung liegt in der verbesserten Hirndurchblutung. Diese führt zu einer besseren Energie- und Sauerstoffversorgung und steigert somit die kognitive Leistungsfähigkeit. Einige Forscher vermuten noch weitere Mechanismen regelmäßiger Bewegung, die unsere Konzentrationsfähigkeit und sogar das räumliche Vorstellungsvermögen verbessern.

> Luft und Bewegung sind die eigentlichen geheimen Sanitätsräte.
> **THEODOR FONTANE**

FOLGENDE THEORIEN SIND IN DER DISKUSSION:

1. Über die Aktivierung des motorischen Kortex wird die Aktivität des präfrontalen Kortex, der für logisches Denken und Planungsaktivitäten zuständig ist, gedämpft. Dies bedeutet aber keine Einschränkung dieser Funktionen, sondern wird von den Forschern mit einer Entlastung des „Arbeitsspeichers" unseres Gehirns verglichen.[4] Noch einfacher ausgedrückt: Der Kopf wird frei, wir können klarer denken.

2. Eine weitere Hypothese bringt den Stimmungsaufheller Dopamin ins Spiel. Er ist ein Neurotransmitter, also ein bedeutender Botenstoff in unserem Nervensystem. In seiner Anwesenheit sind wir aufmerksamer und können uns besser konzentrieren. Bewegung bewirkt nun einen verlangsamten Abbau von Dopamin, mit der Folge, dass seine positiven Effekte aufs Gehirn länger andauern.[5]

3. Selbst ein Gehirnwachstum infolge von Bewegung konnte nachgewiesen werden. Das Studiendesign: Von einem Kollektiv älterer Menschen absolvierte eine Gruppe ein Jahr lang dreimal die Woche einen strammen Spaziergang über 40 Minuten, eine Kontrollgruppe dagegen nur leichte Dehnübungen. Die Wirkung auf das Gehirn war beachtlich: Eine Region im Gehirn, der Hippocampus – auch als Hüter des Gedächtnisses bezeichnet – wuchs bei der Bewegungsgruppe um 2 Prozent, schrumpfte hingegen bei der Kontrollgruppe um 1 Prozent.[5]

4. Bewegung mit anspruchsvollen Koordinationsübungen verbessert die Intelligenz. In einem beeindruckenden Vortrag des Gehirnforschers Manfred Spitzer, Autor des Buches

„Digitale Demenz" provozierte er die Zuhörer mit folgender Aussage: „Die wichtigsten Schulfächer für die Ausbildung der Intelligenz sind Kunst, Musik und Sport!" Schon lange ist bekannt, dass komplexe Bewegungsabläufe, wie zum Beispiel, die linke Hand führt eine andere Bewegung aus als die rechte Hand, Überkreuzbewegungen, Jonglieren und vieles mehr sich günstig auf die kognitiven Funktionen auswirken. Erschreckend vor diesem Hintergrund sind Studien, die nachweisen, dass ein Teil der Kinder im Grundschulalter keinen Purzelbaum mehr schlagen oder nicht rückwärtslaufen können.[6]

Welche Bewegung kommt infrage?

Wir können konstatieren: Ernstzunehmende Einwände gegen die Empfehlung, sich in stressigen Zeiten zu bewegen, gibt es nicht. Es stellen sich daher nur die Fragen:

- Wie häufig?
- Wie lange?
- Wie intensiv?
- Welche Formen der Bewegung?

Die erste gute Nachricht für alle Sportmuffel: Es muss kein Sport im engeren Sinn betrieben werden.

ALLTAGSBEWEGUNG

Laufen, schnelles Spazierengehen (Walken), Fahrradfahren, Schwimmen oder Inlineskating reichen völlig aus. Kräftigt und dehnt man seine Muskeln in Form von Kurzprogrammen, die auch zu Hause absolviert werden können, ist das Thema Stressbewältigung durch Bewegung bereits größten Teils abgehakt.

Bis auf einen Haken, der seit rund zwei Jahren die Fachleute aufgeschreckt hat: die Gefahr des Sitzens. Ein Titelthema des Sterns 2015 lautete: Sitzen, die unterschätzte Gefahr. Der Tenor lässt sich in einer prägnanten Aussage verdichten: „Sitzen ist das neue Rauchen". Mediziner und Sportwissenschaftler fanden heraus, dass selbst ein halbstündiges Joggen pro Tag die negativen Auswirkungen stundenlangen Sitzens nicht kompensieren kann. Fazit: Neben der Alltagsbewegung sollte auch das Sitzverhalten überprüft und gegebenenfalls verändert werden.[7]

TU! DAS!

Sehr hilfreich sind folgende einfache Tipps:

- Jede halbe Stunde aufstehen

- Drucker und Papierkorb so platzieren, dass man hinlaufen muss

- Häufige Positionswechsel: beim Telefonieren auch mal aufstehen

- Auch an einem Stehpult arbeiten

Eine Maßnahme, die gleich mehrere Fliegen mit einer Klappe schlägt, ist die Fahrt zur Arbeit mit dem Fahrrad – Laufen zählt natürlich auch. Der in Umfragen zur Stressbelastung sehr häufig genannte Ärger beim täglichen Pendeln, das nervenaufreibende Staufahren oder die Wut über die unpünktliche Bahn lassen sich auf diese Weise elegant vermeiden. Die Stauzeit wird stattdessen sinnvoll genutzt, die erste Fitnessaktivität des Tages bringt den Kreislauf schon morgens in Schwung und der möglicherweise bei der Arbeit angehäufte Stress wird auf der Heimfahrt ganz einfach abgestrampelt. Dem Argument „Ich habe keine Zeit für ein Fitnesstraining" ist verblüffend einfach der Wind aus den Segeln genommen und so ganz nebenbei wird auch die Luft weniger verpestet.

Es lohnt sich also zu prüfen, ob die Fahrt zur Arbeit bereits als Trainingseinheit genutzt werden kann. Häufig scheitert es an banalen Dingen wie einer fehlenden Dusche oder Schränken, in denen man frische Kleider aufbewahren kann. Vielleicht kann bereits ein Gespräch mit dem Arbeitgeber, in dem man gleichzeitig seine Kompetenz in Sachen „Betriebliches Gesundheitsmanagement" unter Beweis stellt, konstruktive Lösungen aufzeigen.

5-Minuten-Studie

Diese Studie zeigt auf, dass nur 5 Minuten Joggen am Tag das frühzeitige Sterberisiko drastisch reduzieren kann. Über 55.000 Männer wurden untersucht, ob und wie viel sie sich bewegten. Für Studienteilnehmer, die regelmäßig liefen, war das Risiko, frühzeitig zu sterben um 30 Prozent geringer als für die Nicht-Jogger. Auch die Rate der Herzerkrankungen war geringer – für die Läufer um ganze 45 Prozent. Sogar Übergewichtige und Raucher, die regelmäßig fünf Minuten am Tag rannten, hatten langfristig gesundheitliche Vorteile. Aber Sie müssen noch nicht mal joggen. Senioren, die täglich nur schnell spazieren gingen, reduzierten ihr Sterberisiko um 22 Prozent.[8]

FITNESS → ANTISTRESS

Für diejenigen, die schon immer Freude am Sport hatten, und bei denen die Fitnessaktivitäten (infolge der Stressbelastung?) im Laufe der Jahre deutlich nachgelassen haben, werden im Folgenden die wichtigsten Empfehlungen für ein an der Gesundheit orientiertes Anti-Stress-Training zusammengefasst. Herzlich eingeladen sind natürlich auch die Sportmuffel, die wir vielleicht doch noch motivieren können, die Lauf-, Walking oder Wanderschuhe anzuziehen, mehr Fahrrad zu fahren oder sich zu einem wie auch immer gearteten Fitnesstraining aufzurappeln. Mehr Bewegung im Alltag bringt bereits ein deutliches Plus an Gesundheit, ein sportwissenschaftlich fundiertes Fitnesstraining stärkt Körper, Seele und Geist in einem Ausmaß, das leider in der Medizin noch bei weitem nicht in allen Facetten genügend gesehen und gewürdigt wird.

10 Regeln der Sportärzte für gesundes Sporttreiben

Die nachfolgend dargestellten Regeln wurden von der Deutschen Gesellschaft für Sportmedizin und Prävention (DGSP) aufgestellt.[9] Bei Befolgung dieser Regeln ist man auf der sicheren Seite.

In der folgenden Tabelle sind die 10 Überschriften der Regeln aufgelistet. Im Literaturverzeichnis finden Sie den Link zur ausführlichen Tabelle.

> **Tipp:** Sport möglichst 3- bis 4-mal in der Woche für 20 bis 40 Minuten.

DIE REGELN DER DGSP	Erläuterungen und Kommentare
1. Vor dem Sport: Gesundheitsprüfung	Gesundheitscheck beim Hausarzt, am besten mit Belastungs-EKG.
2. Sportbeginn mit Augenmaß	Vor allem zu Beginn nicht übertreiben, Dauer, Umfang und Intensität langsam steigern.
3. Sportpause bei Erkältung und Krankheit	Training bei fiebrigen Infekten kann zu einer Herzmuskelentzündung führen!
4. Überlastung beim Sport vermeiden	Bewegung soll Spaß machen und nicht zur Qual werden.
5. Ausreichende Erholung nach Belastung	Wichtig, damit der Trainingsreiz auch fruchtet.
6. Verletzungen müssen ausheilen	Wer mit Verletzungen trainiert, riskiert größere Schäden.
7. Sport an Klima und Umgebung anpassen	Nicht bei riskanten Wetterlagen (Ozon, Sturm, Schnee und Eis) draußen Sport treiben.
8. Auf richtige Ernährung und Flüssigkeitszufuhr achten	Gilt vor allem für längere Trainingseinheiten, besonders die Flüssigkeitszufuhr ist wichtig.
9. Sport an Alter und Medikamente anpassen	Hier sollte der Arzt gefragt werden, inwieweit Medikamente das Training beeinflussen können (z.B. Betablocker reduzieren die Herzfrequenz).
10. Fragen Sie Ihren Sportarzt	Hier tut es bei Gesundheitssportlern sicher auch der Hausarzt!

Tabelle 11 Die 10 Regeln der Sportärzte

Superkompensation

Die 10 Regeln für gesundes Sporttreiben gelten primär für den Freizeitsportler, der seine allgemeine Fitness verbessern möchte und damit auch seine Widerstandsfähigkeit gegenüber den alltäglichen Stressbelastungen.

An dieser Stelle sei auf den Unterschied zwischen einem solchen Präventionsprogramm und einem Training für den ambitionierten Freizeitsportler hingewiesen. Für Sportler, die an Wettkämpfen teilnehmen und bestimmte Zeiten beim Laufen, Radfahren oder Schwimmen erreichen wollen, muss das Training entsprechend der persönlichen Leistungsfähigkeit gestaltet werden. Trainingsreize müssen mit dem Ziel gesetzt werden, den Sportler ausdauernder, kräftiger oder schneller zu machen. Ein solches Training unterscheidet sich grundsätzlich von einem rein an der Gesundheit orientiertem Training.

Ein gemeinsames Grundprinzip gilt für beide Gruppen und ist auch im Kontext der Stressbewältigung hilfreich, um die Bedeutung der Regeneration und der Pausengestaltung zu unterstreichen. Gemeint ist das Prinzip der Superkompensation.[10]

In der Grafik wird deutlich, was Superkompensation bedeutet:

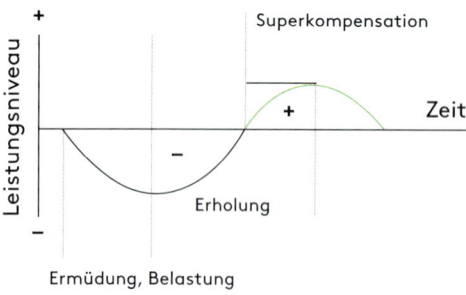

Abb. 26 *Das Prinzip der Superkompensation*

Ein Trainingsreiz wie zum Beispiel ein 10-minütiges Laufen oder 10 Liegestütze führen zur Ermüdung der belasteten Muskulatur und des Herz-Kreislauf-Systems. Diese Ermüdung führt zu einer kurzfristigen Leistungseinbuße. In der Phase der Erholung kommt es zu einem Wiederanstieg des Leistungsniveaus und als „Antwort" auf den Trainingsreiz zu einer Verbesserung der Leistung. Diese als „Superkompensation" definierte Leistungssteigerung stellt sich – wie man aus der praktischen Lebenserfahrung weiß – nicht nach einem einmaligen Trainingsreiz ein, wie in dem vereinfachten Bild dargestellt. Es bedarf schon einer Abfolge mehrerer Trainingsimpulse, um die Leistung zu steigern.

Voraussetzung für diesen für biologische Systeme charakteristischen Leistungssprung (bei Maschinen führt die Beanspruchung lediglich zu einem erhöhten Verschleiß) ist eine ausreichende Erholung. Nur wenn diese angemessen berücksichtigt wird, kommt es zu einer Verbesserung der Leistung, mit anderen Worten, Pausen sind für die Leistungssteigerung unabdingbar. Wer sich nicht an diese Regel hält, wer also zu kurze oder gar keine Pausen einlegt, wer den Trainingsreiz zu stark anlegt oder wer die Trainingsreize zu häufig oder in Phasen der noch nicht abgeschlossenen Regeneration setzt, wird als Folge mit einer Leistungsminderung „bestraft". In der Sportwissenschaft bezeichnet man dieses Phänomen als Übertraining. Die Leistungsminderung ist nicht die einzige Konsequenz des Übertrainings. Da Körper und Psyche überfordert werden, kommt es auch zu einer verminderten Immunleistung mit der Folge häufiger Infekte.

Die Phänomene Superkompensation und Übertraining gelten nicht nur für den Sport. Sie lassen sich auf alle Bereiche übertragen, bei denen es um eine Leistungssteigerung geht. Diese kann nur dann erzielt werden, wenn die geistigen, körperlichen und seelischen Regenerationsprozesse genügend berücksichtigt werden.

Fitness – 5 Säulen der Fitness

Bleiben noch die Detailfragen. Welche Bewegung wirkt gegen Stress, wie häufig in der Woche soll trainiert werden, ab wann ist es zu viel?

In den bereits genannten 10 Regeln für gesundes Sporttreiben findet sich in Regel 2 eine Angabe zum Thema Häufigkeit eines gesundheits- und nicht wettkampffitnessorientierten Trainings: Sport möglichst 3- bis 4-mal in der Woche für 20 bis 40 Minuten. Diese Angabe ist sehr allgemein gehalten und sagt auch nichts darüber aus, welche Art von Bewegung wie lange und oft betrieben werden sollte, um gesundheitliche Effekte zu erzielen. Um hier genauere Angaben machen zu können, ist es notwendig, das Thema Fitness genauer zu beleuchten. Um welche Fitness geht es? Ist ein fitter Mensch besonders ausdauernd, kräftig, beweglich, schnell oder vereint er gar alle diese Aspekte?

Unterschieden werden „5 Säulen der Fitness". In den Sportwissenschaften werden diese auch als die „motorischen Hauptbeanspruchungsformen" bezeichnet. Dazu zählen die Ausdauer, die Beweglichkeit, die Koordinationsfähigkeit, die Kraft und die Schnelligkeit. Die folgende Tabelle vermittelt einen Überblick:

5 SÄULEN DER FITNESS

	Präventive/therapeutische Wirkungen in Bezug auf Stress	Zeitaufwand pro Woche (für Prävention)
Ausdauer	Stärkung von Herz und Gefäßen, Senkung des Blutdrucks; Absenkung der Ruheherzfrequenz, Verbesserung der Herzfrequenzvariabilität; Stärkung des Immunsystems; unmittelbarer Stressabbau	1–3 Stunden Mehrverbrauch an Energie: 1000–2000 kcal
Beweglichkeit	Aufdehnung der verkürzten und verkrampften Muskulatur; Vorbeugung von Rückenproblemen; Verhinderung von Fehlhaltungen	Dehnübungen sollten nach jedem Training 5–10 Minuten erfolgen. Tipp: nach 45 Minuten Sitzen 2–3 kurze Dehnübungen
Koordination	Verbesserung der Gehirnleistung; Sturz-und Unfallprophylaxe	Wird in den meisten Sportarten mittrainiert; besonders bei Bewegungsformen mit Musik (Aerobic, Tanzen)
Kraft	Verhinderung des Muskelabbaus durch zu langes Sitzen; Vorbeugung von Rückenproblemen; Stärkung der Knochen	1–2 Stunden
Schnelligkeit	Vorbeugung von Unfällen und Verletzungen	Muss im Gesundheitstraining nicht extra geübt werden

Tabelle 12 *Die 5 Säulen der Fitness*

AUSDAUER

Die mit Abstand wichtigste Fitnesssäule ist die Ausdauer. Dies gilt sowohl für die allgemeine Prävention als auch für das Thema Stress. Die gute Nachricht: Ausdauer kann in einer relativ kurzen Zeit deutlich verbessert werden. Ein Extrembeispiel macht dies deutlich. Vor dem ersten Köln-Marathon, also einem Lauf über die Distanz von 42,195 km wurden verschiedene Gruppen mit unterschiedlichem Trainingszustand gebildet. Die untrainierten Teilnehmer wurden mithilfe eines wissenschaftlich fundierten Trainingsprogramms innerhalb eines Jahres – genauer gesagt in 344 Tagen – in die Lage versetzt, eine solch enorme Ausdauerleistung, wie sie ein Marathon darstellt, zu bewältigen.

Zur richtigen Einordung: Ein Marathon selbst beansprucht Körper, Seele und Geist in einem sehr hohen Maß. Man kann lange darüber diskutieren, ob ein Marathon die Gesundheit fördert. Recht gut belegt ist der die Gesundheit fördernde Effekt des Marathontrainings. Voraussetzung hierfür ist ein sportwissenschaftlich fundiertes Trainingsprogramm. Entscheidend ist die Tatsache, dass die Ausdauer in relativ kurzer Zeit in einem hohen Masse gesteigert werden kann.

Es gibt noch eine gute Nachricht. Je niedriger das Ausgangsniveau ist, umso schneller kommen die Erfolge. Ein Anfänger wird in relativ kurzer Zeit große Fortschritte in seiner Ausdauerleistung erzielen. Der Fitnesssportler sollte sich überwiegend im Bereich 10–14 der Borg-Skala[11] (siehe rechts) aufhalten, um sich gesund fit zu halten.

ANSTRENGUNGSGRADE

Borg-Skala

6	Keine Anstrengung
7	Extrem leicht
8	
9	Sehr leicht
10	
11	Leicht
12	Optimaler Trainingsbereich
13	Etwas anstrengend
14	
15	Anstrengend
16	
17	Sehr anstrengend
18	
19	Extrem anstrengend
20	Größtmögliche Anstrengung

Tabelle 13 Die Borg-Skala

Beispielsweise kann nach einem methodisch gut aufgebauten Trainingsplan des Lauftherapiezentrums Bad Lippspringe ein Anfänger oder Wiedereinsteiger eine halbe Stunde am Stück joggen. Dieses Programm ist einfach und lässt sich auch ohne Trainer gut umsetzen. Wer schon etwas fitter ist, kann auch direkt in Woche 3 beginnen.

Laufprogramm für Anfänger oder Wiedereinsteiger[12]

1. Woche: 1 min Laufen
            2 min Gehen (7-mal)

2. Woche: 1 min Laufen
            1 min Gehen (10-mal)

3. Woche: 2 min Laufen
            1 min Gehen (7-mal)

4. Woche: 3 min Laufen
            1 min Gehen (5-mal)

5. Woche: 4 min Laufen
            1 min Gehen (4-mal)

6. Woche: 5 min Laufen
            1 min Gehen (3-mal)
            + 2 min Laufen/
            1 min Gehen

7. Woche: 6 min Laufen
            1 min Gehen (3-mal)

8. Woche: 8 min Laufen
            1 min Gehen (2-mal)
            + 3 min Laufen/
            1 min Gehen

9. Woche: 12 min Laufen
            1 min Gehen (2-mal)

10. Woche: 20 min Laufen
            3 min Gehen

11. Woche: 18 min Laufen
            1min Gehen (2-mal)

12. Woche: 30 min Laufen

TU! DAS!

Ausdauersportarten

Die klassischen Bewegungsformen, bei denen die Ausdauerleistung im Vordergrund steht, sind Laufen, Walken, Fahrradfahren und Schwimmen, also Bewegungsformen, die sich ohne großen Aufwand – vom Schwimmen einmal abgesehen – sehr gut in den Alltag integrieren lassen.

Auch über das Ausmaß unserer täglichen Bewegung können wir uns problemlos informieren, zum Beispiel mit Hilfe eines Schrittzählers. Als grober Anhaltspunkt gelten 10.000 Schritte, die man pro Tag zurückgelegt haben sollte. Sind diese am Nachmittag noch nicht erreicht, bietet sich eine Runde Spazierengehen um den Block an. Wie neue Studien zeigen, ist auch die Alltagsbewegung ein wichtiger Pfeiler der Gesunderhaltung.

Auf den Punkt bringt es der Slogan „Bewegung ist gut, Fitness ist besser", der als Kapitelüberschrift in einem Artikel des bayerischen Ärzteblattes[13] zu finden ist. Ein Mehr an körperlicher Aktivität, die dort definiert ist als eine „muskuläre Aktivität, die zu einer nachweislichen Steigerung des Energieumsatzes führt", senkt das Risiko für Herz-Kreislauf-Erkrankungen um bis zu 40 Prozent. Das Risiko, frühzeitig am Herzinfarkt oder Schlaganfall zu sterben, konnte um weitere 20 Prozent gesenkt werden (also insgesamt 60 Prozent), wenn ein gezieltes Herz-Kreislauf-Training absolviert wurde. Objektive Messkriterien hierfür sind beispielsweise die Leistung auf dem Fahrradergometer in Watt/kg oder eine Messung der maximalen Sauerstoffaufnahme im Rahmen eines sportärztlichen Tests (Spiroergometrie). Eine häufig gestellte Frage ist die nach der wöchentlichen Zeit, die sich ein rein an der Gesundheit orientierter Fitnesssportler nehmen sollte. In der Trainingslehre wird dies als Umfang bezeichnet, der entweder als Zeitspanne oder als Streckenlänge angegeben wird.

In der tabellarischen Übersicht ist eine Zeitspanne von 1 bis 3 Stunden in der Woche angegeben. Eine Stunde wäre der Minimalzeitraum, bei dem noch positive Effekte auftreten, bei drei Stunden ist der Benefit für die Gesundheit optimal. Als weiterer Anhaltspunkt für ein optimales Fitnesstraining findet sich in vielen Publikationen der zusätzliche Energieverbrauch. Hier werden meist zwischen 1.000 und 2.000 kcal pro Woche empfohlen. Die folgende Tabelle gibt einen Überblick über den Energieverbrauch verschiedener Aktivitäten auch in Abhängigkeit vom Gewicht. Die Tabelle ist auf Frauen ausgerichtet. Bei Männern ist der Umsatz etwas höher, da sie mehr Muskelmasse haben. Die Bezugsgröße sind immer 100 kcal. Ein Beispiel zur Verdeutlichung: Um auf 2000 kcal zu kommen, müsste eine Frau von 70 kg demnach in einer Woche eine Stunde Rad fahren (600 kcal), zwei Stunden walken (800 kcal), eine Stunde Pilates (ca. 200 kcal) betreiben, eine Stunde an Geräten trainieren (ca. 300 kcal) und eine halbe Stunde Yogaübungen (100 kcal) ausführen.

ENERGIEVERBRAUCH
Diese Aktivitäten verbrennen 100 kcal bei Frauen (Männer etwas mehr)

Aktivität	60 kg	70 kg	80 kg	90 kg
Aerobic	14 Min	12 Min	10 Min	9 Min
Fußball	12,5 Min	11 Min	10 Min	8 Min
Gerätetraining	20 Min	18 Min	16 Min	14 Min
Golf	25 Min	22 Min	19 Min	16,5 Min
Joggen 10 km/h	12 Min	10 Min	8 Min	7 Min
Pilates	30 Min	26 Min	23 Min	20 Min
Radfahren 25 km/h	11 Min	10 Min	8 Min	8 Min
Schwimmen	12,5 Min	11 Min	10 Min	8 Min
Tennis	12,5 Min	13,5 Min	10 Min	8 Min
Trotten	15,5 Min	13,5 Min	12 Min	11 Min
Walken	17 Min	15 Min	13 Min	12 Min
Wandern (Berge)	20 Min	18 Min	17 Min	15 Min
Yoga	33 Min	30 Min	27 Min	25 Min

Tabelle 14 Energieverbrauch verschiedener Aktivitäten

Dauer und Intensität

Für den gestressten Otto Normalverbraucher bietet sich als einfachstes Messverfahren der subjektive Anstrengungsgrad an mit dem bekannten Leitspruch „Laufen ohne zu schnaufen".

Wer es etwas genauer möchte, dem sei eine Pulsuhr oder ein Fitnesstracker empfohlen, mit denen jederzeit eine Rückmeldung über die aktuelle Belastungsintensität erfolgt.

Herzfrequenz

Sehr viel genauer ist die Messung des Anstrengungsgrads über die Herzfrequenz, also den Puls. Ausgangspunkt für ein gesundes Herz-Kreislauf-Training im Bereich der sogenannten Grundlagenausdauer ist die maximale Herzfrequenz. Diese sollte man kennen, denn jedes seriöse Ausdauertraining wird bei einem genau definierten Prozentsatz der maximalen Herzfrequenz absolviert.

INTENSITÄTSBEREICHE
als Prozentsatz der maximalen Herzfrequenz (HF max)

	Intensitätsbereich	Fitnesszustand
Nieder (leicht) Regeneration und Kompensation (REKOM)	60–70 %	Sportanfänger und Vorgeschädigte (Reha)
Mittel (moderat) GA 1	70–85 %	Menschen mit durchschnittlicher Fitness
Hoch (hart) GA 2	80–90 %	Fortgeschrittene Sportler

GA 1 = Grundlagenausdauer Stufe 1, GA 2 = Grundlagenausdauer Stufe 2

Tabelle 15 Intensitätsbereiche der maximalen Herzfrequenz nach Hottenrott

Die genaue Unterteilung der verschiedenen Trainingsbereiche unterscheidet sich, je nach Autor beziehungsweise Institution. Allen gemeinsam ist die Unterteilung in drei Intensitätsausprägungen. Die Tabelle gibt die meist verwendete Einteilung nach Prof. Hottenrott wieder.[14]

Auch die Berechnung der maximalen Herzfrequenz mittels Formeln ist in der Literatur nicht einheitlich beschrieben.

Die bekannteste Formel zur Ermittlung der maximalen Herzfrequenz, also des Pulswertes, bei dem der höchste Anstrengungsgrad erreicht ist, bei dem einem das „Herz quasi bis zum Hals schlägt" lautet, wie folgt:

220−Lebensalter
= Herzfrequenz maximal

Demnach hätte ein 40-Jähriger eine maximale Herzfrequenz von 180 Schlägen pro Minute, ein 60-Jähriger eine HFmax von 160 Schlägen pro Minute.

Eine andere Berechnung, die etwas genauere Werte liefert und den Trainingszustand sowie das Geschlecht mit einbezieht, ist die Übersicht von Professor Froboese von der Sporthochschule Köln.[15]

Demnach hätte ein 40-jähriger Untrainierter eine maximale Herzfrequenz von 182, ein trainierter 40-Jähriger dagegen dürfte den Wert von 185 zugrunde legen.

MAXIMALE HERZFREQUENZ

Trainingszustand/Geschlecht	Formel zur Berechnung der maximalen Herzfrequenz
Untrainierte Frauen	209 – (0,7 x LA)
Untrainierte Männer	214 – (0,8 x LA)
Trainierte Frauen	211 – (0,5 x LA)
Trainierte Männer	205 – (0,5 x LA)

LA = Lebensalter
Beispiel: Untrainierter 50-Jähriger > 214 – (0,8 x 50) = 174 HFmax

Tabelle 16 Berechnung der maximalen Herzfrequenz nach Froboese

Diese Berechnungen zeigen, dass es erhebliche Unterschiede bei der Bestimmung der optimalen Trainingsintensität gibt, wenn sie mithilfe von Formeln ermittelt wird.

Sehr genau ist dagegen die Bestimmung der maximalen Herzfrequenz in der Lebensrealität, also auf dem Sportplatz oder in der freien Natur, vorausgesetzt der Proband ist gesund und vor allem bereit, sich bis an die Grenze zu belasten. Der Selbsttest – bezogen auf das Laufen – wird wie folgt durchgeführt:

TU! DAS!

1. Zehnminütiges lockeres Einlaufen

2. 3 x 3 Minuten im gesteigerten Tempo laufen, die erste der drei Minuten gemütlich, die zweite, so dass Sie schon fast außer Atem kommen und die dritte Minute „volle Pulle".

3. Nach jeder Drei-Minuten-Belastung traben Sie zwei Minuten. Am Schluss laufen Sie sich zehn Minuten aus. Die höchste gemessene Herzfrequenz ist dann Ihr Maximalpuls.

Was wird bei der Herzfrequenzvariabilität (hrv) gemessen?

Zeitlicher Abstand von R Zacke zu R Zacke

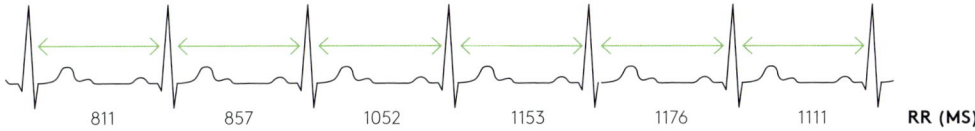

811   857   1052   1153   1176   1111   **RR (MS)**

Variabilität = Anpassungsfähigkeit

Abb. 27 *Die Herzfrequenzvariabilität*

Herzfrequenzvariabilität – ein direkter Stressindikator

Allein die Herzfrequenz (Puls) liefert schon viele Informationen über die körperliche Verfassung und ist als Mittel zur Trainingssteuerung unverzichtbar.

Eine weitere Messgröße, mit der man die Stressbelastung unmittelbar messen kann, ist die Herzfrequenzvariabilität (HRV, heart rate variability). Diese beschreibt die unterschiedliche Zeitspanne zwischen zwei Herzschlägen. Diese Zeitspanne ist nicht wie bei einem Uhrwerk immer gleich, sondern sie variiert. Wissenschaftler erforschten die physiologische Bedeutung dieser Varianz und stellten fest, dass eine hohe Herzfrequenzvariabilität ein Anzeichen für eine Entspannung ist. Bei Überwiegen des Sympathikus, also des erregenden Anteils des Nervensystems (siehe auch **„Stressphysiologie", S. 31**), ist die HRV infolge des Einflusses von Noradrenalin, einem Stresshormon, reduziert, überwiegt dagegen der entspannende Teil des Nervensystems, der Parasympathikus oder auch Vagus, ist die Herzfrequenzvariabilität erhöht. Um es kurz auf den Punkt zu bringen: Je größer die HRV, umso entspannter ist ein Mensch!

Dieses Phänomen ist die Grundlage für eine Stressmessung, die auch über mehrere Stunden den Aufregungsgrad eines Menschen aufzeichnen kann. In einer Dokumentation des WDR in der Sendereihe „Quarks & Co." wurde die Stressbelastung eines Unternehmers über einen ganzen Tag mithilfe eines Brustgurtes, der unter anderem die HRV aufzeichnet, gemessen. Ein kleiner Sensor misst den Puls, die Variabilität der Herzrate und die körperliche Bewegung. Ist der Puls zum Beispiel relativ hoch, ohne dass der Mensch sich gleichzeitig viel bewegt, ist dies ein Zeichen für Stress. Ist zudem die Variabilität der Herzfrequenz im Tagesverlauf zu monoton, ist das ebenfalls ein Alarmsignal. Messungen während des Schlafens zeigen außerdem, ob der Stress bereits dazu führt, dass der Körper selbst im Schlaf nicht mehr entspannen kann.

Damit ist quasi ein „Biofeedback" über die besonders stressigen Phasen eines Tages (und in der Nacht) möglich. Der Proband konnte im Nachhinein genau erkennen, in welchen Situationen er besonders stark belastet war. Dies ist hilfreich, um sich in der Zukunft für solche eventuellen Belastungen besser zu wappnen. Ein solcher Brustgurt wurde von Dr. Stefan Hey vom Karlsruher Institut für Technologie (KIT) gemeinsam mit Kollegen entwickelt. Er ist komfortabel zu tragen und erfasst die Stresssymptome eines Menschen über mehrere Stunden oder Tage.[16]

Schon lange bietet ein bekannter Anbieter von Pulsuhren neben der Messung der Herzfrequenz auch die Erfassung der Herzfrequenzvariabiliät an. Nach einer kurzen Testphase (Aufwärmen), in der die aktuelle Herzfrequenzvariabilität gemessen wird, erhält der Fitnesssportler eine genaue Rückmeldung über seinen optimalen Trainingspuls (Fachbegriff „Own zone") für sein kommendes Training. Dies kann sehr hilfreich sein, weil die körperliche und seelische Verfassung meist starken Schwankungen unterworfen ist.

> **Je größer die Herzfrequenzvariabilität (HRV), umso entspannter ist ein Mensch!**

Optimal:
die Leistungsdiagnostik

Besonders empfehlenswert zur Ermittlung der individuell optimalen Trainingsintensität ist die Leistungs- oder Laktatdiagnostik. Diese kann in einer Arztpraxis durchgeführt werden, aber auch Fitnessstudios bieten eine solche Diagnostik bereits an.

Je nach bevorzugter Bewegung erfolgt die Leistungsdiagnostik auf einem Fahrradergometer oder Laufband. Das Prinzip ist grundsätzlich gleich: Während der gesamten Belastung wird der Puls bestimmt. Zu Beginn ist der Widerstand auf dem Fahrradergometer oder die Geschwindigkeit des Laufbandes niedrig, für den Probanden fängt es also locker an. Vor der Belastung wird Blut aus dem Ohrläppchen entnommen, um den Milchsäurewert zu bestimmen. Dies ist ein guter Parameter, um festzustellen, ob der Proband aerob oder anaerob trainiert. Aerob bedeutet: Es steht genügend Sauerstoff zur Verfügung, um das Training ohne Bildung von Milchsäure (Laktat) zu absolvieren. Mit zunehmendem Anstrengungsgrad geht der Körper eine sogenannte Sauerstoffschuld ein, das heißt, er kann seinen Brennstoff, den Traubenzucker, nicht mehr komplett zu Kohlendioxid und Wasser „verbrennen". Je größer die Anstrengung ist, umso mehr Milchsäure wird gebildet. Darum wird während der Leistungsdiagnostik alle 5 Minuten der Widerstand auf dem Ergometer erhöht beziehungsweise die Geschwindigkeit des Laufbandes. Die Folge ist eine zunehmende Intensität, die anhand des Anstiegs des Milchsäurewertes im Blut objektiv sichtbar ist. Somit kann der Grad der Übersäuerung festgestellt werden. Mit steigender Anstrengung überschreitet der Milchsäurewert zunächst die aerobe und danach die anaerobe Schwelle. Spätestens dann ist der Proband nicht mehr weit von der Erschöpfung entfernt. Er muss das Training wegen Übersäuerung abbrechen. Bei einer Leistungsdiagnostik mit maximaler Belastung wird der Test bis zum Erreichen der maximalen Herzfrequenz durchgeführt, bei einem submaximalen Belastungstest wird vorher gestoppt.

> **Je größer die Anstrengung ist, umso mehr Milchsäure wird gebildet.**

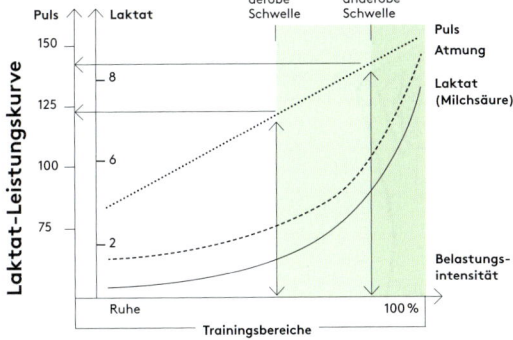

Abb. 28 *Laktat-Leistungsdiagnostik*

Bei der Auswertung in Form einer Grafik, auf der während der gesamten Belastungsphase Puls und Milchsäure aufgezeichnet werden, lässt sich der optimale Trainingspuls exakt individuell bestimmen. Entscheidend hierfür ist die Höhe des Milchsäurewertes, der eng mit der Herzfrequenz korreliert. Wie in der obenstehenden Grafik zu sehen, hat der Proband beim Erreichen der aeroben Schwelle einen Laktatwert von 2 mMol/l und einen Puls von circa 124, bei Erreichen der anaeroben Schwelle liegt der Laktatwert bei 4 mMol/l und der Puls bei rund 145. Jenseits dieses Wertes trainiert er im anaeroben Bereich und verlässt damit den „Gesundheitssektor".

Insbesondere bei Männern besteht die Gefahr, dass sie sich bei einem Ausdauertraining über Gebühr strapazieren. Deutlich wurde dies in einer Studie der DSHS Köln für den AOK-Bundesverband. Fast die Hälfte von 320 Freizeitläufern, bei denen die Milchsäurewerte und andere Trainingsparameter gemessen wurden, trainierten mit einer zu hohen Intensität.[17] Die Folge der übersäuerten Muskulatur können dramatisch sein: Herz-Rhythmusstörungen, Immunschwächung, Koordinationsstörungen und vieles mehr. Besonders stark überfordern sich Läufer auch bei Volksläufen mit Wettkampfcharakter. Auch hier hatten fast alle „Volksläufer" eines gemeinsam: übersäuerte Muskeln. Der Kölner Sportpsychologe Henning Allmer definiert die Risikogruppen: Anfänger, Einzelläufer und vor allem Männer.

Die Laktatdiagnostik wird meist nur in Verbindung mit Leistungssport empfohlen. Hier ist sie sicher angebracht, aber gerade auch bei Anfängern ist sie äußerst sinnvoll und empfehlenswert. Gerade diese Gruppe hat häufig noch kein Gefühl für die angemessene Intensität. Sie laufen oder radeln viel zu schnell los und sind dann nach kurzer Zeit frustriert. Die kontinuierliche Pulsmessung zu Beginn eines Ausdauertrainings vermittelt eine Orientierung über den „gesunden Anstrengungsgrad" und schützt sie vor Überforderung.

KRAFT

Bei Krafttraining denken viele Menschen an Bodybuilding, schweißtreibendes Training mit Hanteln oder unförmige Muskelberge. Ein erfreulicher Trend wirkt diesen Assoziationen entgegen: Muskeltraining mit dem eigenen Körper. Ein solches Training reicht völlig aus, um dem ganz normalen Muskelabbau mit zunehmendem Alter entgegenzuwirken. „Use it or lose it" ist die Devise der Muskulatur. Die Muskeln, die nicht bewegt werden, verkümmern und bauen sich ab. Daher gilt für den Zusammenhang zwischen Stress und Krafttraining die gleiche Begründung wie beim Thema Beweglichkeit. Es geht darum, Verspannungen, Muskelverkürzungen, Muskelabbau, Haltungsschäden, die auf Dauer zu ernsthaften orthopädischen Beschwerden führen, zu verhindern. Die Rolle der Muskulatur geht in der modernen Medizin weit über die Funktion als mechanische Bewegungsmaschine hinaus. Muskeln sind wichtige Stoffwechselorgane und senden Botenstoffe – Myokine genannt – aus, die bedeutende Stoffwechselleistungen erbringen. Rund 400 Myokine sind von der Wissenschaft identifiziert worden. Sie zählen zu

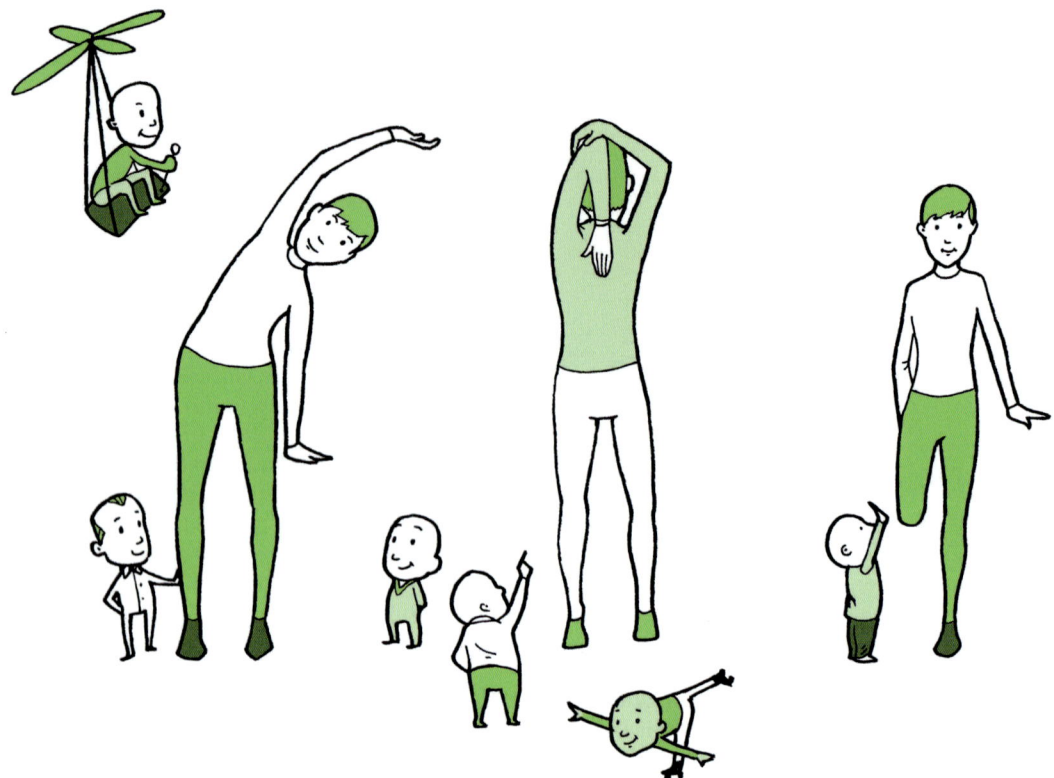

den Interleukinen, die wiederum als bedeutende Botenstoffe des Immunsystems agieren. Interleukin 6 ist eines dieser Myokine, die infolge von Bewegung, also Muskelarbeit, vermehrt ausgeschüttet werden. Es sorgt in der Leber für eine verstärkte Sekretion des Akute-Phase-Proteins. Dieses wiederum sorgt für Aufräum- und Reparaturarbeiten und aktiviert Stoffwechselprozesse. Eine bemerkenswerte Erkenntnis war der Zusammenhang zwischen Interleukin 6 und der Glykogeneinlagerung im Muskel. Je weniger Glykogen im Muskel vorhanden ist, das heisst, umso erschöpfter die Muskeln waren, umso mehr Interleukin wurde ausgeschüttet. Mit anderen Worten: Ein Training, das die Muskeln richtig fordert, aktiviert die Regeneration und den gesamten Stoffwechsel.[18]

Neben dem Ausdauertraining ist ein regelmäßiges Krafttraining unverzichtbar für ein gesundes Leben und vor allem für ein gesundes Altern.

Welche Art von Krafttraining betrieben wird, ob Fitnessstudio, Kurse wie „Bauch, Beine, Po", Pilates, ein gezieltes Rückentraining oder ein Übungsprogramm zu Hause, sollte den individuellen Vorlieben überlassen bleiben.

TU! DAS!

Übungen zur Kräftigung der Muskulatur sollen zunächst unter Anleitung kompetenter Übungsleiter ausgeführt werden, die die Bewegungsausführung beobachten und gegebenenfalls korrigieren. Erst wenn sichergestellt ist, dass die Übungen korrekt ausgeführt werden, können sie auch alleine praktiziert werden.

BEWEGLICHKEIT

Der stressabbauende Effekt der Ausdauer ist vielen Menschen bekannt und sie haben das Ausdauertraining als gute Gewohnheit in den Tages- oder Wochenablauf integriert. Weniger geläufig ist der Zusammenhang zwischen Stress und der „Fitnesssäule" Beweglichkeit im Sinne von Dehnfähigkeit. Die Anforderungen im Beruf sind meist mit langem Sitzen, angespannter Muskulatur oder einseitigen Bewegungsabläufen verbunden. All dies führt auf Dauer zu Verspannungen, Muskelverkürzungen, Haltungsschäden und am Ende zu ernsthaften orthopädischen Beschwerden.

Dem kann vorgebeugt werden, indem regelmäßig kleine Dehnübungen am Arbeitsplatz ausgeführt werden, die ganz wenig Aufwand erfordern und langfristig einen hohen gesundheitlichen Ertrag liefern.

Mit dem folgenden kleinen Übungsprogramm, das mehrmals am Tag als aktive Pause gestaltet werden kann, werden unsere Muskeln und Sehnen perfekt gedehnt und die häufigsten Muskelverspannungen und -verkürzungen verhindert:

Ein tägliches Dehnprogramm kann zu Hause und selbst am Arbeitsplatz ausgeübt werden. Im Büro kann man die Übungen im Liegen aussparen, aber die meisten Dehnübungen können auch in Arbeitskleidung ausgeführt werden! Der Schreibtisch kann als „Trainingsgerät" integriert werden. Sportarten und Bewegungsformen, die speziell die Beweglichkeit trainieren, sind zum Beispiel Yoga, Qigong oder Tai-Chi.

KOORDINATION

Wie im Abschnitt „Warum Bewegung wichtig ist" ausgeführt, trainieren Koordinationsübungen, wie beispielsweise Überkreuzbewegungen oder asymmetrische Rechts-links-Übungen nicht nur die motorischen Fertigkeiten, sondern auch die mentale Leistung. Ein solches „Brain Gym" – regelmäßig ausgeführt – wirkt stressabbauend und intelligenzfördernd. Im Übrigen fördert jede Bewegung – auch Laufen, Radfahren oder Schwimmen – die Koordinationsfähigkeit. Besonders ausgeprägt ist dies beim Tanzen oder bei Bewegungsabfolgen mit musikalischer Choreografie wie Aerobic, Zumba und ähnlichen tänzerischen Formen. Die stimmungsfördernde Wirkung der Musik ist dann noch ein weiterer Faktor, der Stress abbaut.

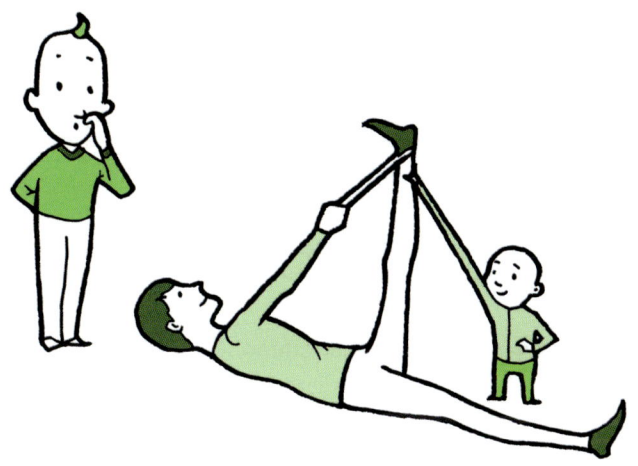

SCHNELLIGKEIT

Und was ist mit der fünften „Fitnesssäule" der Schnelligkeit? Ganz kurz: Jeder Mensch kommt mit einem angeborenen Anteil schneller und langsamer Muskelfasern zur Welt. Die Schnellkraft kann zwar trainiert werden, ist aber unter Gesundheitsaspekten eher nebensächlich. Training der Schnelligkeit ist daher dem Leistungssport vorbehalten und spielt im Zusammenhang mit Stress und Bewegung keine Rolle.

FAZIT

Bewegung ist für den Stressabbau und für die Gesunderhaltung von großer Bedeutung. Es gibt gut belegte Empfehlungen darüber, welche Bandbreite von minimal bis optimal für die Gesundheit notwendig ist. Niemand muss Leistungssport treiben, um Stress ab zubauen. Die Empfehlungen für ein rein an der Gesundheit orientiertes Bewegungsmaß lassen sich anschaulich in der folgenden Bewegungspyramide zusammenfassen. Wer in seinen Aktivitäten über dieses Maß hinausgeht betreibt ambitionierten Freizeit- oder gar Leistungssport!

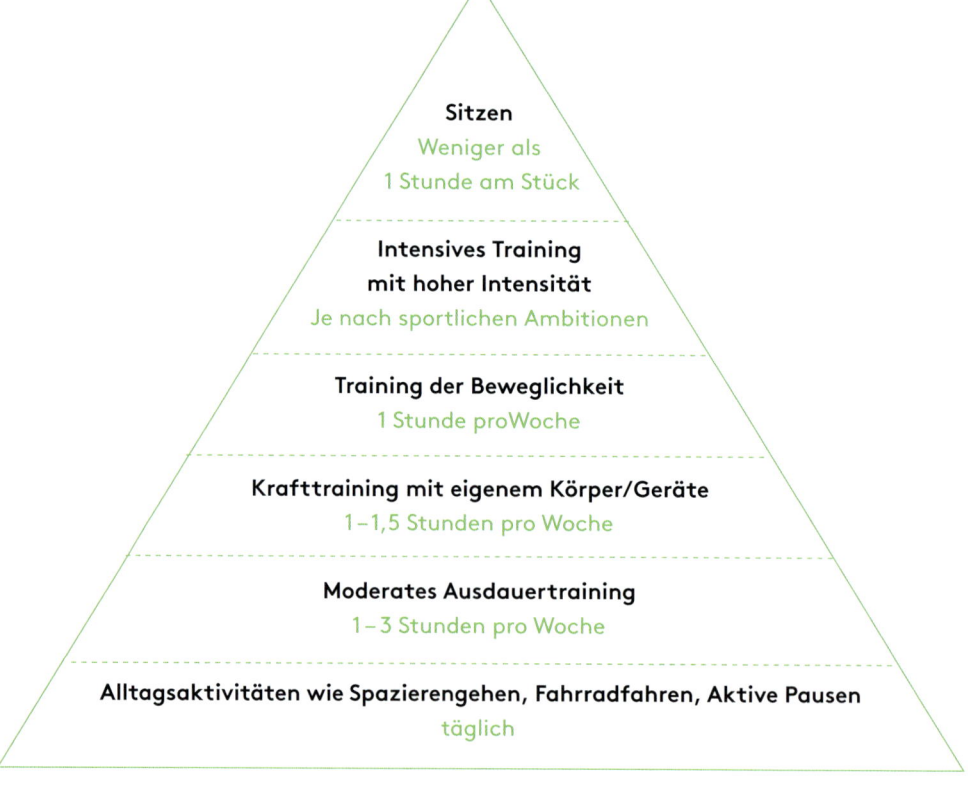

Abb. 29 *Die Bewegungspyramide*

Ernährung

Wer sich gestresst fühlt, ernährt sich deutlich schlechter. Die auf eine erhöhte Stressbelastung folgende Veränderung der Ernährungsweise, in aller Regel zum Schlechteren, ist in vielen repräsentativen Umfragen belegt. Typisch und exemplarisch für dieses Phänomen ist eine Befragung von Studenten der Uni Bonn im Sommersemester 2013. Rund drei Viertel der Befragten gaben an, ihre Ernährungsgewohnheiten unter Stress zu ändern. Dabei bewerteten sie die veränderten Essgewohnheiten zu 96 Prozent als ernährungsphysiologisch eher ungünstig.[1]

> Wer sich gestresst fühlt, ernährt sich in der Regel deutlich schlechter.

Ernährungspraxis bei Stress

Ein konstruiertes Fallbeispiel mag übertrieben sein, viele werden sich jedoch in dem einen oder anderen Punkt wiederfinden. Die fiktive Person ist Timo, ein Handelsvertreter. Sein Speiseplan an einem beliebigen Arbeitstag sieht wie folgt aus:

6:30 Uhr:
1 Tasse Kaffee, keinen Hunger

8 bis 9 Uhr
1 Schokocroissant beim Bäcker

11 Uhr
Auf dem Weg zum Kunden gekauft:
2 belegte Brötchen (Salami/Schinken/Käse) – Riesenhunger

15 Uhr
XXL-Menü Abfahrt Autohof:
Pommes, Burger, Cola, 1 Apfeltasche und 1 Cappucino zum Dessert

17 Uhr
1 Pott Kaffee, 2 Berliner

21 Uhr
Lieferdienst:
1 große Pizza Quattro Stagioni

23 Uhr
1 Flasche Bier und ½ Tüte Chips beim Fernsehen

Um zu veranschaulichen, welche Überflutung mit den energieliefernden Nährstoffen Eiweiß, Fett und Kohlenhydraten eine solche Ernährung bewirkt, folgt eine genaue Analyse von Timos Fast-Food-Ernährungstag.

Die Gesamtbilanz möge man sich auf der Zunge zergehen lassen. Timo nimmt an einem Tag ohne nennenswerte Bewegung, hauptsächlich beim Kunden und im Auto sitzend 4.762 kcal zu sich, in kJ ausgedrückt 19.930. Dies wäre einem Fußballbundesligaspieler an einem harten Trainingstag zu empfehlen.

LEBENSMITTEL	Brennwert in kcal/KJ	Eiweiß in g	Fett in g	Kohlenhydrate in g/ davon Zucker in g
Schnelles Frühstück				
Große Tasse Kaffee mit Milch (20 ml)	13,4/55,8	0,7	0,76	0,94
Schokocroissant	368/1541	4,8	24,9	32/20
Snack am späten Vormittag				
2 Brötchen	272/1155	8,3	1,9	55,3
Butter (10 g)	75/309	0,7	8,3	-
Gouda 45 % Fett i. Tr. (ca. 40 g)	132/549	10,2	10,2	-
Salami (ca. 35 g)	133/550	7,35	11,6	-
Schinken (ca. 35 g)	31/134	7,88	1,3	-
Fast-Food-Menü				
Hamburger Royal TS	518/2164	29	28	35
Pommes, groß	434/1815	5	21	54
1 Portion Ketchup	26/111	0	0	6/6
1 Cola (400 ml)	170/710	0	0	42/42
Apfeltasche	228/955	2	12	28/11
Cappuccino regulär	91/384	5	5	7
Kaffee und Süßes am Nachmittag				
Große Tasse Kaffee mit Milch (20 ml)	13,4/55,8	0,7	0,76	0,94
2 Berliner (130 g)	518/2166	8	24,8	59,6/21,4
Abendessen und späte Knabberei				
Pizza Quattro Stagioni (500 g)	1080/4519	40	25,4	170,4
Halbe Tüte Chips (87 g)	459/1920	4,7	33,5	34,5
Bier 1 Flasche (0,5 l)	200/836	Alkohol 20 g	12	
GESAMTSUMME	**4761,8/19.930**	**133,64**	**209,4**	**538/94**

Tabelle 17 Analyse von Timos Fast-Food-Ernährungstag

Der durchschnittliche Energiebedarf eines Mannes bei leichter körperlicher Aktivität liegt bei 2.400 kcal. Timo übertrifft diese Empfehlung fast um das Doppelte! Eine Fettaufnahme von über 200 g am Tag ist ebenfalls eine stolze Summe. Betrachtet man die Lebensmittel, die Timo an diesem Tag verzehrt, so erkennt man auf den ersten Blick ein Überwiegen von gesättigten Fettsäuren. Also auch die Fettqualität ist, um es auf den Punkt zu bringen, katastrophal. Die Kohlenhydratmenge liegt bei 538 g, von denen 94 g Zucker sind. Die verbleibenden 444 g Kohlenhydrate stammen aus Stärketrägern mit wenigen Ballaststoffen. Da Stärke letztendlich nichts anderes ist als eine Perlenkette mit Traubenzuckermolekülen als Perlen, die im Darm freigesetzt werden, nimmt Timo also ausschließlich Kohlenhydratlieferanten zu sich, die seinen Blutzucker wahrscheinlich mehrmals am Tag deutlich ansteigen lassen.

Hinzu kommt bei Timo eine „nackte" Zuckeraufnahme von 94 g Saccharose (Haushaltszucker) pro Tag. Diese übertrifft die Empfehlung der Deutschen Gesellschaft für Ernährung, maximal 20 g Haushaltszucker täglich aufzunehmen, um das 4,5-Fache. Da macht der Alkoholgehalt von 20 g über die Flasche Bier den nicht vorhandenen Kohl auch nicht mehr fett. Kurz und gut: Einen solchen Ernährungstag wird man – wenn es nur ab und zu ist – durchaus ohne Schäden überstehen. Auf Dauer jedoch führt eine derartige Ernährungsweise in das sogenannte tödliche Quartett, oder auch metabolisches Syndrom genannt. Dies ist charakterisiert durch starkes Übergewicht in Verbindung mit Bluthochdruck, Diabetes, Fettstoffwechselstörungen sowie Gicht.

> Auf Dauer jedoch führt eine derartige Ernährungsweise in das sogenannte tödliche Quartett, oder auch metabolisches Syndrom genannt. Dies ist charakterisiert durch starkes Übergewicht in Verbindung mit Bluthochdruck, Diabetes, Fettstoffwechselstörungen sowie Gicht.

Teufelskreis von Stress und schlechter Ernährung

Wir haben es mit einem doppelten Dilemma im Sinne eines Teufelskreises zu tun: Auf der einen Seite steigt bei Stress der Bedarf an spezifischen Mikronährstoffen wie zum Beispiel dem B-Vitamin-Komplex, Magnesium oder Vitamin C deutlich an. Eine quantitativ und qualitativ ausgewogene Ernährung wäre daher angebracht. Andererseits verschlechtert sich aber genau dann die Ernährungsweise: In der als Disstress empfundenen Lebenslage wird die Ernährungsqualität und -quantität meist aus Zeitgründen zu wenig beachtet. Die Folge ist eine Verschlechterung der physiologischen Abwehr gegen die Stressfolgen, der Teufelskreis ist geschlossen.

Die folgende Tabelle zeigt den im Stressstoffwechsel erhöhten Bedarf, bedingt durch die Synthese des primären Stresshormons Adrenalin sowie anderer „Antistresssubstanzen" wie DHEA, Melatonin und Serotonin.[2]

STRESS UND NÄHRSTOFFERHÖHUNG

	Adrenalin Bedarf im Stress erhöht:	**Serotonin** Notwendig für die Bildung von:	**Melatonin** Notwendig für die Bildung von:	**DHEA** Notwendig für die Bildung von:
Vitamine	B_6, B_{12}, Folsäure, C	B_1, B_6, B_{12}, Folsäure, C	B_6	B_2, B_6, Niacin
Mineralstoffe	Calcium, Eisen, Kupfer, Magnesium	Magnesium, Zink	Magnesium, Zink	Eisen, Kupfer, Magnesium
Sonstige	Tyrosin (= Aminosäure)	Omega-3-Fettsäuren, Tryptophan	Serotonin	Cholesterin, Coenzym Q_{10}

Tabelle 18 Stress und Nährstofferhöhung in Anlehnung an Eichinger & Hoffmann (2014)

Ernährungsfallen im Stress

Dieses Kapitel verfolgt das Ziel, die Zusammenhänge zwischen Stress und Ernährung genauer darzulegen und daraus Regeln und Tipps zu entwickeln, mit deren Hilfe Sie in Zukunft nicht mehr so leicht in die typischen Ernährungsfallen tappen. Bitte überlegen Sie jeweils am Ende eines Themengebietes, inwieweit das Gesagte auf Sie persönlich zutrifft und ob Sie die resultierende Empfehlung umsetzen können oder wollen.

STRESS UND »FAST-FOOD-FALLE«

Wer glaubt, sich keine Zeit zum Essen nehmen zu können, der nimmt, was sich auf die Schnelle greifen lässt. Und das sind in aller Regel die Klassiker von Schnellimbiss und Burgerketten: Bratwurst, Döner, Hamburger, Pizza, Pommes rot/weiß und dazu meist noch ein zuckerhaltiges Softgetränk. Am Beispiel unseres Handelsvertreters Timo sehen Sie, wohin eine solche Ernährungsweise führt. Das „schnelle Essen" (Fast Food) wirkt sich aus verschiedenen Gründen ungünstig auf den Organismus aus:

1. Zu schnelles Essen, womöglich noch mit Ablenkungen wie intensiven Gesprächen, Bildschirmarbeit oder Fernsehschauen behindert die Verdauung. Voraussetzungen für eine gute Verdauung, also die Aufspaltung größerer Nährstoffe wie Eiweiße, Fett und Kohlenhydrate in kleinere Einheiten, sind gründliches Kauen und eine bewusste Nahrungsaufnahme.

   Das Gegenteil ist das hastige Herunterschlingen, das nicht nur den Genuss mindert, sondern die Magen- und Darmfunktionen behindert. Die Folgen können sich in typischen Symptomen wie Blähungen, Durchfall, Sodbrennen, Verstopfung und eventuell auch im Wechsel dieser Symptome äußern.

2. Wer zu schnell isst, überspringt die Sättigungsgrenze und nimmt leicht mehr Nahrungsenergie zu sich, als es der Bedarf erfordert. Die Konsistenz und Textur von Gerichten der bekannten Fast-Food-Anbieter zielt genau darauf ab. Wer nicht satt wird, verschlingt auch noch den zweiten Burger, das Umsatzziel ist erreicht.

3. Infolge des hastigen Essens kann auch die Resorption, also die Nährstoffaufnahme von der Darmschleimhaut ins Blut vermindert sein. Wichtige Nährstoffe landen also nicht im Blut, sondern werden unverdaut wieder ausgeschieden.

TU! DAS!

Sich Zeit beim Essen nehmen, ist sinnvoll genutzte Zeit. Wer bei der Zubereitung Zeit sparen möchte, dem seien spezielle Kochbücher und Ratgeber, zum Beispiel von der Verbraucherzentrale, empfohlen, in denen zahlreiche gesunde Gerichte zu finden sind, die nicht länger als eine halbe Stunde Zubereitungszeit benötigen. Auch bei der Außer-Haus-Verpflegung gibt es durchaus Angebote, die den Kriterien einer gesunden Ernährung genügen. Es muss nicht immer Pizza und Currywurst sein. Gemüsewraps, ausgewogen zusammengestellte Sandwiches, Sushi und vieles mehr werden zumindest in Großstädten immer mehr angeboten.

Spezialtipp

Die Zeitschrift „Mens Health" hat bereits vor vielen Jahren den „Fast Food Survival Guide"[3] herausgegeben, ein Buch im handlichen Taschenbuchformat, das bei allen gängigen Fast-Food-Ketten Gerichte gegenübergestellt getreu dem Motto „Iss dies, nicht das". So kann man selbst bei Anbietern, die nicht als Gesundheitsapostel gelten, die größten Ernährungskatastrophen vermeiden.

STRESS UND SÜSSIGKEITEN

Heißhunger auf Süßes in stressigen Zeiten kennt vermutlich jeder. Fatal ist es, sich auch noch Selbstvorwürfe zu machen, denn dieses Verlangen ist physiologisch begründet. Das Gehirn macht rund zwei Prozent des Körpergewichtes aus, verbraucht aber rund 20 Prozent unserer aufgenommenen Energie. Der wichtigste Brennstoff für das Gehirn ist Glukose, also Traubenzucker, weshalb der Trieb nach Süßem nur mit äußerster Disziplin und Willenskraft zu beherrschen ist – Verhaltenseigenschaften, die ohnehin schon für die Bewältigung der jeweiligen Stresssituation selbst stark beansprucht werden. Es ist daher fast unmenschlich, dem Verlangen nach Süßem auf Dauer zu widerstehen. Eines ist allerdings möglich: Wer sich am Morgen Zeit nimmt für ein Frühstück, das reichlich komplexe Kohlenhydrate, wie Müsli mit etwas Obst, Vollkornbrot und andere ernährungsphysiologisch wichtige Nährstoffe enthält, der startet gut in den Tag und schützt sich vor süßen Heißhungerattacken. Die nicht benötigten Kohlenhydrate werden in Form von Glykogen in Leber und Muskulatur gespeichert und bei Bedarf ins Blut abgegeben. Genau dieses Wissen ist notwendig, um in einer Stresssituation gewappnet zu sein. Die Freisetzung der Glukose aus Glykogen nimmt etwas Zeit in Anspruch. Wenn diese Zeit durch das Trinken eines Glases Wasser oder eine andere Ablenkung überbrückt wird, hält der Süßhunger nur kurz an. Das Gleiche gilt für das Mittagessen. Wer es ausspart, muss verstärkt mit Heißhungerattacken auf Süßigkeiten rechnen.

> Wer sich am Morgen Zeit nimmt für ein Frühstück, das reichlich komplexe Kohlenhydrate, wie Müsli mit etwas Obst, Vollkornbrot und andere ernährungsphysiologisch wichtige Nährstoffe enthält, der startet gut in den Tag und schützt sich vor süßen Heißhungerattacken.

TU! DAS! Ein gutes Frühstück auf der Basis von Haferflocken mit Obst oder Vollkornbrot und fruchtigen Brotaufstrichen kann Heißhungerattacken auf Süßes während des Tages verhindern. Die enthaltenen Kohlenhydrate werden gespeichert und versorgen bei Bedarf das Gehirn mit Brennstoff.

STRESS UND EMOTIONALES ESSEN

Neben der angesprochenen schnellen Verfügbarkeit von ungesundem Fast Food sei hier auch noch der psychologische Aspekt des „Stressessens" angeführt. Studien zeigten, dass einige Menschen bei negativen Gefühlen wie Angst, Wut oder Trauer über ihren Hunger hinaus essen, sich sozusagen „überessen". Man nennt dieses Phänomen auch „Emotionales Essen".[4] Besonders anfällige Stressesser sind Personen, die dauerhaft restriktiv essen, weil sie beispielsweise chronisch auf Diät sind.[5] Es gibt verschiedene Ideen dazu, warum es zu diesem weitverbreiten Phänomen des emotionalen Essens kommt. Eine Überlegung ist, dass uns emotionales Essen dabei hilft, die Aufmerksamkeit von eigenen selbstwertbedrohlichen Gedanken wegzulenken; wir vermeiden so die Auseinandersetzung mit negativen Gedanken und Gefühlen. Eine andere Hypothese besagt, dass Überessen das Erlebnis positiver Emotionen erhöht, wir genießen das Essen einfach sehr und wollen diesen Zustand ausdehnen. Die Erforschung der wahren Ursache für emotionales Essen ist für die Praxis wenig hilfreich. Fazit ist: nicht die Emotion selbst ist für das Überessen ausschlaggebend, sondern ein Mangel an Strategien der Emotionsregulation.[6] Das Konzept der Emotionsregulation wird im Teil Erkenntnis ausführlich behandelt.

TU! DAS! Überlegen Sie, ob Sie in Stresssituationen anfällig für emotionales Essen sind, und versuchen Sie sich selbst dabei zu beobachten, wenn dieses Verhalten gehäuft auftritt. Sollten Sie merken, dass dies ein Thema ist, dem es sich lohnt Aufmerksamkeit zu schenken, vertiefen Sie dazu den Teil zur Emotionsregulation im Kapitel „Erkenntnis" (S. 212).

STRESS UND FLÜSSIGKEIT

Das Gehirn benötigt nicht nur Brennstoff, sondern auch Wasser. Die kognitiven Funktionen verschlechtern sich dramatisch bei Flüssigkeitsmangel. Dies ist in jedem Seniorenwohnheim bekannt. Wenn die älteren Menschen dort zu wenig getrunken haben, äußert sich dies sehr häufig in Gedächtnis- und Konzentrationsproblemen. Bei Menschen mit Demenzerscheinungen treten diese noch stärker hervor. Die Erklärung für diese Phänomene ist recht simpel: Der Körper eines Menschen besteht zu 50 bis 60 Prozent aus Wasser, beim Gehirn liegt der Anteil sogar bei ungefähr 75 Prozent. Die erste Folge einer ungenügenden Flüssigkeitszufuhr sind meist Kopfschmerzen. Als Folge des Flüssigkeitsmangels dickt das Blut ein und die feinen Hirngefäße können weniger Nährstoffe und vor allem weniger Sauerstoff transportieren. Kopfschmerzen sind meist das erste Symptom, es folgen Gedächtnis- und Konzentrationsprobleme. Eine ausreichende Flüssigkeitszufuhr ist daher ein wichtiger Schutzfaktor gegenüber Stress.

Einen aufschlussreichen Versuch unternahm die Arbeitsgruppe von Professor Ulrich Ettinger am Institut für Psychologie an der Universität Bonn: Jugendliche im Alter von 16 und 17 Jahren trainierten in einem luftdichten ABC-Anzug, wie er beim Militär verwendet wird, 70 Minuten auf einem Fahrradergometer. Das Training war zwar von der Herz-Kreislauf-Intensität

> **In einem Zustand, der mit Flüssigkeitsmangel einhergeht, wird das Gehirn deutlich stärker beansprucht.**

nicht sehr anstrengend, aufgrund des luftdichten Overalls verloren sie jedoch rund 1,5 Liter Schweiß. Sie waren also dehydriert. Bei einem anschließenden Computerspiel wurden ihre kognitiven Fähigkeiten beansprucht und ihre Hirnaktivitäten mittels funktioneller Magnetresonanztomografie (fMRT) gemessen. Die ermittelten Werte wurden mit denen der gleichen mentalen Leistungsanforderung verglichen, jedoch ohne vorherigen Wasserverlust. Das Ergebnis war für die Forscher aufschlussreich: In beiden Situationen war die Leistung gleich, in der Versuchsanordnung mit vorheriger Dehydrierung zeigten die Probanden jedoch eine stark erhöhte Aktivität der Hirnzellen. Die Folgerung der Wissenschaftler lautete: In einem Zustand, der mit Flüssigkeitsmangel einhergeht, wird das Gehirn deutlich stärker beansprucht. Bei einer zusätzlichen Stresssituation würde es diese Anforderung vermutlich nicht mehr zufriedenstellend bewältigen können. Dies deckt sich mit anderen Studien, die bei durstigen Probanden starke Denk- und Konzentrationsprobleme fanden. Auch die Stimmungslage war bei ihnen deutlich schlechter.[7]

Es liegt daher nahe, eine reichliche Flüssigkeitszufuhr zu empfehlen, um die kognitive Leistung zu verbessern beziehungsweise aufrechtzuerhalten. Doch ein Zuviel an Flüssigkeit ist ebenfalls von Nachteil.

So zeigten Probanden, die über ihren Durst hinaus mit Wasser versorgt wurden, eine deutlich schlechtere geistige Leistungsfähigkeit als Probanden, die Durst empfanden und anschließend ein Glas Wasser trinken durften.

Mit anderen Worten: Man kann des Guten auch zu viel tun. Eine zu große Flüssigkeitsmenge verschlechtert die Hirnleistung ähnlich stark wie eine zu geringe.[8] Um nicht zu viel oder zu wenig zu trinken, ist die Empfehlung von 30 ml pro Kilogramm Körpergewicht am Tag eine gute Faustregel. Dies bedeutet für einen 60 kg schweren Menschen, dass er am Tag rund 1,8 Liter Flüssigkeit zu sich nehmen sollte. Achtung: Für einen Übergewichtigen, zum Beispiel 120 kg schweren Menschen sind keine 3,6 Liter erforderlich. Hier würde man vom sogenannten Normalgewicht ausgehen, das mit der Körpergröße in Zentimetern minus 100 als Bezugsgröße berechnet wird. Doch nicht nur die Quantität, sondern auch die Qualität, nämlich die Art der Getränke ist beim Thema Trinken zu beachten.

Hyper-, Iso- und Hypotonische Getränke

Grundsätzlich lassen sich die Getränke in Bezug auf ihren Salz- und Zuckergehalt in drei Kategorien einteilen:

- hypotone,
- isotone und
- hypertone Getränke.

Ausschlaggebend für die Zuordnung zu einer der drei Arten ist die sogenannte Osmolalität. Dies ist ein Maß für die Menge osmotisch aktiver Teilchen in einer Flüssigkeit. Osmotisch bedeutet wasseranziehend. Ein Beispiel kann dieses Prinzip verdeutlichen: Meerwasser ist bekanntlich sehr salzreich. Durstige Menschen auf einem Ruderboot ohne Trinkwasser auf dem Ozean würden nach dem Trinken von Meerwasser verdursten, weil das Salz im Meerwasser das Wasser aus den Körperzellen an sich binden würde. Diese Anziehung wird als osmotische Kraft bezeichnet.

Hypertone Getränke

haben eine höhere Konzentration an osmotisch wirksamen Teilchen im Vergleich zu Körperflüssigkeiten. Daher eignen sich hypertone Getränke nicht als Durstlöscher. Bei ihnen muss der Körper sogar Wasser in den Magen-Darm-Trakt hineingeben, um sie quasi zu verdünnen. Osmotisch aktive Teilchen sind vor allem Salze und Zucker. Zu den hypertonen Getränken zählen alle Softgetränke, die echten Zucker und keine Süßstoffe enthalten sowie Fruchtsäfte. Vielen Menschen ist nicht bewusst, dass Fruchtsäfte, selbst wenn sie direkt gepresst und nicht aus Konzentrat rückverdünnt wurden, in etwa die gleiche Menge Zucker enthalten wie Cola oder Fanta. Das Trinken von einem Liter Orangensaft liefert rund 100 g Zucker, umgerechnet circa 10 Esslöffel.

Isotonische Getränke

sind in Sportlerkreisen beliebt. Sie sind mit ungefähr 5 g Zucker in 100 ml durchaus gehaltvoll. Ein Liter Apfelschorle – das natürliche Pendant zu einem speziellen isotonischen Sportgetränk – liefert immerhin 50 g Zucker, dies entspricht 5 Esslöffeln. Der Name isoton leitet sich ab aus der griechischen Vorsilbe „iso" und bedeutet „gleich". Damit wird ausgedrückt, dass isotonische Getränke die gleiche Konzentration an osmotisch wirksamen Teilchen enthalten wie Körperflüssigkeiten. Dies bedingt eine rasche Aufnahme der Flüssigkeit. Für den Sportler sind sie gut geeignet, da sie sowohl Mineralstoffe als auch den Brennstoff Glukose liefern. Für Bürotäter ist Letzteres eher überflüssig, weil es die Zuckeraufnahme erhöht.

Hypotone Getränke

haben eine geringere Konzentration an osmotisch wirksamen Teilchen als Körperflüssigkeiten, also zum Beispiel Wasser. Sie werden noch schneller aufgenommen als isotonische Getränke, allerdings auch schneller wieder ausgeschieden.

Und was ist mit Tee oder Kaffee?

Das kaum überraschende Fazit lautet also: Der überwiegende Anteil der Flüssigkeit an einem Tag sollte möglichst durch Leitungs- oder Mineralwasser gedeckt werden. Es gibt auch gute Nachrichten für Kaffee- und Teetrinker. Kaffee hat in Bezug auf seine gesundheitliche Bewertung in den letzten Jahren eine steile Karriere hingelegt. Metaanalysen – das sind Zusammenfassungen von zahlreichen Studien zu einem Themenbereich – haben klar ergeben, dass 3 bis 4 Tassen Kaffee am Tag nicht nur nicht schaden, sondern sogar vor verschiedenen Erkrankungen schützen. Dazu zählen Demenzerkrankungen, Gallensteine, Parkinson und überraschend auch verschiedene Krebserkrankungen.[9,10,11] Natürlich bietet der Kaffee in diesem Zusammenhang keinen 100-prozentigen Schutz und es ist auch nicht sinnvoll, Kaffee literweise zu konsumieren. Dennoch steht Kaffee mittlerweile auf der „Positivliste". Die immer noch geläufige Behauptung, dass Kaffee dem Körper Flüssigkeit entzieht und in der Flüssigkeitsbilanz nicht eingerechnet werden darf, ist wissenschaftlich schon lange widerlegt.[12]

> Metaanalysen haben ergeben, dass 3–4 Tassen Kaffee am Tag nicht nur nicht schaden, sondern sogar vor verschiedenen Erkrankungen schützen.

> Der Grüne Tee trumpft wissenschaftlich stark auf mit einer Substanz namens „Epigallocatechingallat" (EGCG), die in der Primärprävention gegenüber Krebserkrankungen vermutlich eine Schutzwirkung entfaltet.

Auch für Teetrinker sieht es gut aus. Insbesondere der Grüne Tee trumpft wissenschaftlich stark auf mit einer Substanz namens Epigallocatechingallat (EGCG), die in der Primärprävention gegenüber Krebserkrankungen vermutlich eine Schutzwirkung entfaltet.[13] Die Menge, die für einen solchen Effekt notwendig ist, liegt allerdings bei 1 bis 1,5 Liter am Tag. Ob diese Menge angesichts des Koffeins, das auch im Schwarz- und Grüntee enthalten ist, empfohlen werden kann, ist zumindest fraglich.

Eine eindeutige Antistresswirkung von Tee liegt nicht unbedingt an bestimmten Wirkstoffen, sondern an der Art und Weise, wie Tee im Kontext einer Art Zeremonie angeboten wird. In Japan sind solche Teezeremonien bekannt, in Deutschland wird dies vor allem in Ostfriesland noch zelebriert.

Alkohol – kein guter Stressbewältiger

Während es für die klassischen Genussmittel auf Koffeinbasis durchaus vielversprechende gesundheitsfördernde Effekte gibt, rutscht der Alkohol immer weiter auf die dunkle Seite der Toxikologie. Alkohol ist ein in der Bevölkerung weitgehend akzeptiertes Genussmittel, obwohl die Zahlen zum Alkoholmissbrauch und daraus entstehende gesundheitliche Risiken beunruhigend sind. Aufgrund seiner negativen Stoffwechselwirkungen gibt es keinen risikofreien Alkoholkonsum. Es gibt lediglich einen „risikoarmen" Konsum, der bei 24 g Reinalkohol/Tag für Männer und 12 g Reinalkohol/Tag für Frauen liegt.[14] In alkoholischen Getränken ausgedrückt wären dies 2 Gläser (0,3 l) Bier bei Männern und 1 Glas (0,3 l) Bier bei Frauen. Bei Wein sind die Mengen aufgrund des im Vergleich zu Bier (ca. 5 g Ethanol/100 ml) doppelt so hohen Ethanolgehaltes (10–14 g/100 ml) noch geringer. Umstritten ist mittlerweile auch die angeblich positive Wirkung moderaten Alkoholkonsums auf chronisch ischämische Herzkrankheiten wie beispielsweise die Arteriosklerose.

FAZIT

Alkohol ist ein Stoffwechselgift, das nur in möglichst kleinen Mengen, am besten jedoch gar nicht aufgenommen werden sollte. Zur Stressableitung am Abend taugt Alkohol überhaupt nicht.

TU! DAS!

Genug trinken ist wichtig: Mit der Regel 30 ml/kg Körpergewicht am Tag wird die Flüssigkeitsmenge gedeckt. Diese Menge sollte gleichmäßig über den Tag verteilt werden. Eine zu geringe, aber auch eine zu große Flüssigkeitsmenge ist für die kognitive Leistungsfähigkeit abträglich!

Geeignete Getränke als Flüssigkeitslieferanten sind Wasser, Mineralwasser, aber auch Kaffee, Kräutertee und Tee (grün, schwarz). Der optimale Kaffeekonsum liegt bei 3–4 Tassen. Die individuelle Verträglichkeit sollte immer beachtet werden (spezielle Heilpflanzentees werden im Kapitel „Naturheilverfahren bei Stress" ab Seite 172 näher erklärt).

Koffeinhaltige Getränke sollten nach 17 Uhr nicht mehr getrunken werden, es sei denn die Schlafqualität wird von ihnen nicht beeinträchtigt.

Fruchtsäfte sollten aufgrund ihres hohen Zuckeranteils nur in kleinen Mengen (150 ml) getrunken werden.

Alkoholische Getränke und **Softgetränke** sollten so wenig wie möglich getrunken werden.

STRESS UND FETT

Fett verbinden die meisten Menschen mit Übergewicht, Problemzonen und fettigen „Schweinereien", die zwar lecker, aber ungesund sind. Wie bei Süßigkeiten fällt es schwer, dem Fett als Geschmacksträger aus dem Wege zu gehen. Verbindet sich Fett gar mit Süßem, wie im italienischen Eiscafé, triumphiert der innere Schweinehund.

Die gute Nachricht lautet: Fett ist nicht nur ein Geschmacksträger, Fett ist für unsere Zellmembranen, die Blutfließeigenschaften, die Gehirnfunktionen und die Sehkraft, um nur einige Faktoren zu nennen, immens wichtig. Es sollte nur das richtige Fett sein. Wenn Sie sich weniger für die Biochemie der Fettsäuren interessieren und nur wissen möchten, welche Fette und/oder Öle die gesündesten sind und im Stress ganz besonders wichtige Aufgaben erfüllen, überspringen Sie den nun folgenden BESSER! WISSER!-Teil.

 BESSER! WISSER!

Um sich der richtigen Fettauswahl im Stress zu nähern, sind einige Grundbegriffe zu klären. Fett ist biochemisch gesehen ein Triglycerid. Darin stecken zwei Begriffe: Tri für drei und Glycerin für einen Stoff, der unter anderem als Frostschutzmittel dient. Glycerin ist mit Fettsäuren verbunden, in der Fachsprache heißt dies verestert. Die Fettsäuren unterscheiden sich hinsichtlich zweier Merkmale: der Kettenlänge und dem Sättigungsgrad.

Kettenlänge

Jede Fettsäure besteht aus einer Kette von Kohlenstoffatomen, die jeweils zwei Wasserstoffatome binden. Am Ende der Fettsäurekette befindet sich eine sogenannte Carboxylgruppe (COOH), die chemisch aus einem Kohlenstoffatom (C), zwei Sauerstoffatomen (O) und wiederum einem

> Für eine qualitativ ausgewogene Ernährung mit Fetten kommt es auf die Balance all dieser Fettsäurearten an.

Wasserstoffatom (H) besteht. Unterschieden werden nun drei Arten von Fettsäuren: kurzkettige, mittelkettige und langkettige Fettsäuren. Die Zuordnung zu einer dieser Gruppen hängt von der Anzahl der verketteten Kohlenstoffatome ab. Sind es 4 bis 8, spricht man von kurzkettigen Fettsäuren, bei 10 bis 14 von mittelkettigen und bei mehr als 16 von langkettigen Fettsäuren. Die Kettenlänge hat physiologisch vor allem Auswirkungen auf die Fettverdauung. So lässt sich ganz allgemein sagen, dass kurz- und mittelkettige Fettsäuren eher leichtverdaulich sind, während langkettige Fettsäuren einen erheblichen Verdauungsaufwand beanspruchen.

Sättigungsgrad

Der Sättigungsgrad ist für die gesundheitliche Bewertung der Fettsäuren von entscheidender Bedeutung. Unterschieden werden auch hier drei Arten:

- Gesättigte Fettsäuren
- Einfach ungesättigte Fettsäuren
- Mehrfach ungesättigte Fettsäuren

Bei den gesättigten Fettsäuren befindet sich keine sogenannte Doppelbindung zwischen zwei Kohlenstoffatomen. Bei einer Doppelbindung sind die zwei Bindungsarme zu den Wasserstoffatomen zwischen die Kohlenstoffatome geklappt. Zwei Wasserstoffatome sind quasi verschwunden, die Fettsäure ist ungesättigt in Bezug auf Anzahl der Wasserstoffatome.

Befindet sich **eine** Doppelbindung im Molekül einer Fettsäure, ist diese „einfach ungesättigt". Befinden sich mindestens zwei Doppelbindungen im Molekül, handelt es sich um eine mehrfach ungesättigte Fettsäure. Eine weitere Besonderheit der mehrfach ungesättigten Fettsäuren betrifft die Lage der Doppelbindung vom Ende der Fettsäure aus betrachtet. Da Omega der letzte Buchstabe im griechischen Alphabet ist, wird vom Kettenende (Omega) aus gezählt. Befindet sich die erste Doppelbindung am dritten Kohlenstoffatom, so spricht man von einer Omega-3-Fettsäure, befindet sich die erste Fettsäure dagegen am sechsten Kohlenstoffatom, so nennt man diese Fettsäure eine Omega-6-Fettsäure.

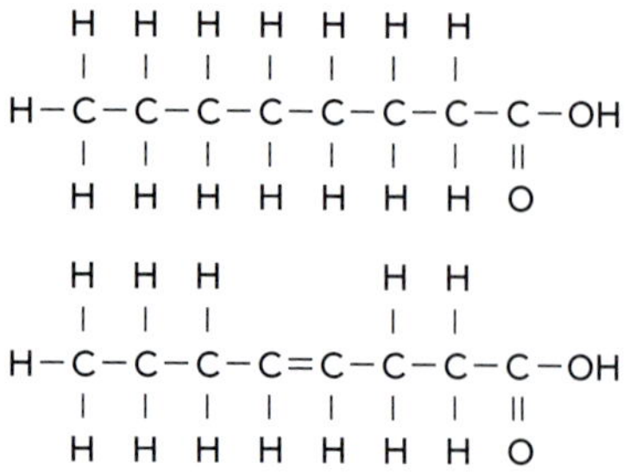

```
    H   H   H   H   H   H
    |   |   |   |   |   |
H — C — C — C — C — C — C — C — C — OH
    |   |   |   |   |   |   |   ||
    H   H   H   H   H   H   H   O

    H   H   H           H   H
    |   |   |           |   |
H — C — C — C — C = C — C — C — C — OH
    |   |   |   |   |   |   |   ||
    H   H   H   H   H   H   H   O
```

Abb. 30 Fettsäurenkette

Für eine qualitativ ausgewogene Ernährung mit Fetten kommt es nun auf die Balance all dieser Fettsäurearten an. Eine einprägsame Regel ist die „Drittelregel", die besagt, dass ein Mensch seinen Fettverzehr so ausrichten sollte, dass er ein Drittel seines Fettkonsums aus gesättigten Fettsäuren bestreiten sollte, ein Drittel aus einfach ungesättigten und ein Drittel aus mehrfach ungesättigten Fettsäuren.[15] Was heißt das in der Praxis?

ENDE BESSER! WISSER!

GUTE FETTE – SCHLECHTE FETTE

Die praktische Umsetzung der Fettempfehlung ist kein Hexenwerk. Man muss kein Biochemiker sein und beim Einkauf Analysen vornehmen, um das Fettsäuremuster eines Lebensmittels zu bestimmen. Allein durch die Auswahl seiner Öle und Fette kann man sicherstellen, dass eine ausgewogene Zusammensetzung der Fettsäuren gewährleistet ist. Die Basisöle in der Küche sollten Oliven- und Rapsöl sein. Olivenöl hat sich in vielen Studien im Kontext der mediterranen Ernährung als gesundheitsförderlich erwiesen. Rapsöl ist aufgrund der Ausgewogenheit seiner Fettsäuren ideal. Werden diese beiden Speiseöle noch um Nuss- und Samenöle wie zum Beispiel Kürbis-, Lein- oder Sesamöl erweitert, ist dies eine gute Grundausstattung.

Bei den Aufstrich- und Bratfetten ist die lange Zeit eher schlecht bewertete Butter wissenschaftlich wieder rehabilitiert.[16] Bei Margarine ist die Bewertung nicht ganz so leicht, weil die Zusammensetzung stark variiert und auch die Herstellungspraxis eine Rolle spielt. Auf der sicheren Seite sind Sie, wenn Sie Margarine kaufen, die von Ölsaaten/-früchten aus biologischem Anbau stammt und bei denen auf Verfahren wie Fetthärtung und Umesterung verzichtet wurde. Bei solchen Technologien können sogenannte Transfettsäuren entstehen, bei denen sich alle Fachleute über ihre Schädlichkeit einig sind.[17, 18]

> Die Basisöle in der Küche sollten Oliven- und Rapsöl sein. Werden diese beiden Speiseöle noch um Nuss- und Samenöle wie zum Beispiel Kürbis-, Lein- oder Sesamöl erweitert, ist dies eine gute Grundausstattung.

Eine solche Übereinstimmung ist in den Ernährungswissenschaften äußerst selten. Leider ist es bis heute nicht gelungen, in Deutschland eine Deklaration der Transfettsäuren durchzusetzen. Sie sind nur mittelbar an der Kennzeichnung „Öle und Fett zum Teil gehärtet" zu identifizieren. Und selbst dann gibt es keine Hinweise auf die Mengen. Lebensmittel, bei denen man davon ausgehen kann, dass sie Transfettsäuren enthalten, sind häufig solche, die in stressigen Zeiten sehr beliebt sind wie zum Beispiel Berliner, Chips, Donuts, Fertigpizza, Pommes sowie Kekse und Gebäck, die Sie nicht selbstgebacken haben.

> Nüsse enthalten neben dem Fett nennenswerte Mengen an Eiweiß sowie Vitamine und Mineralstoffe.

Bei Stress empfehlenswert sind dagegen Nüsse und Samen, von denen Sie jeden Tag möglichst eine Handvoll verzehren sollten. Ausgerechnet das reichhaltig vorhandene Fett in diesen „Energiepaketen" wirkt sich positiv auf die Blutfettwerte aus. Nicht nur ein Apfel pro Tag, sondern auch 4 bis 5 Walnüsse halten den Arzt fern. Nüsse enthalten neben dem Fett nennenswerte Mengen an Eiweiß sowie Vitamine und Mineralstoffe. Cashewnüsse zählen zu den an Magnesium reichsten Lebensmitteln, und Paranüsse sind so reich an Selen, dass man bei übermäßigem Verzehr sogar eine Überdosis dieses Spurenelements riskiert. Außerdem ist die radioaktive Belastung von Paranüssen durchaus relevant und sollte beachtet werden.[19] Mehr als zwei Paranüsse am Tag sind auf Dauer nicht zu empfehlen.

Bei den Empfehlungen für einen „Ölwechsel" in der Küche kommt es immer wieder zu Verwirrung, weil einzelne Öle oder Fette durch einen bestimmten Fettsäuretypus wie beispielsweise gesättigt oder mehrfach ungesättigt charakterisiert werden. Damit wird suggeriert, dass ein bestimmtes Öl nur eine Art von Fettsäuren enthält. Dies ist in der Praxis aber nicht der Fall. Ein Speiseöl enthält grundsätzlich alle Arten von Fettsäuren, jedoch zu unterschiedlich hohen Anteilen. So ist die dominante Fettsäure im Olivenöl die einfach ungesättigte Ölsäure, die zum Typus der Omega-9-Fettsäuren gehört.

Die folgende Grafik zeigt die Fettsäurezusammensetzung bedeutender Speiseöle:

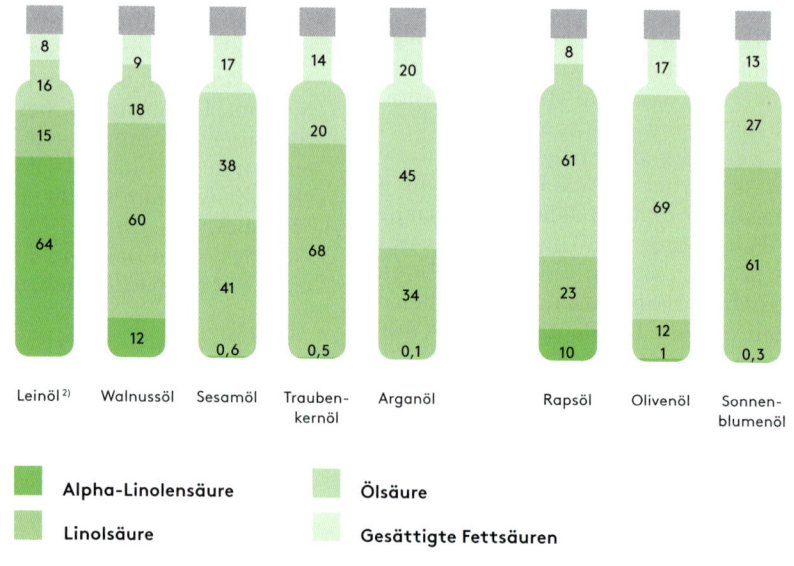

1) Die Prozentangaben sind Mittelwerte für die Fettsäuren und ergeben in Summe nicht 100 %.
2) Angaben für Europa, die Fettsäurenzusammensetzung hängt stark von der Herkunft ab.

Quellen: Leitsätze für Speisefette und Speiseöle, Deutsche Gesellschaft für Fettwissenschaft, aid Infodienst, Codex Alimentarius.

Abb. 31 *Fettsäuregehalte in Ölen*

Die folgende Tabelle gibt eine Orientierung darüber, welche Speiseöle und Fette bei Stress gut und weniger gut geeignet sind. Sie ist nach dem Ampelprinzip in drei Rubriken eingeteilt. Grün bedeutet dabei eine uneingeschränkte Empfehlung, gelb eine Einschränkung im Sinne einer sparsamen Verwendung und rot steht für die Empfehlung einer möglichst konsequenten Vermeidung.

> **Bei Stress empfehlenswert sind, jeden Tag eine Handvoll Nüsse und Samen.**

DIE FETTAMPEL

Speiseöle und Fette/Lebensmittel mit hohem Fettanteil	Sehr empfehlenswert im Kontext des „Ölwechsels"	In kleinen Mengen empfehlenswert	Möglichst vermeiden
Back- und Bratfette (100 % Fett) Öle (100 % Fett)	Leinöl, Nussöle, Samenöle, Olivenöl, Rapsöl	Sesamöl, Traubenkernöl	Distelöl, Maiskeimöl, Sojaöl, Sonnenblumenöl
Fettreiche Aufstrichfette Butter, Margarine (80 % Fett) Käse und Wurst (bis zu 40 %)	Hochwertige Margarine, nicht gehärtet und umgeestert	Butter, Kokosfett	Wurstwaren (Leberwurst, Salami, Teewurst) Palmfett aus nicht nachhaltigem Anbau
Nüsse und Samen (40–60 % Fett)	Cashewnüsse, Haselnüsse, Kürbiskerne, Macadamia, Mandeln, Pecannüsse, Pistazien, Walnüsse	Erdnüsse, Paranüsse, Sonnenblumenkerne	Nüsse und Samen gezuckert und/oder gesalzen

Tabelle 19 Die Fettampel

STRESS UND VITALSTOFFE (MINERALSTOFFE, VITAMINE)

Die Basis für eine gesunde Ernährung ist neben der Deckung des Energiebedarfs die Versorgung mit allen für das Leben notwendigen Vitalstoffen. Diese werden unterteilt in Makronährstoffe wie Eiweiß, Fett und Kohlenhydrate sowie Mikronährstoffe wie Vitamine und Mineralstoffe. Die Makronährstoffe sind im Wesentlichen die energieliefernden Substanzen.

Zu den Mikronährstoffen zählen die Vitamine und Mineralstoffe. Letztere werden noch einmal unterteilt in Mengen- und Spurenelemente. Sie gelten als essentiell, das bedeutet, sie sind lebens- und zufuhrnotwendig für unseren Stoffwechsel, können aber nicht vom Körper selbst gebildet werden. Nicht essentiell ist beispielsweise der Stoff Cholesterin. Er ist zwar lebensnotwendig, kann aber vom Körper selbst gebildet werden.

Referenzwerte geben Orientierung

Für sämtliche essentiellen Stoffe haben die Fachgesellschaften für Ernährung Referenzwerte zusammengestellt, die eine Orientierung darüber vermitteln, welche Menge von Vitamin X oder Mineralstoff Y pro Tag aufgenommen werden sollte, damit keine Mangelerscheinungen Krankheiten den Weg ebnen können. In Deutschland, Österreich und der Schweiz sind dies die „D-A-CH-Referenzwerte".[20] Sie sind nach Altersgruppen und Geschlecht differenziert.

Der Bedarf der meisten essentiellen Stoffe erhöht sich bei einer Stressbelastung deutlich. Daher sollte in belastenden Lebenssituationen die Vitalstoffzufuhr ganz besonders in den Fokus rücken. Genau das Gegenteil ist jedoch meist der Fall. Daher werden in den folgenden Kapiteln drei Vitalstoffgruppen, auf die es im Stress besonders ankommt und deren Bedarf unbedingt gedeckt werden sollte, intensiv betrachtet.

STRESS UND MINERALSTOFFE

Die Mineralstoffe werden unterteilt in Mengen- und Spurenelemente. Der Unterschied zwischen diesen beiden Gruppen liegt darin, dass Mengenelemente im Grammbereich im Körper vertreten sind und auch in größeren Mengen zugeführt werden müssen. Die wünschenswerte Höhe der Zufuhr liegt zum Beispiel im Falle von Calcium bei 1 g (= 1000 mg). Bei Spurenelementen sind deutlich geringere Zufuhrmengen erforderlich, die im Milligramm- oder Mikrogrammbereich angesiedelt sind.

Zunächst werden die Mengenelemente angesprochen, die im Stress eine wichtige Rolle spielen. Eine tabellarische Übersicht hierzu finden Sie auf der nächsten Seite. Es folgt zuvor ein vertiefender Inhalt im BESSER! WISSER!-Teil.

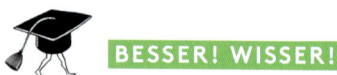

BESSER! WISSER!

Der in diesem Kontext bekannteste Mineralstoff ist das Magnesium. Die meisten Menschen verbinden Magnesium mit dessen Anwendung bei Muskelkrämpfen. Und tatsächlich leitet Magnesium die Entspannungsphase des Muskels ein. Es ist insofern ein Gegenspieler des Calciums, das für das Zusammenziehen (die Kontraktion) des Muskels notwendig ist. Eine Calciumüberladung bei gleichzeitigem Magnesiummangel würde die Muskulatur krampfen lassen, eine Magnesiumüberladung bei Calciummangel würde eher die Muskelspannung reduzieren. Ein typisches Symptom bei einer zu hohen Magnesiumzufuhr ist Durchfall, da die Darmbewegung (Peristaltik) auf Muskelaktivität basiert und die Darmmuskulatur somit sehr entspannt wird. Magnesiumpräparate zählen neben Vitamin C zu den meist gekauften Nahrungsergänzungsmitteln. Magnesium erfüllt viele weitere Funktionen im Organismus. Es ist für die Weiterleitung von Nervenreizen wichtig, für den Takt des Herzrhythmus und ist an über 300 Enzymen beteiligt, die vor allem im Energiestoffwechsel eine Rolle spielen. Strittig ist daher nicht die Frage seiner Bedeutung, sondern die Frage – und dies gilt genauso für alle anderen Mineralstoffe und auch Vitamine –, ob es als Nahrungsergänzungsmittel bei Stress sinnvoll ist oder nicht. Diese Frage wird im Kapitel **„VITALITÄT: Stress und Nahrungsergänzungsmittel" (S. 165)** vertieft und grundsätzlich erörtert. An dieser Stelle seien nur die bei Stress relevanten Mineralstoffe angesprochen, deren natürliche Quellen und warum sie vermehrt oder auch reduziert aufgenommen werden sollten.

Beispiel für eine reduzierte Aufnahme-Empfehlung ist das Natrium (Na), das hauptsächlich in Verbindung mit Chlor (Cl) als Kochsalz (NaCl) vorkommt. Der Zusammenhang zwischen Bluthochdruck und einer zu hohen Aufnahme von Kochsalz ist in zahlreichen Studien gut belegt. Einen kleinen Haken hat diese Verknüpfung allerdings, und das ist die individuelle Reaktion auf das Natrium. Bei sogenannten natriumsensitiven Menschen kommt es nach einer erhöhten Natriumaufnahme zwangsläufig zu einem erhöhten Blutdruck, bei nicht natriumsensitiven Menschen ist dies nicht der Fall.[21] Ob man zu den sensitiven oder nicht sensitiven Menschen gehört, lässt sich bei einem Arzt relativ leicht ermitteln. Dazu muss nur nach Trinken einer Salzlösung der Blutdruck gemessen werden. Steigt er deutlich an, gehören Sie zu den natriumsensitiven Zeitgenossen. Diese sollten bei Stress, der per se eine Blutdruckerhöhung auslöst, nicht noch weiter „Öl ins Feuer gießen" und sich übermäßig salzreich ernähren.

Es gibt übrigens eine simple Eselsbrücke, mit deren Hilfe man sofort ermitteln kann, ob ein Lebensmittel viel Kochsalz enthält: der „Verarbeitungstrick". Salz wird Lebensmitteln immer nur bei der Verarbeitung zugesetzt. Rohe, unverarbeitete Lebensmittel sind fast immer salzarm. Das Lebensmittel, das in Deutschland am meisten zur Salzaufnahme beiträgt, ist nicht etwa der Salzhering, sondern das Brot; und zwar nicht, weil der Salzgehalt so hoch ist, sondern weil es so reichlich gegessen wird. Sie glauben es nicht? Essen Sie einmal salzarmes Brot...

Wie beim Magnesium und Calcium gibt es auch beim Natrium einen Gegenspieler, der die blutdrucksteigernde Wirkung etwas abmildern kann, und dies ist das Kalium. Kalium ist reichlich enthalten in Obst, Gemüse, Nüssen und Vollkornprodukten, also den Lebensmitteln, die bei Stress häufig zu kurz kommen.

Ein weiterer Mineralstoff, der tendenziell zu reichlich aufgenommen wird, ist Phosphor. Dieser wird nicht als elementarer Phosphor, sondern meist in Verbindung mit Phosphaten aufgenommen. Eine Zeit lang wurde er intensiv im Zusammenhang mit Hyperaktivität bei Kindern diskutiert. Nicht ganz unberechtigt, denn die energiereichen Phosphate spielen in unserem Stoffwechsel eine wichtige „aufputschende" Rolle. Neuere Studien deuten darauf hin, dass eine übermäßige Phosphataufnahme eine nierenschädigende Wirkung hat sowie die Entstehung von Herz-Kreislauf-Krankheiten begünstigt.[22] Bei einer Kost mit reichlich verarbeiteten Lebensmitteln werden in der Regel zu viele Phosphate aufgenommen. Sie kommen natürlich vor, zum Beispiel in Nüssen, wo sie unproblematisch sind, werden aber auch als Zusatzstoffe in Schmelzkäse, Softgetränken und Wurstwaren eingesetzt. Dort sind sie unter den E-Nummern E 339–341 und 450–452 sowie 541 gut zu identifizieren auf der Zutatenliste.

ENDE BESSER! WISSER!

MENGENELEMENTE UND STRESS

Relevante Mengenelemente	Referenzwert Erwachsene pro Tag	Situation im Stress	Gute Lieferanten
Calcium	1000 mg	Zufuhr sollte nicht extra erhöht werden; nur bei nachgewiesenem Mangel → Magnesium	Milchprodukte, Ca-reiche Mineralwässer (> 150 mg/l), Feigen, Mandeln, Sesam
Kalium	2000 mg	Gegenspieler von Natrium → wichtig bei Bluthochdruck	Gemüse, Nüsse, Obst, Vollkornprodukte
Magnesium	300–400 mg	Das Entspannungsmineral; Bedarf kann stark steigen bei Stress; auf Ca-Mg-Relation 2:1 achten	Nüsse (Cashew), Mg-reiche Mineralwässer (> 50 mg/l), grüne Gemüse, Kakao
Natrium	550 mg	Zufuhr bei Stress verringern (Bluthochdruck)	Alle mit Salz verarbeiteten Lebensmittel
Phosphor	700 mg	Zufuhr bei Stress verringern (hohe Aufnahme künstlicher Phosphate ungünstig für Nieren und Herz und Gefäße)	Natürliche Phosphate in Eiern, Getreide, Milchprodukten und Nüssen

Tabelle 20 Mengenelemente und Stress

Neben den Mengenelementen haben die Spurenelemente eine große Bedeutung für einen reibungslosen Stoffwechsel und für Gesundheit und Fitness. Die bekanntesten Spurenelemente sind Eisen, Jod, Selen und Zink. Weitere als essentiell erkannte Spurenelemente sind Chrom, Cobalt, Kupfer, Mangan und Molybdän.

Gerade die mangelhafte Zufuhr der bekannten Spurenelemente Eisen, Jod, Selen und Zink führt zu einer reduzierten Leistungsfähigkeit und kann Stress- sowie Burnout-Symptome massiv verstärken. Insbesondere bei Eisen- und Jodmangel kann die körperliche und mentale Leistungsfähigkeit sinken. Auch Müdigkeit und Antriebslosigkeit sind klassische Folgen sowohl von Eisen- als auch Jodmangel.

Die Ursachen hierfür liegen bei Eisen und Jod auf ganz unterschiedlichen Ebenen. Beim Eisen liegt es an der unzureichenden Lieferung des Sauerstoffs an die Zellen. Die maximale Sauerstoffaufnahme gilt im Ausdauersport als der wichtigste die Leistung bestimmende Faktor. Kommt infolge eines Eisenmangels zu wenig Sauerstoff in die Zellen, können sie nicht die Energie erzeugen, die für eine optimale Leistung notwendig ist. Typisch für starken Eisenmangel sind Müdigkeit und Antriebslosigkeit.

Die gleichen Symptome können auch Anzeichen für eine Schilddrüsenunterfunktion (Hypothyreose) sein. Diese kann sich einstellen, wenn die Schilddrüse infolge eines Jodmangels nicht genügend Schilddrüsenhormone herstellen kann. Dadurch vermindert sich der Grundumsatz, also die basale Energieerzeugung des Organismus. Auch hier sind Müdigkeit und Antriebslosigkeit mögliche Symptome. Der Mangel an Eisen und Jod ist in Deutschland weit verbreitet, eine Untersuchung, ob ein solcher Mangel vorliegt, ist sinnvoll.

Gleiches gilt für die Spurenelemente Selen und Zink, die vor allem in Bezug auf die antioxidative (siehe auch Stress und Antioxidantien) Abwehr und die Immunabwehr wichtig sind. Die folgende Tabelle zeigt eine Übersicht über die genannten Spurenelemente.

SPURENELEMENTE UND STRESS

Relevante Spurenelemente	Referenzwert Erwachsene pro Tag	Situation im Stress	Gute Lieferanten
Eisen	10–15 mg	Sauerstoffversorgung der Zellen → Leistung Sinnvoll die Kombination mit Vitamin C (bessere Aufnahme)	**Pflanzlich:** Nüsse und Samen, Melasse*, Hirse, Hafer, Hülsenfrüchte **Tierisch:** Innereien, Fleisch **Hemmstoffe:** schwarzer und grüner Tee
Jod	200 µg	Wichtig für den Grundumsatz und damit für die „Basisenergie"	Algen, Fisch, Jodsalz
Selen	30–70 µg	Bestandteil der antioxidativen Abwehr	Paranüsse*, Vollkorngetreide, Nüsse und Samen
Zink	10–15 mg	Wichtig für das Immunsystem	Austern*, Fisch, Fleisch, Nüsse und Samen, Vollkornprodukte

* überdurchschnittlich hohe Anteile

Tabelle 21 Spurenelemente und Stress

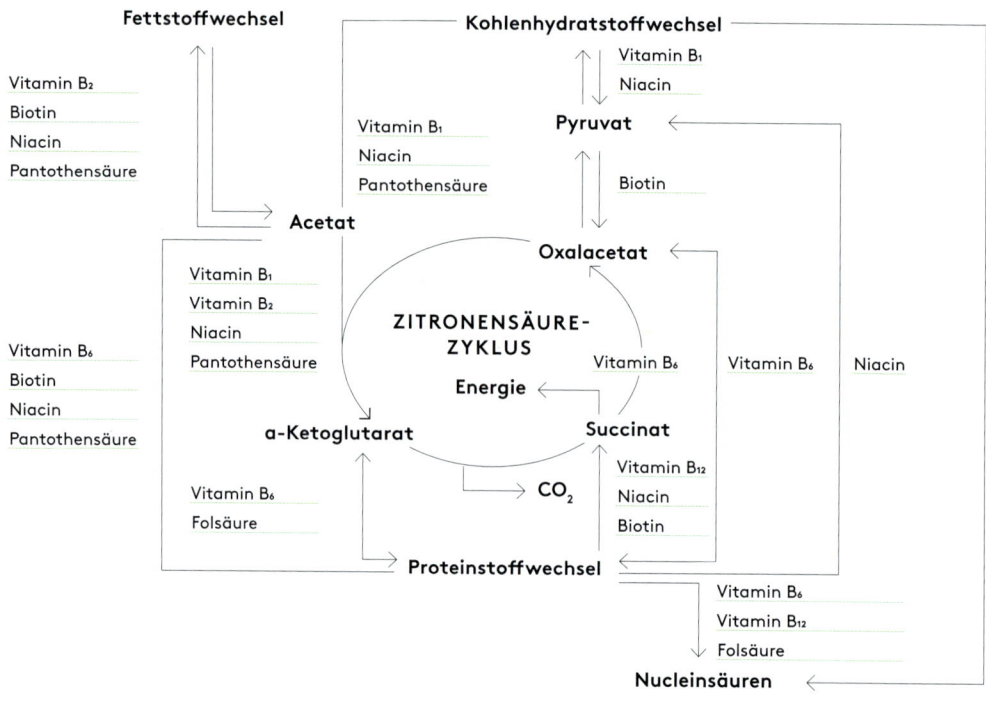

Abb. 32 *Der Citratzyklus*

STRESS UND B-VITAMINE

Die überragende Bedeutung der B-Vitamine bei Stress liegt zum einen in ihrer Wirkung auf das Nervensystem. Sie gelten als nervenschützend (neuroprotektiv). Besonders wirksam bei Nervenschwäche ist das Vitamin B_{12}, das bei Erschöpfungszuständen verordnet wird, auch in Form von Spritzen mit hochdosiertem B_{12}.[23] Die B-Vitamine spielen eine zentrale Rolle im gesamten Energiestoffwechsel des Körpers. Wer sich für den genauen Wirkmechanismus der B-Vitamine im Energiestoffwechsel interessiert und für die einzelnen Substanzen des B-Komplexes, dem sei der folgende BESSER! WISSER!-Abschnitt empfohlen.

BESSER! WISSER!

Die Funktion der B-Vitamine im Energiestoffwechsel wird in der folgenden Übersicht deutlich. Sie zeigt die notwendige Präsenz der B-Vitamine im sogenannten Zitronensäurezyklus, dem zentralen Mechanismus der Energieerzeugung bei Mensch und Tier.

Zu den B-Vitaminen zählen die Vitamine, die entweder mit dem Namen Vitamin B und einer dann folgenden Nummer wie beispielsweise Vitamin B_1 bezeichnet werden und/oder mit einem Namen, der auf ihre Funktion, Herkunft (Vitamin B_2 = Lactoflavin; Lacto > Milch) oder chemische Struktur deutet, im Fall des B_1 ist es das Thiamin (Amin = Stickstoffverbindung). Die Bezeichnung der Vitamine mit den großen Buchstaben des Alphabets, also Vitamin A, B, C und so weiter, hat historische Wurzeln. Sie

> Als Ernährungsempfehlung zur ausreichenden Folsäureaufnahme reicht bereits die „Fünf-am-Tag-Regel", das heißt, drei Portionen Gemüse oder Salat und zwei Portionen Obst am Tag zu essen.

wurde 1913 von dem amerikanischen Chemiker Elmar McCollum eingeführt.[24] Als man bei der genaueren Analyse der Lebensmittel herausfand, dass es mehrere Stoffe gibt, die sich zum Vitamin-B-Komplex zählen lassen, nummerierte man diese Einzelstoffe durch, also B_1, B_2, B_3 und so fort. Dies ist nach der heutigen wissenschaftlichen Nomenklatur nicht mehr zeitgemäß, dennoch werden in den Lehrbüchern die Vitamine teilweise mit ihrem Trivialnamen und/oder ihrem wissenschaftlich korrekten Namen verwendet. Dies führt in Einzelfällen immer wieder zu Verwirrung, daher folgt auf der nächsten Seite eine Übersicht der B-Vitamine mit allen Namensbezeichnungen, den Empfehlungen für ihre Zufuhr und ihre Bedeutung im Stresskontext.

ENDE BESSER! WISSER!

Nun kommen wir zu den B-Vitaminen, die bei Stress besonders wichtig sind und zu den „kritischen Nährstoffen" zählen. Als kritische Nährstoffe werden diejenigen bezeichnet, mit denen größere Teile der Bevölkerung unterversorgt sind. Deren Zufuhr ist daher besonders wichtig, vor allem bei außergewöhnlichen Belastungen wie Stress. Zu den B-Vitaminen zählt die Folsäure (alter Name: Vitamin B_9). Rund die Hälfte der Bevölkerung erreicht nicht die erforderliche Zufuhrmenge.[25] Dabei würde als Ernährungsempfehlung zur ausreichenden Folsäureaufnahme bereits die „Fünf-am-Tag-Regel" reichen, das heißt, drei Portionen Gemüse oder Salat und zwei Portionen Obst am Tag zu essen. Der Name Folsäure weist auf ihre Herkunft hin, die Vorsilbe „Fol" kommt von „Folia", was so viel bedeutet wie Blatt. Folsäure ist in allen Blattsalaten und -gemüsen wie zum Beispiel Feldsalat oder Spinat reichlich enthalten. Sie ist allerdings sehr hitzeempfindlich, daher sollten die an Folsäure reichen Lebensmittel nicht „totgekocht" werden.

Ein Folsäuremangel ist besonders in stressigen Lebenslagen ungünstig, denn die Folsäure ist das Zellteilungsvitamin schlechthin. Immer wenn sich Zellen teilen, ist Folsäure nötig, das gilt ganz besonders für Schwangere, aber auch für ganz normale Regenerationsprozesse. Die Folsäure kooperiert biochemisch eng mit dem Vitamin B_{12}, das im Übrigen als „Antierschöpfungsvitamin" sehr beliebt ist und bei Erschöpfung und Burnout in recht hoher Dosierung gespritzt wird.

Die folgende Tabelle zeigt eine Übersicht, in der die B-Vitamine aufgelistet sind. Zu der Rubrik „Besonderes Vorkommen außer Hefe, Innereien (vor allem Leber), Vollkorngetreide, Hülsenfrüchte, Nüsse und Samen" ist zu sagen, dass diese Lebensmittel

> Ein Folsäuremangel ist besonders in stressigen Lebenslagen ungünstig, denn die Folsäure ist das Zellteilungsvitamin schlechthin.

quasi immer zu den guten Lieferanten gehören. Bei Innereien, insbesondere der Leber, mag der eine oder andere Leser aufhorchen, aber es ist tatsächlich so, dass die Leber ein natürliches Multivitaminpaket ist. Dies wird in einschlägigen Infobroschüren fast nie erwähnt, vermutlich aus dem Grund, den Konsum von Leber nicht zu sehr zu fördern, da neben den Vitaminen meist auch Schadstoffe enthalten sind, schließlich ist die Leber das wichtigste Entgiftungsorgan.

B-KOMPLEX UND STRESS

B-Vitamine und Referenzwerte (in µg oder mg/Tag)	Kritisch	Bedeutung bei Stress und Wirkung auf	Besonderes Vorkommen außer Hefe, Innereien (Leber), Vollkorngetreide, Hülsenfrüchte, Nüsse, Samen
Thiamin (B$_1$) 1,0–1,3 mg	Ja	Hoch → Energie, Nerven	Schweinefleisch
Ribo-/Lactoflavin (B$_2$) 1,2–1,5 mg	Ja	Hoch → Energie, Nerven	Milchprodukte (Lactose)
Niacin (B$_3$) 13–17 mg	Nein	Auf und Abbau von Eiweiß, Fett und Kohlenhydraten, wird hochdosiert bei bestimmten Formen von Fettstoffwechselstörungen (erhöhtes Lp (a) eingesetzt	
Pantothensäure (B$_5$) 6 mg	Ja	Auf und Abbau von Eiweiß, Fett und Kohlenhydraten; Mangel sehr unwahrscheinlich	
Pyridoxin (B$_6$) 1,2–1,6 mg	Ja	Hoch → Eiweißstoffwechsel	Eier
Biotin (B$_7$, Vit. H) 30–60 µg	Nein	Wichtig für die Haut; wird auch von der Darmflora hergestellt und im tieferen Darm absorbiert	Schweinefleisch
Folsäure (B$_9$) 0,4 mg (400 µg)	Ja	Hoch → unentbehrlich für die Zellteilung	Gemüse, Obst, Salate
Cobalamin (B$_{12}$)	Ja	Sehr hoch → zusammen mit Folsäure für Zellteilung	Nur in tierischen Lebensmitteln. **Achtung Veganer:** Wird als einziges B-Vitamin in der Leber gespeichert!

Tabelle 22 B-Vitamine und Stress

Ein weiterer, natürlicher Vitamin-B-Lieferant ist die Hefe. Mit Ausnahme von Vitamin B_{12} liefert Hefe sämtliche B-Vitamine in konzentrierter Form. Einen Haken hat die Sache mit der Hefe, sonst könnte man nämlich einfach für kleines Geld jeden Tag etwas Backhefe verzehren: Die Zellwand der Hefe ist von unseren Verdauungsenzymen kaum zu knacken, das heißt, wir kommen an die wertvollen B-Vitamine nicht heran. Dazu muss die Hefezellwand mit bestimmten Verfahren aufgeschlossen werden (Autolyse, Plasmolyse), was Hersteller von Hefeprodukten technologisch umsetzen.[26]

Der so gewonnene Hefeextrakt wird dann in Form von Hefepasten, Flüssighefe oder Hefeflocken als Lebensmittel angeboten. Bei einer Hefepaste, die auf diese Weise hergestellt wird, reicht ein Brotaufstrich aus, um den Bedarf der meisten B-Vitamine zu decken. Wer den Geschmack, der an „eingedicktes Maggi" erinnert, akzeptiert, kann sich so problemlos mit den die Nerven stärkenden B-Vitaminen versorgen. Einen zweiten Haken hat die Hefe aber noch: Sie enthält reichlich Harnsäure bildende Purine. Wer unter Gicht leidet, sollte diese Produkte nur sparsam verwenden.

Andere Lebensmittel, die auch B-Vitamine enthalten, sind die „üblichen Verdächtigen" einer gesunden Ernährung wie Vollkornprodukte, Nüsse und Samen, die fast immer empfohlen werden können. Daher sind diese Lebensmittelgruppen bei der folgenden Tabelle ausgespart und stattdessen noch einige weitere weniger bekannte Quellen für einzelne B-Vitamine angegeben wie zum Beispiel Schweinefleisch, das überraschend viel Thiamin (B_1) enthält, oder Milchprodukte, in denen Ribo-/Lactoflavin (B_2) enthalten ist.

> **Als Folgen des oxidativen Stresses treten Schäden an Fetten, Eiweißen und auch an der DNA, also der Erbsubstanz vermehrt auf. Diese Prozesse fördern zahlreiche neurodegenerative (Alzheimer, Parkinson) sowie Herz- und Gefäßerkrankungen und werden mit einem schnelleren Alterungsprozess in Verbindung gebracht.**

STRESS UND ANTIOXIDANTIEN

Der Energieumsatz ist im Stressstoffwechsel deutlich erhöht. In einer solchen Situation fallen vermehrt sogenannte „freie Radikale" an, die erheblichen Schaden anrichten können. So wie der Volksmund sagt, „wo gehobelt wird, fallen auch Späne", entstehen solche Stoffe quasi als Nebenprodukte eines stark beanspruchten Organismus. Überschreitet das Ausmaß dieser hochreaktiven Radikale ein bestimmtes Level bei einem gleichzeitigen Mangel an Substanzen, die solche Stoffe in Schach halten – Antioxidantien genannt – spricht man vom „oxidativen Stress". Als Folgen des oxidativen Stresses treten Schäden an Fetten, Eiweißen und auch an der DNA, also der Erbsubstanz vermehrt auf. Diese Prozesse fördern zahlreiche neurodegenerative (Alzheimer, Parkinson) sowie Herz- und Gefäßerkrankungen und werden mit einem schnelleren Alterungsprozess in Verbindung gebracht.[27]

Neben dem klassischen Stress können die folgenden Faktoren prooxidative Prozesse fördern und somit zum oxidativen Stress beitragen:

- Bewegungsmangel und ein zu intensives körperliches Training
- Chronische Entzündungsprozesse
- Medikamente
- Rauchen
- Pestizide
- Schwermetalle
- Strahlung (radioaktiv/ultraviolett)

Je mehr dieser Faktoren zusammenkommen, umso wichtiger ist die Zufuhr von Antioxidantien. Die antioxidativen Schutzsysteme sind eng miteinander vernetzt und bestehen aus Aminosäuren, Enzymen, Spurenelementen und Vitaminen. Unter den Vitaminen zählen Vitamin A beziehungsweise seine Vorstufe, das Beta-Carotin, Vitamin C sowie Vitamin E zu den wichtigen Antioxidantien. Bei den Spurenelementen sind Selen und Zink bedeutende Aktivatoren von Enzymen, die bei der antioxidativen Abwehr eine zentrale Rolle spielen.

> **Als Folgen eines oxidativen Stresses treten Schäden an Fetten, Eiweißen und auch an der DNA, also der Erbsubstanz vermehrt auf.**

Ihre durchschlagende Wirkung haben die genannten Stoffe besonders dann, wenn sie kombiniert werden mit sekundären Pflanzenstoffen (SPS). Dabei handelt es sich meist um Farbstoffe in Pflanzen, die die Pflanzen vor oxidativen Prozessen schützen. Die Forschung der letzten Jahrzehnte hat ergeben, dass die sekundären Pflanzenstoffe die wirksamsten Antioxidantien in der Ernährung liefern. Auch in diesem Kontext ist die „Fünf-am-Tag-Regel" wieder hervorzuheben, die wir schon in Verbindung mit dem Zellteilungsvitamin Folsäure angesprochen haben. Besonders stark antioxidativ wirken Anthocyane, das sind dunkelblaue und -rote Farbstoffe wie sie in Beerenfrüchten vorkommen. Studien, in denen hochdosierte Antioxidantien vom Typus „ACE", also die Kombination der Vitamine A (oder Beta-Carotin), C und E eingesetzt wurden, um eine Schutzwirkung gegenüber Krebserkrankungen nachzuweisen, lieferten in aller Regel enttäuschende Ergebnisse; teilweise mussten die Studien sogar abgebrochen werden, weil in der „ACE-Gruppe" vermehrt Fälle von Krebs entdeckt wurden.[28] Allerdings wurden bei diesen Studien synthetische Vitaminpräparate in sehr hohen Dosen verwendet. Solche Mengen können über Nahrungsmittel gar nicht aufgenommen werden.

Die Lehre, die man aus diesen Studien ziehen kann, ist die, dass die zahlreichen antioxidativ wirkenden Stoffe im Organismus wie die Zahnräder einer komplexen Maschine zusammenwirken. Zudem regenerieren sie sich gegenseitig. Einzelne Stoffe, die hochdosiert gegeben werden, bringen dieses feine Zusammenspiel durcheinander. Zudem sollten die Antioxidantien möglichst aus natürlichen Quellen stammen, und diese sind nun einmal Früchte und Gemüse. Auch Fette werden durch Antioxidantien geschützt. Dies übernimmt das Vitamin E, das von Natur aus vor allem im Weizenkeimöl vorkommt.

Mit Superfood gegen Stress

Lebensmittel, die eine hohe Nährstoffdichte haben und/oder ein großes antioxidatives Potenzial, werden in einem aktuellen populärwissenschaftlichen Jargon als „Superfood" bezeichnet. Der Begriff Superfood birgt Chancen und Risiken. Werden darunter mit Pestizid verseuchte Gojibeeren aus China vermarktet oder andere exotische Lebensmittel als „Wundermittel" marktschreierisch angepriesen, ist es ratsam, die Finger davonzulassen. Der heimische Markt bietet auf der anderen Seite zahlreiche „Superfoods", die nicht mit diesem Attribut verknüpft sind, aber durchaus das Zeug haben, präventiv und therapeutisch zu wirken. Ein Beispiel sind die guten alten Haferflocken, die sehr preiswert sind und nahezu komplett in der Vollkornvariante angeboten werden. Nicht ohne Grund gilt die alte Weisheit „ihn sticht der Hafer" für Pferde, die nach zu viel Hafergenuss übermütig werden, auch für den Menschen, der vom Hafer einen guten Energieschuss bekommt. Den Beleg für ihr präventives und therapeutisches Potenzial sind die „Health Claims", die auf einem Haferflockenerzeugnis aufgedruckt sein dürfen. Ein Health Claim, also eine auf die Gesundheit bezogene Aussage für Lebensmittel, darf nur dann verwendet werden, wenn diese Aussage wissenschaftlich gut belegt ist und in einer umfangreichen Liste einer EU-Verordnung[29] zu finden ist.

Betrachten wir die für Haferflocken erlaubten Health Claims, so finden wir folgende Aussagen:

„Hafer-Beta-Glucan reduziert nachweislich den Cholesteringehalt im Blut. Ein hoher Cholesterinwert gehört zu den Risikofaktoren für die koronare Herzerkrankung."

„Beta-Glucane tragen zur Aufrechterhaltung eines normalen Cholesterinspiegels bei."

Ergänzend ist der Verbraucher darüber zu informieren, dass sich die positive Wirkung bei einer täglichen Aufnahme von 3 g Hafer-Beta-Glucan einstellt. Ferner ist relevant, dass eine Portion des empfohlenen Lebensmittels mindestens 1 g Beta-Glucan enthält.

„Die Aufnahme von Beta-Glucanen aus Hafer als Bestandteil einer Mahlzeit trägt dazu bei, dass der Blutzuckerspiegel nach der Mahlzeit weniger stark ansteigt."

Zugelassen ist diese Aussage, wenn das Lebensmittel mindestens 4 g Hafer-Beta-Glucan je 30 g verfügbare Kohlenhydrate in einer angegebenen Portion als Bestandteil der Mahlzeit enthält. Für Haferkorn-Ballaststoffe ist folgende Aussage erlaubt:

„Haferkorn-Ballaststoffe tragen zur Erhöhung des Stuhlvolumens bei".

Voraussetzung für diese Aussage ist ein hoher Ballaststoffgehalt in dem betreffenden Produkt.

Das ausführlich beschriebene Beispiel der zurecht als Superfood titulierten Haferflocken zeigt eindrucksvoll das Potenzial von ganz normalen und in diesem Fall sogar preiswerten Lebensmitteln auf. Ähnliches gilt für die in der folgenden Tabelle zusammengestellten Lebensmittel, die nach unserer Auffassung die Kriterien für Superfoods erfüllen und eine akute Stressbelastung physiologisch durchaus abfedern können. Eine Einkaufsliste mit Lebensmitteln, die die Stressbelastung zumindest teilweise abfedern können, ist in der folgenden Tabelle abgebildet. Selbstverständlich sollten beim Einkauf auch saisonale und regionale Aspekte beachtet werden. Auch zu beachten ist die Vielfalt. Es nützt wenig, einzelne Superfoods herauszugreifen, denn jede Lebensmittelgruppe zeichnet sich durch spezifische Nährstoffe und Wirkmechanismen aus. Ein singuläres Lebensmittel gegen Stress gibt es leider nicht.

EINKAUFSLISTE VON SUPERFOOD GEGEN STRESS

Fisch und Fleisch	**Wildfleisch,** Fische mit hohem Anteil an Omega-3-Fettsäuren wie **Hering,** Lachs (ökologisch bedenklich) und Makrele
Gemüse	Algen (Chlorella, Spirulina), Hülsenfrüchte **(Bohnen, Erbsen, Linsen,** Soja), Knoblauch, Kohlarten **(Brokkoli, Grünkohl, Rosenkohl), Kürbis, Möhren,** Paprika, **Rote Bete, Spinat,** Tomaten, **Zwiebeln**
Getränke	Kaffee, Kakao (Schokolade mit hohem Kakaoanteil), Tee (grüner, weißer Tee), Macha
Getreide	Amaranth, Brauner Reis, Gerste (als Gerstengrassaft), **Hafer,** Hirse, Quinoa, Weizen (als Weizengrassaft)
Gewürze	Curry, Ingwer, Koriander, Kurkuma, **Meerrettich,** Safran, Zimt
Milchprodukte	**Buttermilch, Joghurt, Kefir**
Nüsse und Samen	Cashewnüsse, Chiasamen, Hanfsamen, **Kürbiskerne, Mandeln,** Pinienkerne, Pistazien, **Walnüsse**
Obst	Acerola, Ananas, Avocado, Beeren (Acai, Aronia, **Blaubeeren, Brombeeren,** Cranberries, Datteln, **Erdbeeren,** Goji, Hagebutte, Maqui, **Sanddorn**) Camu Camu, Feigen, Granatapfel, Kiwi, Zitrusfrüchte (Grapefruit, Orangen, Zitronen)
Öle und Fette	Kokosfett, **Leinöl,** Olivenöl, **Rapsöl**

Die Liste erhebt keinen Anspruch auf Vollständigkeit.
Fettgedruckt: einheimische Superfoods

Tabelle 23 Einkaufsliste von Superfood gegen Stress

Stress und Gewicht

Vor nicht allzu langer Zeit betrachteten Fachleute die Steuerung der Energiebilanz noch wie eine Art von Heizungsanlage. Beim Absinken der Temperatur, analog also einer Leere des Magens, springt die Anlage an, die Temperatur steigt – analog der Magen wird gefüllt und dehnt sich, der Appetit lässt nach. Eine solche Vorstellung ist längst überholt. In den Leitlinien der Fachgesellschaften für Adipositas – also schweres Übergewicht – ist Stress längst als eine wichtige Ursache für Übergewicht und Adipositas anerkannt.

Die elegante Hypothese des „Selfish brain" von Professor Achim Peters lieferte wissenschaftliches Futter für die Bedeutung von Stress bei der Entstehung von Übergewicht. Professor Peters spricht vom „egoistischen Gehirn" – dies ist im Übrigen auch der Titel seines ersten Buches über das Thema Stress und Körpergewicht.[30] Im Stress erhöht sich der Energiehunger des Gehirns enorm. Da der wichtigste Brennstoff für das Gehirn der Traubenzucker (Glukose) ist, lässt sich der Süßhunger in stressigen Lebenslagen gut erklären. Manche Menschen erhöhen ihren Stress noch dadurch, dass sie sich für ein physiologisch normales Phänomen noch innerliche Vorwürfe machen, was im Übrigen ihren Stress weiter verschärft.

> **Im Stress erhöht sich der Energiehunger des Gehirns enorm. Da der wichtigste Brennstoff für das Gehirn der Traubenzucker (Glukose) ist, lässt sich der Süßhunger in stressigen Lebenslagen gut erklären.**

> **Der Sog des Gehirns nach Traubenzucker wird von Peters als „Brain-Pull" bezeichnet.**

Der Sog des Gehirns nach Traubenzucker wird von Peters als „Brain-Pull" bezeichnet. Diesen sieht er bei den Menschen, die im Stress übergewichtig werden, als gestört an. Nach seiner Hypothese kommt zu wenig Brennstoff infolge eines gestörten Brain-Pulls im Gehirn an, es verlangt nach mehr. Da dieser Drang psychisch sehr stark ist, können Betroffene ihm kaum widerstehen. Die infolge der Zuckernachfrage gesteigerte Nahrungsenergieaufnahme schlägt sich in den Fettdepots nieder.

Auch wenn Kritiker Peters Brain-Pull-Hypothese als zu vereinfachend bewerten, hat er mit seinen Bestsellern den Fokus bei den Ursachen für Fettleibigkeit stark auf die psychogene Seite gelenkt. Dies ist verdienstvoll, zumal sich in der neueren Forschung auch eine starke Tendenz zeigt, die Übergewichtsepidemie eng mit Suchtmechanismen zu verorten.

Eine Schlüsselrolle scheint hier das Melanokortinsystem zu spielen. Hier laufen die Informationen über Seelenzustände zusammen, auch Nervenfasern, die eng mit dem Belohnungssystem verknüpft sind und den „Glücksneurotransmitter" Serotonin verwenden. Die Hypothese lautet: Ist der Mensch glücklich und zufrieden, bremsen die Serotoninfasern den Appetit im Melanokortinsystem und umgekehrt. Dies könnte erklären, warum manche Menschen berichten, im Urlaub trotz Esslust und Genuss eher abzunehmen.

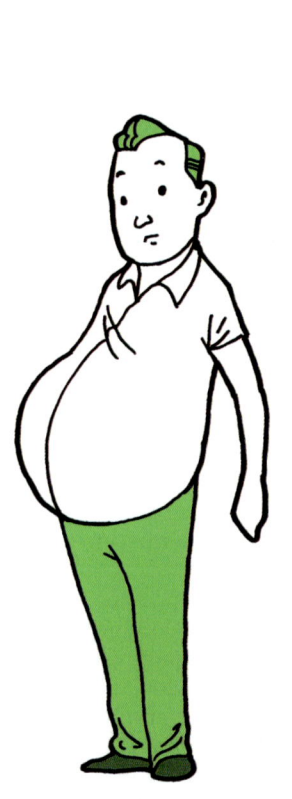
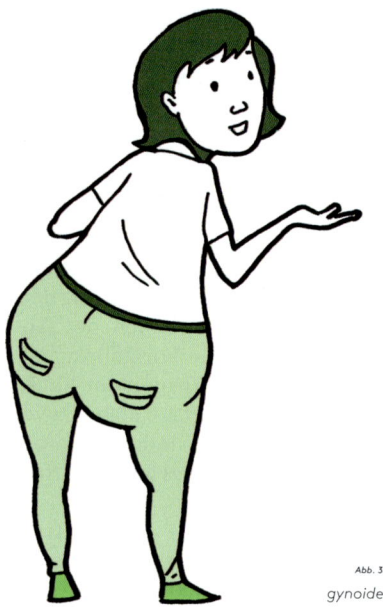

Abb. 33 Androide und gynoide Fettverteilung

Ein letztes Phänomen im Hinblick auf die Zusammenhänge zwischen Stress und Gewicht ist die Typisierung in den Apfel- und Birnentyp, auch als androide oder gynoide Fettverteilung bezeichnet. Beim Apfeltyp, der ein wesentlich höheres Krankheitsrisiko trägt, lagert sich das Fett hauptsächlich im Bereich des Bauches an. Studien zeigen, dass Bauchfett stoffwechselaktiv ist bei der Produktion von Entzündungsfaktoren. Es wird als gefährliches Fett gewertet, das Krankheiten wie Diabetes, Fettstoffwechselstörungen und Herz- und Gefäßerkrankungen den Weg ebnet.[31] Wesentlich risikoärmer, aber dennoch unbeliebt ist das Fett, das sich vor allem an Beinen und Po anlagert. Da diese „Birnenform" mit dem weiblichen Hormonhaushalt gekoppelt ist, wird sie als gynoide Fettverteilung bezeichnet. Mit anderen Worten: Frauen des gynoiden Typs sind zumindest bis zu den Wechseljahren etwas besser gegen klassische Stresskrankheiten gefeit.

TU! DAS!

Eine recht einfache Messmethode ist das Umlegen eines simplen Schneidermaßbandes etwa in Höhe des Bauchnabels. Die Messung sollte nach der Ausatmung erfolgen, also nicht den Bauch einziehen!

Folgende Werte charakterisieren die Gefährdung:

FRAUEN

- Über 80 cm → Risiko leicht erhöht
- Über 88 cm → Risiko deutlich erhöht

MÄNNER

- Über 94 cm → Risiko leicht erhöht
- Über 102 cm → Risiko deutlich erhöht

Eine häufige Frage zu dieser ganz einfachen Messung bezieht sich auf die Bedeutung der Körpergröße. Diese verzerrt das Ergebnis bezogen auf den Rumpf nicht, da die Körpergröße im Wesentlichen von der Beinlänge abhängt!

Aufmerksame Beobachter werden einwenden: Manche Menschen essen im Disstress deutlich weniger als sonst, sie können aufgrund der Anspannung kaum etwas herunterkriegen. Magen und Darm reagieren bei ihnen mit Übelkeit und Völlegefühl. Auch diese Beobachtung lässt sich wissenschaftlich gut belegen. Es gibt Stresstypen, die diesem Reaktionsschema unterliegen.[32] Dummerweise ist dies bei vielen dieser „Sympathikustypen" noch gekoppelt an einen vermehrten Konsum von Stimulanzien wie Koffein und Nikotin. Bei solch nervösen Typen ist eher mit einer Gewichtsabnahme als Stressfolge zu rechnen. Allerdings ist dieser Abnahme nicht das Prädikat „gesund" zu verleihen.

Beide Stresstypen haben demnach eines gemeinsam: Der Bedarf an Mikronährstoffen wie Mineralstoffen und Vitaminen wird kaum gedeckt. Bei den Vielessern liegt es an der schlechten Qualität der Ernährung, bei den Nahrungsverweigerern an der Quantität. Essentielle Nährstoffdichte heißt hier das Zauberwort! Je mehr lebens- und zufuhrnotwendige Stoffe pro Energieeinheit aufgenommen werden, umso höher ist die ernährungsphysiologische Qualität eines Lebensmittels. Und diese ist bei Currywurst, Pommes, Weißbrötchen und Burgern eher schwach ausgeprägt. Daher gilt auch für die auf Stress eher mit Appetitlosigkeit reagierenden Menschen die Empfehlung, besonders auf die Qualität der Lebensmittel zu achten. Wenn ich schon weniger esse, dann sollte die Qualität dieser Nahrungsmittel besonders hoch sein.

Stress und Nahrungsergänzung

Wie wir bei den Antioxidantien, den Mineralstoffen und den Vitaminen gesehen haben, gibt es zahlreiche Gründe für deren erhöhten Bedarf im Stress. Einigkeit in der Fachwelt besteht weitestgehend darin, dass eine vollwertige, naturbelassene und ausgewogene Ernährung der beste Weg ist, die erforderlichen Nährstoffe aufzunehmen. Dies wird auch von Befürwortern der Nahrungsergänzungsmittel nicht bestritten. Das Hauptargument für die gezielte Ergänzung der Nahrung mithilfe von Vitamin- oder Mineralstoffpräparaten liegt in der praktischen Umsetzung. Selbst wenn den unter Stress stehenden Menschen bewusst ist, dass eine gesunde Ernährung für sie wichtig wäre, schaffen sie es nicht, dies im hektischen Alltag umzusetzen. Es scheint daher plausibel zu sein, die benötigten Stoffe gezielt über eine Nahrungsergänzung zu decken. Ein zweites Argument ist der Faktor Zeit. Die Zubereitung gesunder Mahlzeiten bedeutet – auch wenn man diese optimiert – grundsätzlich mehr Aufwand und kostet mehr Zeit als das Einwerfen einer Kapsel oder Tablette.

Insgesamt wird die Diskussion zum Thema Sinnhaftigkeit von Nahrungsergänzung äußerst kontrovers geführt. Die Vertreter beider Lager, die Befürworter und Gegner stehen sich in aller Regel unversöhnlich gegenüber.

> Das Hauptargument für die gezielte Ergänzung der Nahrung mithilfe von Vitamin- oder Mineralstoffpräparaten liegt in der praktischen Umsetzung.

Sehr typische Positionen der Gegner von Nahrungsergänzungsmitteln lauten beispielsweise:

- Mit einer ausgewogenen Ernährung kann der Bedarf sämtlicher Nährstoffe gedeckt werden.
- Mangelerscheinungen kommen in Deutschland äußerst selten vor, wenn überhaupt zählen Folsäure und das Spurenelement Jod zu den kritischen Nährstoffen.
- Die Einnahme isolierter Vitamine oder Mineralstoffe kann zu einer Überdosierung führen und ist nicht frei von Nebenwirkungen.
- Es gibt zahlreiche unseriöse Produkte auf dem Markt, in denen auch bedenkliche Stoffe enthalten sind, zum Teil ist die Dosierung bestimmter Vitalstoffe auch zu hoch.
- Wechselwirkungen mit Arzneimitteln werden zu wenig beachtet und können gefährlich werden.
- Die gesetzlichen Regelungen für Nahrungsergänzungsmittel sind nicht ausreichend, vor allem bei den kaum geregelten „Sonstigen Stoffen" besteht dringend Klärungs- und Regelungsbedarf.

Alle diese Einwände, die von Seiten der Verbraucherorganisationen kommen sind zum Teil richtig und nachvollziehbar. Ein gutes Portal, das die Schattenseiten der Nahrungsergänzungsmittel benennt, ist die Seite „Klartext Nahrungsergänzung."[33] Wir empfehlen diese Seite ausdrücklich, um auch die Problematik von Nahrungsergänzungsmitteln kennenzulernen.

NAHRUNGSERGÄNZUNGSMITTEL
mit Magnesium, Folsäure, B-Vitaminen, Vitaminen C und E

Zusammensetzung	pro Tagesdosis 1 Tablette enthält	% Referenzmenge*
Magnesium	400 mg	107 %
Vitamin C	80 mg	100 %
Niacin	16 mg	100 %
Vitamin E	12 mg	100 %
Vitamin B_6	1,4 mg	100 %
Vitamin B_2	1,4 mg	100 %
Vitamin B_1	1,1 mg	100 %
Folsäure	900 µg	450 %
Vitamin B_{12}	2,5 µg	100 %

*Referenzmenge für die tägliche Zufuhr gemäß EU-Verordnung 1169/2011

Tabelle 24 *Nahrungsergänzungsmittel – Referenzwerte bei Stress*

> Da sich Menschen sehr unterschiedlich ernähren, ist eine individuelle und differenzierte Betrachtung notwendig. Eine ernährungsmedizinische Labordiagnostik bietet sich an.

Dennoch halten wir die pauschale Ablehnung von Nahrungsergänzungsmitteln für einseitig und wenig konstruktiv. Bei aller berechtigten Kritik an den aktuellen gesetzlichen Regelungen und an den schwarzen Schafen, die sich im Markt tummeln, können Nahrungsergänzungsmittel bei akuten und chronischen Stressbelastungen helfen, Mangelerscheinungen und daraus folgende physische und psychische Schäden zu verhindern oder abzumildern. Grundsätzlich kommen zwei Vorgehensweisen infrage:

1. eine Art „Schrotschusstherapie"
2. eine individuelle Ermittlung von Mangelzuständen mit anschließender gezielter Gabe ausgewählter Mittel

Eine „Schrotschusstherapie" ist dann sinnvoll, wenn die Ernährung des Stressgeplagten insgesamt sehr unausgewogen und wenig gesundheitsbewusst ist (siehe Timo!). In einem solchen Fall kann ein ausgesuchtes Multivitamin- und Mineralstoffpräparat auf möglichst natürlicher Basis zunächst eine Basisversorgung mit allen essentiellen, also lebens- und zufuhrnotwendigen Substanzen schaffen. Stellt sich nach einigen Wochen eine deutliche Besserung des Befindens ein, vielleicht auch das Gefühl einer erhöhten Leistungsfähigkeit, kann daraus geschlossen werden, dass die bisherige Ernährungsweise defizitär ist und dringend einer Verbesserung bedarf.

Wichtig zu wissen: Bei der Kennzeichnung von Nahrungsergänzungsmitteln ist vorgeschrieben, dass die enthaltenen Vitamine und Mineralstoffe in ihrer prozentualen Bedarfsdeckung angegeben werden. Das folgende Beispiel zeigt eine solche Angabe bei einem Produkt, das Magnesium, Folsäure, B-Vitamine, Vitamin C und Vitamin E enthält. Die Angabe „% Referenzmenge", zum Beispiel bei Magnesium 107 Prozent, gibt an, dass durch die Einnahme des Mittels der Tagesbedarf um 7 Prozent überschritten ist. Das heißt, die Menge, die über eine Aufnahme von Magnesium durch die tägliche Kost empfohlen wird, wird zu 100 Prozent gedeckt mit einer geringen Überdosierung. So kann ein Verbraucher leicht erkennen, wie die jeweilige Vitalstoffdosis in Bezug auf die tägliche Kost zu bewerten ist. Dies ist hilfreich, da gravierende Überdosierungen vermieden werden, vorausgesetzt der Verwender beschäftigt sich mit diesen Angaben und kann die Informationen einordnen.

Wesentlich genauer und auf die spezifischen Bedürfnisse abgestimmt ist eine individuelle Diagnostik der Vitalstoffe im Blut. Wir empfehlen folgende Vorgehensweise:

1. Diagnostik → Mangelversorgung an bestimmten Vitalstoffen mittels Blutproben oder auf der Basis anderer Körperflüssigkeiten (z. B. Speichel, Urin) feststellen.
2. Bei nachgewiesenen Mangelzuständen die notwendigen Vitalstoffe über möglichst natürliche Mittel zuführen.
3. Nach 6 bis 8 Wochen eine erneute Diagnostik, um festzustellen, ob die Einnahme der spezifischen Mittel den Mangel behoben hat.

Verteilung der Elemente zwischen
Blutzellen und Plasma (%)

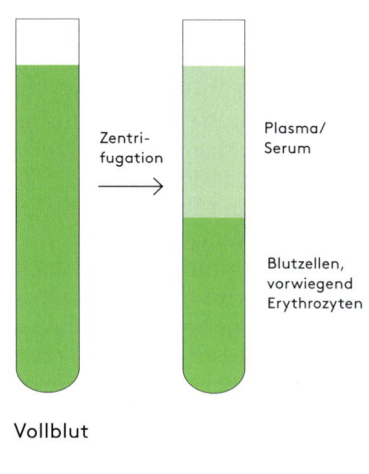

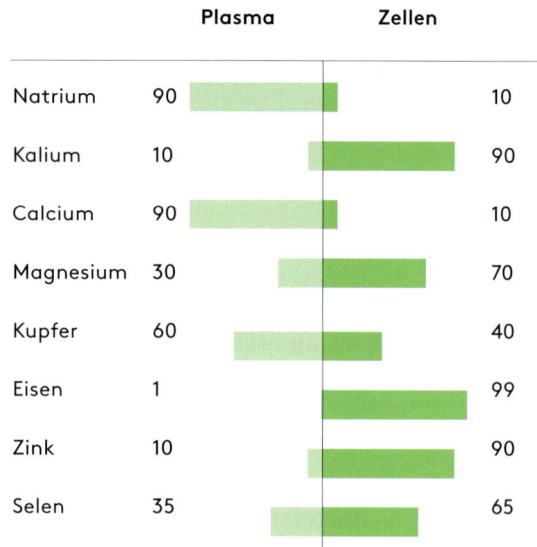

Abb. 34 Mineralstoffe intra- und extrazellulär

Ein solches Vorgehen hat mehrere Vorteile. Menschen ernähren sich bekanntlich sehr unterschiedlich. Nahrungsvorlieben können dazu führen, dass der eine Mensch bestimmte Vitalstoffe im Übermaß zu sich nimmt, ein anderer dagegen entwickelt aufgrund einer Abneigung gegen spezifische Lebensmittel Mangelerscheinungen.

Ein Beispiel kann dies anschaulich belegen: Ein leidenschaftlicher „Sushifan", der mehrmals die Woche Sushi verzehrt, deren Grundlage Algen und meist auch Fisch sind, wird reichlich mit Jod versorgt, das natürlicherweise in Algen und Fisch vorkommt. Seine Vorliebe kann im Extremfall sogar zu einer Überdosierung von Jod führen, da bestimmte Algen sehr reich an Jod sind.

Umgekehrt wird der „Fischhasser", dem auch Algen ein Gräuel sind, eher mit dem Thema Jodmangel und einer daraus folgenden Schilddrüsenfunktionsstörung konfrontiert sein. Ähnliche Beispiele gibt es zuhauf. Menschen, die gerne und viel Fleisch verzehren, werden vermutlich kaum unter Eisen- oder Vitamin-B_{12}-Mangel leiden, ein Veganer dagegen sollte sich um die Versorgung mit diesen beiden Vitalstoffen kümmern. Dies ist bei einer guten Kenntnis der Materie auch problemlos möglich, eine kompetente Fachberatung ist eine gute Basis.

Da sich die Menschen sehr unterschiedlich ernähren, ist eine individuelle und differenzierte Betrachtung notwendig. Eine ernährungsmedizinische Labordiagnostik bietet sich an. Eine solche Diagnostik ist allerdings je nach Umfang recht teuer. Manche

Vitamin- und vor allem Mineralstoffparameter sind zum Beispiel bei einer Untersuchung des Blutserums wenig aussagekräftig, sie befinden sich überwiegend in den Zellen, daher kann nur eine Untersuchung des Vollblutes (mit Zellen) brauchbare Aussagen liefern. Die Vitamine B_1, B_2, B_6 und Folsäure beispielsweise kommen überwiegend in den Blutzellen vor und sollten demzufolge auch intrazellulär gemessen werden. Beim Vitamin B_{12} steht aktuell noch keine Messmethode im Vollblut zur Verfügung, es muss daher noch im Serum bestimmt werden. Die Grafik links zeigt die Problematik.

Bei der Diagnostik ist das Wissen um den sinnvollen Bestimmungsort der Vitamine oder Mineralstoffe zentral. Daher sollte die Beratung seitens eines erfahrenen Ernährungsmediziners erfolgen, der sich im Bereich der orthomolekularen Medizin auskennt. Wer mehr über diesen Zweig der Medizin oder Ernährungswissenschaft wissen möchte, liest den nun folgenden BESSER-WISSER!-Abschnitt.

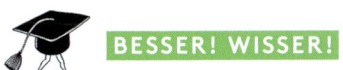

BESSER! WISSER!

Orthomolekulare Medizin

Dieser Zweig der Medizin beschäftigt sich mit dem Einsatz von Vitalstoffen in der Prävention und Therapie von Krankheiten. Die orthomolekulare Medizin geht auf den Nobelpreisträger Linus Pauling zurück, der berühmt wurde durch seine Empfehlung, lebenslang hochdosiert Vitamin C einzunehmen. Die Philosophie der orthomolekularen Medizin ist recht simpel: Eingesetzt werden ausschließlich Stoffe, die in der „Biochemie des Organismus" physiologischerweise vorkommen. „Ortho" bedeutet griechisch „richtig" und ein Molekül ist eine chemische Verbindung. Es geht also um den „richtigen Einsatz von Molekülen". In der Regel operiert die Orthomolekulare Medizin mit Mineralstoffen beziehungsweise Mineralstoffverbindungen und Vitaminen, hinzu kommen noch halb (semi-)essentielle Stoffe, die der Körper normalerweise selbst bildet, jedoch durch bestimmte Belastungen (z. B. Medikamente) oder Mangelzustände nicht ausreichend herstellen kann. Beispiele hierfür sind Coenzym Q10, Creatin oder Carnitin.

Kurz und knapp lautet die Botschaft: Das richtige Molekül sollte in der richtigen Dosis am richtigen Ort in der richtigen (Darreichungs-)Form zur richtigen Zeit vorhanden sein. Nur dann können sämtliche Stoffwechselprozesse reibungslos ablaufen und alle Organe funktionieren wie vorgesehen.[34]

Eine solche differenzierte Diagnostik ist sicher beeindruckend, aber auch teuer. Ein Hinweis auf zwei Diagnostiklabore, bei denen man den Status von Mikronährstoffen auch im Zusammenhang mit Stress sowie eine Vielzahl weiterer Parameter messen kann, sei an dieser Stelle gestattet.

Spezialisierte und renomierte Anbieter sind z. B.: GANZIMMUN in Mainz und das IMD Institut für Medizinische Diagnostik Berlin.

Ein Grund für die Empfehlung sind auch die sehr guten Fachinformationen, die auf den jeweiligen Homepages abgerufen werden können. Achtung: Die Beschäftigung mit diesem Thema setzt ein Basiswissen im Bereich Ernährung voraus.

ENDE BESSER! WISSER!

Die einfachste Lösung liegt in der bereits wiederholt empfohlenen Devise: Bei negativem Stress ist es notwendig, großen Wert auf eine quantitativ und qualitativ gute Ernährung zu legen. Dann sind aufwendige und kostspielige Laboruntersuchungen und gegebenenfalls auch teure Nahrungsergänzungsmittel nicht notwendig. Mit sorgfältig ausgewählten Grundnahrungsmitteln lassen sich die benötigten Nährstoffe selbst ohne zeitlich großen Aufwand zuführen. Ist dies im Einzelfall nicht möglich oder fehlt die Motivation sich intensiver mit der Ernährung auseinanderzusetzen, kann eine auf das Individuum zugeschnittene Nahrungsergänzung sinnvoll sein. Dabei sollten folgende Regeln beachtet werden, um zu verhindern, dass Produkte ausgewählt werden, die wirkungslos oder im schlimmsten Fall sogar schädlich sind.

TU! DAS!

Kaufen Sie keine Nahrungsergänzungsmittel unkritisch im Internet, die nicht von seriösen Organisationen geprüft wurden, z.B. Stiftung Warentest.

Informieren Sie sich auch bei Organisationen, die Nahrungsergänzungsmitteln kritisch gegenüberstehen, z.B. Verbraucherzentralen (klartext-nahrungsergaenzung.de).

Sehr hilfreich ist die „Kölner Liste" (koelnerliste.com), in der ausschließlich Nahrungsergänzungsmittel aufgelistet sind, die auf dopingrelevante Stoffe überprüft worden sind.

Seien Sie skeptisch gegenüber den „sonstigen Stoffen", die Nahrungsergänzungsmitteln zugesetzt werden. Diese sind nicht befriedigend untersucht. Darunter befinden sich zwar beispielsweise durchaus empfehlenswerte Heilpflanzen. In Nahrungsergänzungsmitteln gibt es für diese jedoch keine Qualitätsrichtlinien, wie es bei Arzneimitteln üblich ist.

Bevorzugen Sie Nahrungsergänzungsmittel auf der Basis natürlicher Quellen, wie z.B. Acerola und Sanddorn (beide reich an Vitamin C), Enzymhefezellen (reich an B-Vitaminen) oder Weizenkeimen (reich an Vitamin E).

FAZIT

Je größer der Stress ist, umso mehr Nährstoffe, die der Körper selbst nicht bilden kann, muss er von außen zuführen. Ein solcher Mangel ist stark abhängig von den individuellen Ernährungsgewohnheiten. Beispielsweise dürfte die Versorgung mit dem Spurenelement Jod kritisch sein, wenn ein Mensch keinen Fisch isst, kein Jodsalz verwendet und auch nicht die pflanzliche Alternative, nämlich Algen zu sich nimmt. Für eine Person, die dagegen zweimal die Woche Sushi genießt, dürfte Jodmangel kein Thema sein.

Bei aller gebotenen Differenzierung und Individualisierung gibt es Ernährungsgewohnheiten, die typisch sind für einen Großteil der Bevölkerung. Wenig beliebt ist in Deutschland beispielsweise der Verzehr von Gemüse und Obst. „Five a day" ist die Empfehlung der Ernährungswissenschaft, also 5 Portionen Gemüse und Obst pro Tag. Weit über 90 Prozent der deutschen Bevölkerung ist weit von der Umsetzung dieser einfachen Regel entfernt. Dies wird augenzwinkernd in dem scherzhaften Slogan „Fleisch ist mein Gemüse" deutlich. Daraus resultiert ein Mangel an dem „kritischsten" aller Nährstoffe: Folsäure. Als „kritische Nährstoffe" definiert werden solche, bei denen in größeren Bevölkerungsschichten eine Mangelversorgung herrscht. Da die meisten Deutschen weit entfernt sind vom „Five a day"-Konsum, ist rund die Hälfte der Bevölkerung mit Folsäure unterversorgt, einem Vitamin, das hauptsächlich in Gemüse, Obst und Salat enthalten und zudem stark hitzeempfindlich ist.

VITALITÄT

Natur

Der Waldspaziergang, ein atemberaubender Ausblick von einem Berg hinunter in ein Flusstal, das Beobachten von Tieren in freier Wildbahn oder ein Sonnenuntergang am Meer sind Eindrücke, die Menschen mit Ausspannen, Erholung, Urlaub und natürlich auch mit Stressfreiheit verbinden.[1]

Der Biophilia Effekt

Biophilia ist ein Schlagwort, dass der Evolutionsbiologie Edward O. Wilson in den 80er Jahren in die wissenschaftliche Debatte einführte[1], ein Buch von Clemens Arvay mit dem Titel „Der Biophilia-Effekt" erstürmte vor kurzem die Bestsellerlisten des Buchhandels.[2] Die Liebe zum Lebendigen (Bios = Leben, Philie = die Neigung zu), zur Natur scheint tief in uns verwurzelt zu sein. Je weiter sich der Mensch von seiner natürlichen Umgebung entfernt, umso stärker wächst die Sehnsucht nach „grünen Fluchten". Wissenschaftliche Studien bestätigen diese enge Verbindung, die wir zur Natur haben. Aus Japan schwappt derzeit die Welle des „Waldbadens", auf Japanisch Shirin-Yoku, in unsere Gesundheitslandschaft. Die Auswirkungen eines Aufenthaltes im Wald auf Körper, Seele und Geist werden dort seit Jahrzehnten wissenschaftlich erforscht. Die Ergebnisse sind erstaunlich und belegen den „Biophilia-Effekt" eindrucksvoll. Immunologische Effekte wie das Ansteigen der „natürlichen Killerzellen" und „Fresszellen" (Makrophagen) nach einem zeitlich definierten Waldbesuch belegen eine positive Wirkung des Naturerlebens nicht nur auf das subjektive Wohlbefinden, sondern auch auf harte medizinische Messwerte. Ebenso beeindruckend sind die Ergebnisse des amerikanischen Wissenschaftlers Roger S. Ulrich über die heilungsbeschleunigende Wirkung der Aussicht auf einen Baum vom Krankenzimmer aus. Das Experiment lief wie folgt ab: Erst teilte das Team des Wissenschaftlers Probanden vor einem chirurgischen Eingriff in zwei Gruppen auf. Sie achteten streng darauf, dass sich die beiden Patientengruppen im Hinblick auf Kriterien wie Alter, Gewicht und Gesundheitszustand nicht unterschieden. Nach der Operation wurde eine Gruppe in Krankenzimmer mit Ausblick aufs Grüne verlegt, die andere Gruppe blickte aus dem Zimmerfenster auf eine Ziegelmauer. Der Heilungsverlauf zwischen beiden Gruppen divergierte stark. Die Patienten in der Gruppe mit „grüner Aussicht" hatten weniger postoperative Komplikationen, sie brauchten weniger Schmerzmittel und die Heilung verlief schneller.[3]

Aus diesen und vielen weiteren Studien lässt sich das eindeutige Fazit ziehen: Eine natürliche Umgebung hilft beim Stressabbau und unterstützt die Entspannung.

> Immunologische Effekte wie das Ansteigen der „natürlichen Killerzellen" und „Fresszellen" (Makrophagen) nach einem zeitlich definierten Waldbesuch belegen eine positive Wirkung des Naturerlebens nicht nur auf das subjektive Wohlbefinden, sondern auch auf harte medizinische Messwerte.

TU! DAS!

Integrieren Sie regelmäßige Spaziergänge oder Läufe in der Natur in Ihren Alltag.

Gehen Sie, wann immer es sich anbietet zu Fuß und lassen Sie Aufzug und Rolltreppe links liegen.

Naturheilverfahren bei Stress

Verfechtern der Naturheilkunde entlockt diese Erkenntnis nur ein müdes Lächeln. Sie wissen seit langem, wie wirksam und vor allem nebenwirkungsarm Naturheilverfahren und Naturheilmittel wie die Hydrotherapie (Anwendung von Wasser) oder die Phytotherapie (Anwendung von Heilpflanzen) sein können. So ganz nebenbei: Bewegung, Ernährung und Entspannung – die anderen Elemente des Kapitels Vitalität – zählen auch zu den Naturheilverfahren. Eine Definition für diesen Begriff findet sich im Lehrbuch der Naturheilverfahren[4]. Sie enthält drei wesentliche Komponenten:

1. Naturheilverfahren verstehen den Menschen ganzheitlich, eine strikte Trennung von Körper, Geist und Seele gibt es nicht.

2. Naturheilverfahren bedienen sich der Mittel, die in der Natur vorkommen, also Erde, Licht, Luft, Pflanzen und Tiere (z. B. Blutegel) sowie Lebensmittel im Sinne des Wortes „Mittel für das Leben". „An apple a day keeps the doctor away", so heißt es sprichwörtlich über den knackig-frischen und süßen Apfel. Dies gilt natürlich nicht für synthetisch hergestellten Süßstoff.

3. Naturheilverfahren sehen sich nicht als Konkurrenzunternehmen der „bösen" Schulmedizin. Bei einem schweren Autounfall ist jeder Verunglückte dankbar für die Möglichkeiten der Intensivmedizin, der Kamillentee wird in einem solchen Fall wenig ausrichten. Daher spricht man in diesem Zusammenhang auch von der Komplementärmedizin, also der Medizin, die im besten Fall die sogenannte Schulmedizin ergänzt oder gar nicht erst nötig macht.

Wie der Biophilia-Effekt und das Waldbaden erlebt auch die Naturheilkunde eine erfreuliche Renaissance, angestoßen unter anderem von Professor Andreas Michalsen, Chefarzt der Abteilung Naturheilkunde an der Berliner Charité. Sein Buch „Heilen mit der Kraft der Natur" hat es zum Bestseller gebracht.[5] Es sei allen empfohlen die Naturheilverfahren nicht abschätzig als esoterisch oder unwissenschaftlich zu bewerten.

Michalsen zeigt sehr praxisnah, wie Naturheilmittel im Alltag verwendet werden können, wie wirksam sie sind und dass sie sich in Bezug auf wissenschaftliche Evidenz nicht hinter schulmedizinischen Verfahren verstecken müssen. Sollten Sie die folgenden Beiträge über das Potenzial der Naturheilkunde ansprechen, ist auch wichtig zu wissen, dass die Zusatzbezeichnung „Arzt für Naturheilverfahren" nur dann auf dem Praxisschild eines Arztes verwendet werden darf, wenn er entsprechende Aus- und Fortbildungen beim Zentralverband der Ärzte für Naturheilverfahren und Regulationsmedizin e. V. (ZAEN) absolviert hat.

Bei Stress und stressbedingten Krankheiten können Naturheilverfahren wesentlich dazu beitragen, unsere Vitalität zu erhalten und typischen Symptomen vorzubeugen. Da wir die Naturheilverfahren Bewegung, Ernährung und Entspannung bereits ausführlich in Bezug auf die Stressbewältigung gewürdigt haben, liegt der Schwerpunkt nun auf zwei Klassikern,

> Bei Stress und stressbedingten Krankheiten können Naturheilverfahren wesentlich dazu beitragen, unsere Vitalität zu erhalten und typischen Symptomen vorzubeugen

der Hydrotherapie und der Phytotherapie. Für diejenigen, die etwas tiefer in die Materie der Naturheilverfahren, deren Historie und Wegbereiter in Deutschland erfahren möchten, folgt ein „BESSER! WISSER!-Abschnitt". Wer direkt in die Praxis einsteigen will, überspringt diesen Teil einfach.

BESSER! WISSER!

PIONIERE DER NATURHEILKUNDE

Die Anerkennung und Verbreitung naturheilkundlicher Methoden in den deutschsprachigen Ländern ist in erster Linie folgenden Pionieren zu verdanken:

Wasserdoktor Vincenz Prießnitz (1799–1851)

gilt zusammen mit den „Wasserhähnen" Siegmund und Johann Siegmund Hahn als Wegbereiter der Hydrotherapie, bei der vor allem Kaltwasseranwendungen im Sinne von Abhärtung im Vordergrund standen. Diese Kaltwasserkuren verband er mit Luftbädern, Bewegung und diätetischen Maßnahmen. Berühmt wurde der Prießnitz-Wickel, ein Kaltwasserumschlag, der ihm nach einem schweren Unfall vermutlich das Leben rettete. Seine Heilerfahrungen bei zahlreichen Patienten wurden von seiner Tochter im Vinzenz-Prießnitz'schen Familien-Wasserbuch dokumentiert. Es ist im Institut für Geschichte der Medizin einzusehen.

Lehmpastor Emanuel Felke (1856–1926)

verknüpfte Lehm-, Licht-, Luft- und Wasseranwendungen mit der Homöopathie, der Pflanzenheilkunde und der Augendiagnose. Auf diesen Grundlagen entwickelte er ein eigenes Heilkonzept. Seine Biographie lässt darauf schließen, dass seine außerordentlichen Erfolge als Heiler nicht nur auf den natürlichen Elementen beruhten, sondern auch auf der Zuwendung gegenüber seinen Patienten, was im Übrigen für alle bedeutenden Naturheiler gilt.

Pfarrer Sebastian Kneipp (1821–1897)

war vermutlich der berühmteste und erfolgreichste Verfechter der Naturheilkunde, der ein eigenes Medizinkonzept unter seinem Namen entwickelte. Die Kneipp'sche Therapie verbindet die Bewegungs-, Ernährungs-, Hydro- und Phytotherapie sowie die von Maximilian Bircher-Benner entwickelte Ordnungstherapie zu einem im wahren Sinne des Wortes ganzheitlichen Medizinkonzept. Der bekannteste Kneipp-Kurort ist Bad Wörishofen, in dem Kneipp seine Methoden von 1855 bis zu seinem Tod sehr erfolgreich in der Praxis anwendete, immer wieder angefeindet von Anhängern der damaligen Schulmedizin.

Maximilian Bircher-Benner (1867–1939)

war ein Schweizer Arzt, der mit seiner „Ordnungstherapie" weit mehr Anerkennung verdient hat als mit der Erfindung des Bircher Müslis. Die Ordnungsgesetze des Lebens, die er 1937 im gleichnamigen Buch veröffentlichte, offenbaren visionäre Fähigkeiten. Alle seine Gesetze, die – so Bircher-Benner – von dem „Neuen Arzt" beachtet und in die Therapie einfließen sollten, sind heutzutage selbstverständliche Pfeiler der Präventionsmedizin, waren zu seiner Zeit aber revolutionär.[6] Bircher-Benners Ordnungsgesetze sind aktueller denn je; erstaunlich, wenn man den Zeitpunkt der Veröffentlichung beachtet. Leider wurde die Ordnungstherapie von faschistischen Kräften instrumentalisiert. Die neun Ordnungsgesetze folgen nun in der Originalformulierung mit Kommentaren zu ihrer aktuellen Bedeutung.

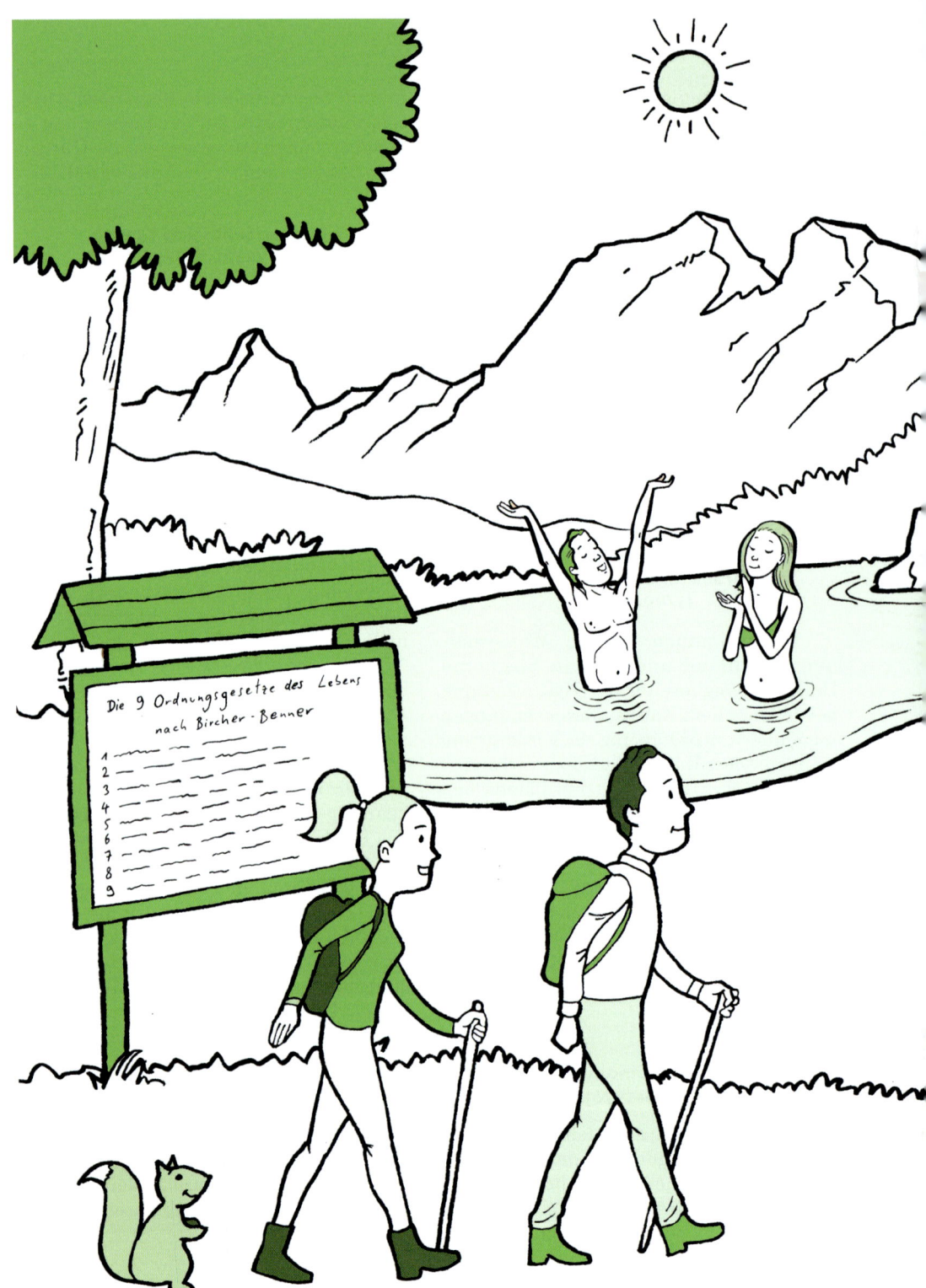

VITALITÄT

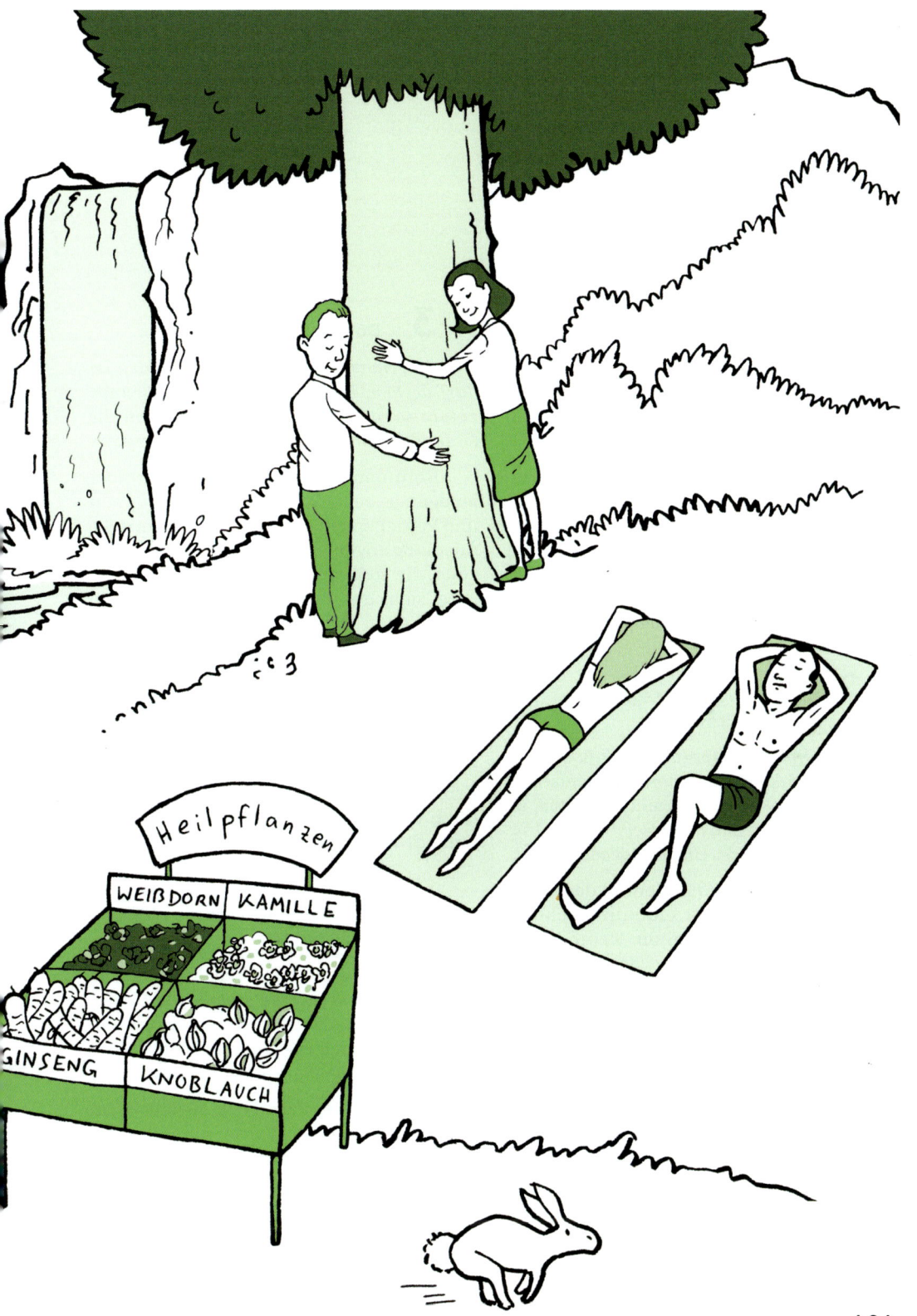

BIRCHER-BENNERS NEUN ORDNUNGSGESETZE

1 Das Organisationsgesetz der Nahrung

In einer vegetabilen Frischnahrung haben wir „eine sinnvolle, dem Leben dienliche Organisation der absorbierten Energie", die wir möglichst unverändert nutzen können und sollen. Wird das Nahrungsintegral „willkürlich in Bruchteile zerlegt", so gibt es „eine einseitige, das heißt, ungünstige Nahrungswirkung". Alle Zustandsänderungen der Nahrung bedeuten einen Organisationsverlust.

Kommentar: Vollwertige, naturbelassene Ernährung, ganz aktuell „Clean Eating" ist die Grundlage für eine gesunde Ernährung, die alle essentiellen Nährstoffe beinhaltet. Auch die Betonung pflanzlicher Lebensmittel ist aus heutiger Sicht ernährungsphysiologisch und ökologisch sinnvoll.

2 Das Gleichgewichtsgesetz der Ernährung

„Der Organismus bedarf der Zufuhr sämtlicher Nährfaktoren in einem harmonischen Gleichgewicht." Fehlen einzelne Faktoren, so sucht der Organismus Ausgleich durch Vielessen, was zu neuem Ungleichgewicht führt.

Kommentar: Zum Zeitpunkt der Veröffentlichung steckte die Vitaminforschung noch in den Kinderschuhen. Heute ist bekannt, dass Vitalstoffmangel den Stoffwechsel hemmt und zahlreichen Krankheiten den Weg ebnet.

3 Das Ökonomiegesetz

„Die Nahrungszufuhr soll gerade den Bedarf decken, weil überschüssige Nahrungszufuhr sowohl die Leistungsfähigkeit wie die Gesundheit mindert."

Kommentar: Dieses Gesetz ist aktueller denn je, bedenkt man, dass Übergewicht und Fettleibigkeit (Adipositas) epidemische Ausmaße angenommen haben. Eine Ernährung, die so konzipiert ist, dass sie auf längere Sicht gesehen ein wenig unter dem eigentlichen Nahrungsenergiebedarf liegt, ist bei Tieren und wie man auch bei Bevölkerungsgruppen (Blue Zones, z. B. in Japan, Korsika) mit vielen über Hundertjährigen gesehen hat, die einzig wissenschaftlich sauber nachgewiesene Maßnahme der Lebensverlängerung! Der neue, sehr zu begrüßende Ernährungstrend heißt „Intervallfasten". Auch dabei geht es darum, dem Organismus „Stoffwechselpausen" zu gönnen.

4 Das Mundgesetz

Das Mundgesetz fordert, „dass der Mund bei der Nahrungszufuhr seiner Bestimmung gemäß verwendet werde", das heißt, Gebiss, Speicheldrüsen und Geschmackssinn müssen eingesetzt werden für Auswahl und Vorverdauung der Nahrungsmittel.

Kommentar: Fast Food bedeutet im wahrsten Sinne des Wortes schnelles, unbewusstes Hinunterschlingen meist minderwertiger Nahrungsmittel. Die „Slow Food"-Bewegung und der Fokus auf achtsames Essen liegen aktuell stark im Trend und sind die Antworten auf diese Entwicklung.

5 Das Ordnungsgesetz des Hautorgans

„Es ist die Bestimmung des Hautorgans, die Sonnenlichtstrahlung aufzunehmen, von der Luft umfächelt zu werden, auf warme und kühle Temperaturen zu reagieren. Die Haut ist für diese Aufgabe wundervoll ausgestattet, und wir sollten ihr zurückgeben, was wir ihr durch Zivilisationsverhalten genommen haben."

Kommentar: Die Bedeutung des Lichtes und der Sonne für die Vitamin-D-Bildung und die Stimmungslage wurde in den letzten Jahren wiederentdeckt. Immer noch wird den Menschen vor allem die Exposition gegenüber der Sonne mit dem Argument der Hautkrebsgefahr verleidet. Dabei ist ein vernünftiger Umgang mit Licht und Sonne notwendig und sinnvoll. Selbstverständlich sollte ein Sonnenbrand vermieden werden, aber wohldosierte Lichtbäder in Abhängigkeit vom Hauttyp sind für die Gesundheit unverzichtbar.

6 Das Ordnungsgesetz der Lungen

„Unsere Lungen bedürfen frischer reiner Luft Tag und Nacht."

Kommentar: Dem ist angesichts der aktuellen Feinstaub- und Abgasbelastung in den Städten nichts hinzuzufügen.

7 Das Ordnungsgesetz zur Beziehung zur Schwerkraft

„Die Gesundheit basiert zu einem wesentlichen Teil auf einem wohlbemessenen, weder übertriebenem noch zu spärlichem, aber regelmäßigem und harmonischem Arbeiten des ganzen Bewegungsapparates."

Kommentar: Etwas sperrig ausgedrückt, aber eine visionäre Empfehlung, wenn man bedenkt, dass für Herzinfarktpatienten noch in der 60er und 70er Jahren des letzten Jahrhunderts Bettruhe als höchstes Gebot galt. Die moderne Medizin versucht heute die Patienten so schnell wie möglich wieder zu mobilisieren. Bewegung gilt als einer der bedeutendsten Präventionsfaktoren für sämtliche Zivilisationskrankheiten. Die Bedeutung der Bewegung für die Stressableitung haben wir ausführlich dargelegt.

8 Das Ordnungsgesetz des Lebensrhythmus

„Blut und Stoffwechsel haben ihre natürlichen Rhythmen und ungeordnetes Verhalten zerstört die Regeneration und das chemische Gleichgewicht".

Kommentar: Offensichtlich wusste Bircher-Benner bereits einiges von Chronobiologie (= Lehre von den zeitlichen Abläufen im Organismus) und Rhythmusforschung, die vor 50 Jahren noch in den Anfängen steckte.

9 Das Ordnungsgesetz des Seelenlebens

„Die Gesundheit der Seele hat die Beachtung aller schon genannten Ordnungsgesetze zur Voraussetzung; und sie hängt von dem ab, was wir in jedem Gegenwartsmoment tun, ob wir jetzt gerade die Ordnungsgesetze des Lebens liebend und freudig befolgen oder sie übermütig, selbstherrlich, trotzig verletzen."

Kommentar: Dieses Zitat sollte den Vertretern einseitig psychologisch orientierter Konzepte der Stressbewältigung zu denken geben. Psychosomatik ist keine Einbahnstraße. Körperliche (somatische) Faktoren wie der Mangel an bestimmten Nährstoffen, allen voran Eisen, Jod, die Vitamine der B-Gruppe oder auch Licht- und Bewegungsmangel können sich dramatisch auf die Stimmungslage auswirken.

ENDE BESSER! WISSER!

> Unter Hydrotherapie versteht man die Anwendung von Wasser in Form von Kälte- oder Wärmereizen auf den Körper.

HYDROTHERAPIE

Unter Hydrotherapie versteht man die Anwendung von Wasser in Form von Kälte- oder Wärmereizen auf den Körper.[7] Bei keinem anderen Verfahren wird das Prinzip der Reiz-Reaktions-Kette oder das Hormesis-Prinzip, der wichtigste Wirkmechanismus der Naturheilkunde, so deutlich wie hier. Nahezu jeder kennt den kreislaufstimulierenden Effekt einer kalten Dusche. Bei starker Müdigkeit ist es manchmal das einzige Mittel, schnell wach zu werden. Der starke Kältereiz verursacht zunächst eine Verengung der Gefäße. Als Reaktion auf diesen Reiz kommt es dann allerdings zum gegenteiligen Effekt. Um sich zu erwärmen, weitet der Organismus die Blutgefäße anschließend wieder. Die gewünschte Folge liegt darin, dass Haut und Schleimhäute verstärkt durchblutet werden. Das Gefühl der wohligen Ausbreitung des Wärmegefühls bei einem Bad in 14° Grad kaltem Wasser der Nordsee sollte sich jeder einmal gönnen. Wer bei Kontakt mit dem kalten Wasser allerdings sofort wieder das Weite sucht, wird diesen Effekt nicht erleben. Wer mutig 5 bis 10 Sekunden durchhält, der erlebt die Reiz-Reaktions-Kette am eigenen Leib. Man kann etliche Minuten im zuvor als eiskalt empfundenen Wasser schwimmen bei einem angenehmen Wärmegefühl. Auch das allgemeine Befinden nach einem solchen kühlen Bad lässt sich mit Stolz und Glücksgefühl beschreiben.

Der Kältereiz bewirkt nicht nur ein tolles Gefäßtraining, auch die immunologischen Effekte sind bemerkenswert. Viren können auf gut durchbluteten Schleimhäuten schlechter andocken. Zudem kommt es zu einem deutlichen Anstieg bestimmter Immunzellen, die wir bereits beim Waldbaden kennengelernt haben, den natürlichen Killerzellen und den Fresszellen. Grundsätzlich wirkt Kälte zudem entzündungshemmend, daher werden kalte Umschläge bei akuten Entzündungen eingesetzt.

Die positiven Gefäßwirkungen und die Immunstärkung sind bereits mit morgendlichen Wechselduschen zu erzielen. In verschiedenen Studien wurde eine signifikante Verminderung der Erkältungshäufigkeit infolge eines regelmäßigen abwechselnd kalten und warmen Duschens belegt. Bevor Sie nun voll motiviert das kalte Wasser aufdrehen, sind einige Grundregeln zu beachten, damit der Schuss nicht nach hinten losgeht. Kältereize dürfen niemals auf einen ausgekühlten Organismus treffen. Auch bei bereits bestehenden Infekten oder einem Fröstelgefühl sind Kältereize kontraproduktiv. Die optimale Reizstärke wird in der Arndt-Schultz'schen-Grundregel der Wärme- und Kälteanwendungen verdeutlicht:

- Schwache Reize fördern die Reaktion des Organismus,
- starke Reize hemmen diese Reaktion und
- extrem starke Reize lähmen sie.

Im Übrigen gilt diese Regel auch für viele weitere biologische Reaktionen, zum Beispiel auch in der Trainingslehre.

Wahrscheinlich hat sich die komplette weibliche Leserschaft mittlerweile fröstelnd ausgeklinkt, denn Frauen haben physiologisch begründbar eine geringere Schwelle für Kältereize. Dies ist nicht frauenfeindlich, sondern hängt mit dem Oberflächen-Volumen-Verhältnis von Frauen zusammen. Dennoch sind vielleicht etwas sanftere Kältereize ein Einstieg, denn wie so vieles, ist auch das Kälteempfinden trainierbar und in gewisser Weise adaptierbar. Schließlich gibt es auch Frauen unter den ganz harten „Eisschwimmern".

So werden bei der Hydrotherapie folgende Anwendungen von ganz sanft bis zur Kategorie „Abhärtung" unterschieden:

- **Waschungen**
  Die mildeste Form
- **Bäder**
  Teilbäder (z.B. Arme, Füße), Vollbäder (kalt, warm, heiß, ansteigend, Wechselbäder)
- **Güsse**
  Mit drucklosem Schlauch (1–2 cm ø)
- **Wickel**
  Teil und Ganzkörper
- **Packungen**
  Heusack/Lehmpackungen
- **Dämpfe**
  Vor allem Kopfdampf

Für alle Wasseranwendungen gelten folgende Grundregeln:

- **Kaltes Wasser niemals auf kalten oder ausgekühlten Körper**
  Vorher Erwärmung mittels Bewegung. Innerhalb von 15 bis 20 Minuten nach Anwendung: völlige Wiedererwärmung.
- **Nach Bädern eine ½ bis 1 Stunde ruhen.** Gilt für alle warmen Bäder, auch für Teilbäder mit ansteigenden Temperaturen
- **In Wickel oder Packung**
  Nicht unterhalten, lesen oder anders beschäftigen.
- **Wasseranwendungen** wenigstens 1/2 Stunde nach dem Essen
- **2–4 Stunden Pause** zwischen den Anwendungen
- **Kein Abfrottieren** nach Wasseranwendungen

Für die „Frostbeulen" sei an dieser Stelle betont, dass auch Wärmereize in der Hydrotherapie ihren festen Platz haben, so zum Beispiel bei einem ansteigenden Vollbad bei einer Erkältung. Auch feuchtwarme Wickel zur Stärkung innerer Organe können wahre Wunder bewirken und so manches Medikament ersetzen. Sie haben ihre Stärke vor allem bei den folgenden Indikationen:

- Abnutzungserscheinungen der Gelenke
- Chronische Blasenentzündungen
- Chronische Reizungen und Entzündungen der Gelenke
- Muskelverspannungen (häufiges Stresssymptom)

Hydrotherapie zu Hause und im Hotel

Ein großer Vorteil von Wasseranwendungen ist ihre völlig unproblematische und preiswerte Anwendung, egal ob zu Hause oder unterwegs. In jeder Dusche lässt sich eine Kneipp'sche Anwendung mit wechselweise kaltem und warmem Wasser durchführen. Auch wenn die Kneipp'schen Güsse im Original mit einem drucklosen Schlauch, der einen Durchmesser von 1 bis 2 cm hat, angewendet werden, die Hoteldusche tut es auch. Wichtige Regeln lauten:

> **TU! DAS!**
>
> Den Guss immer außen am kleinen Zeh beginnen, außen nach oben führen und an der Innenseite zurück – dies gilt für Beine und Arme.
>
> Mit warmem Wasser beginnen, dann im Wechsel mit kaltem Wasser, und mit kaltem Wasser enden.

Wasseranwendungen können auch kleine Wunder bei Schlafproblemen bewirken. Hier gilt die Grundregel: Kaltes Wasser am Unterkörper angewendet, zieht quasi das Blut aus dem Kopf und lässt Sie besser einschlafen. Umgekehrt wirken Armbäder im kalten Wasser, die man in jedem Waschbecken anwenden kann, belebend. So können Sie vielleicht einen überzogenen Kaffeekonsum vermindern.

> Die Phytotherapie, also die Behandlung oder Vorbeugung von Krankheiten mithilfe von Pflanzen, ist die älteste Arzneitherapie für Mensch und Tier.

PHYTOTHERAPIE

Gegen jede Krankheit wächst laut Volksmund ein Kraut. Ist das wirklich so? Und wenn ja, welche Pflanzen hat die Natur bei Stress anzubieten? Wir können diese Frage mit einem klaren Ja beantworten und auch einige Pflanzen mit ihrem Wirkmechanismus hervorheben, den man wissenschaftlich als „Antistresseffekt" bezeichnen kann.

Die Phytotherapie, also die Behandlung oder Vorbeugung von Krankheiten mithilfe von Pflanzen, ist die älteste Arzneitherapie für Mensch und Tier. Biologen haben beobachtet, dass Tiere die instinktive Fähigkeit haben, gezielt Pflanzen zu verzehren, die ihre Symptome lindern, wenn sie erkranken. Der Name Schafgarbe weist darauf hin, dass Schafe bei Beschwerden vermehrt diese Wiesenpflanze fressen und danach gesunden. Das aus dem Altdeutschen kommende Wort Garbe heißt wörtlich „gesund machen". Und in der Tat ist es sinnvoll, Schafgarbe zum Beispiel bei Magen- oder Darmproblemen zu nehmen, denn Schafgarbe hat ein ähnliches Wirkstoffprofil wie die Kamille. Vor allem das entzündungshemmende Azulen ist hier zu nennen.

Menschen haben ein solches Verhalten beobachtet und über Versuch und Irrtum herausgefunden, dass Pflanzen wahre Arzneischätze beinhalten. So manche unserer meist verwendeten Arzneimittel haben ihren Ursprung im Pflanzenreich. Selbst das bekannteste Medikament der Welt, das Aspirin mit dem Wirkstoff Acetylsalicylsäure (ASS), kann zumindest als sogenanntes „Prodrug" mit der Weidenrinde in Verbindung gebracht werden. Unter dem Begriff „Prodrug" wird die Vorstufe eines Wirkstoffes verstanden. Im Falle der Weidenrinde ist es das Salicin, ein Wirkstoff, aus dem durch eine chemische Umwandlung ASS gebildet werden kann. Bei leichteren Schmerzen kann bereits ein Weidenrindentee Abhilfe schaffen. Auch das berühmte Penicillin, das als erstes Antibiotikum die Medizin revolutionierte, stammt von einem Schimmelpilz und war eine Zufallsentdeckung in einem Medizinlabor.

> So manche unserer meist verwendeten Arzneimittel haben ihren Ursprung im Pflanzenreich.

Die moderne Phytotherapie hat somit rein gar nichts mit Kräuterhexen oder romantischer Naturverklärung zu tun. Sie ist ein seriöser Zweig der Pharmazie, in dem Pflanzen als Wirkstofflieferanten betrachtet und bis ins kleinste Detail erforscht werden. Sehr deutlich wird dies in einem klassischen Lehrbuch der Phytotherapie dem „Wichtl", dessen Lektüre allen angeraten sei, die die Pflanzenheilkunde als unwissenschaftlich abwerten.[8]

Ein wesentlicher Unterschied zu herkömmlichen Medikamenten ist allerdings das Wirkstoffspektrum. Eine Pflanze hat 100–1000 Wirkstoffe, die je nach Art, Sorte und Züchtung variieren können. Daher ist die pharmakologische Aufbereitung von Pflanzen sehr anspruchsvoll.

Das gesamte Wissen, das Experten über eine Pflanze zusammengetragen und in einer Art „Steckbrief" veröffentlicht haben, wird Monografie genannt, wörtlich übersetzt „Einzelbeschreibung". Es gibt also zu allen gängigen Heilpflanzen eine Monografie. Dabei muss immer der Pflanzenteil benannt werden: Kamillenblüten oder Salbeiblätter, um zwei Beispiele zu nennen. Die Wirkstoffe sind niemals gleichmäßig in der ganzen Pflanze verteilt, sondern finden sich besonders konzentriert in bestimmten Pflanzenteilen. Meist minderwertig ist der Stängel, in dem sich kaum nennenswerte Wirkstoffkonzentrationen finden.

Adaptogene Pflanzen gegen Stress

Zurück zu unserer Ausgangsfrage, ob es Pflanzen unmittelbar gegen Stress gibt. Ja, diese existieren, die entsprechenden Wirkstoffe dieser Pflanzen nennt man „Adaptogene". Die adaptogene Wirkung ist einer der faszinierendsten Effekte von Arzneistoffen. Adaptieren bedeutet anpassen. Mit der adaptogenen Wirkung wird ein Organismus je nach Belastungssituation optimal auf die spezifische Beanspruchung eines Stressors vorbereitet und eingestellt, also adaptiert oder angepasst.

Adaptogene normalisieren Körperfunktionen unter Stressbelastungen und steigern die Widerstandsfähigkeit. Adaptogene Pflanzen besitzen immer ein Spektrum von Wirkstoffen, in dem sich – isoliert betrachtet – Einzelstoffe befinden, die einen spezifischen Effekt auslösen, zum Beispiel Blutdruckerhöhung, und andere, die genau das Gegenteil, nämlich eine Blutdrucksenkung bewirken. Der Organismus wird also abhängig von der Belastung entweder in die eine oder andere Richtung „geschoben".

Nach dem naturheilkundlichen Autor Dr. Klaus Mohr besteht die Wirkung der Adaptogene in einer Normalisierung von reagierenden Funktionen, das heißt, geschwächte Funktionen werden wieder normalisiert beziehungsweise übersteigerte Funktionen gemindert.[9] Als Erfinder des Begriffes „Adaptogene" gilt der russische Pharmakologe Nicolai V. Lazarev. Er hat diesen Begriff im Jahre 1947 in die pharmakologische Debatte eingebracht.[10] Seitdem sind unzählige Studien und Publikationen zum Thema Adaptogene und ihre Wirkungen erschienen.

Zusammengefasst lässt sich sagen, dass Adaptogene die allgemeine Widerstandsfähigkeit des Organismus gegenüber drei Arten von Stressoren erhöhen:

1. Externe Reize aus der Umwelt wie thermische Faktoren (Hitze, Kälte), pathogene Erreger und Schadstoffe
2. Interne emotionale Faktoren wie Angstzustände, depressive Verstimmungen und Ähnliches
3. Körperliche Belastungsreize durch Training oder Wettkampf

Dieses hohe Potenzial arzneilich wirksamer Stoffe legt die Bezeichnung „Wundermittel gegen Stress" nahe. Qualitativ hochwertige Adaptogene – im nächsten Abschnitt werden sie näher beschrieben – können uns in der Tat helfen, Zeiten hoher Belastung besser zu überstehen. Ihr Potenzial ist erstaunlich, wie zum Beispiel am Wirkstoff Ginseng ausführlich dokumentiert ist.

Einen Haken hat die ganze Sache allerdings: Verändert man die strukturellen oder persönlichkeitsbedingten Stressoren auf Dauer nicht, schwindet irgendwann auch die stärkste Widerstandskraft. Ein Körper, der infolge chronischer Stressbelastungen permanent übertourt, ist vergleichbar mit einem hochgetunten Motor. Die Folge liegt auf der Hand.

Irgendwann kommt es zum Maschinenschaden. Beim lebenden Organismus ist dies der Zusammenbruch, der allseits bekannte Burnout.

Adaptogene in der praktischen Anwendung

Die Europäische Arzneimittelagentur EMA hat nach Angaben der Ärzte Zeitung online bisher vier Heilpflanzen als Adaptogene anerkannt: den Echten Ginseng (Panax Ginseng), die Borstige Taigawurzel (Eleutherococcos senticosus), auch sibirischer Ginseng genannt, Schisandra (Schisandra chinensis) auch als Chinesisches Spaltkörbchen bekannt sowie die Rosenwurz (Rhodeola rosea), die im BESSERWISSER!-Teil detailliert erörtert werden.

GINSENGWURZEL: DIE NUMMER EINS UNTER DEN ADAPTOGENEN

Im Hinblick auf die Zeitdauer der Anwendung und der Studienlage nimmt der echte Ginseng den unbestrittenen Spitzenplatz unter den Adaptogenen ein. Auch was die Anzahl wissenschaftlich fundierter, das heißt, randomisierter (Zufallsauswahl) Cross-over-Studien und placebokontrollierter klinischer Studien betrifft, ist der Ginseng unangefochten die Nummer eins. Im Standard-Lehrbuch der Phytotherapie „Wichtl-Teedrogen und Phytopharmaka" werden für Ginseng positive Wirkungen beschrieben unter anderem in Bezug auf:

- Akustische Fähigkeiten
- Blutchemische Parameter wie Glukose, Lactat-Pyruvat, Sauerstoffverbrauch, Lungenfunktion
- Gedächtnisfunktion
- Herz-Kreislauf-Parameter
- Leistungssteigerung am Fahrradergometer

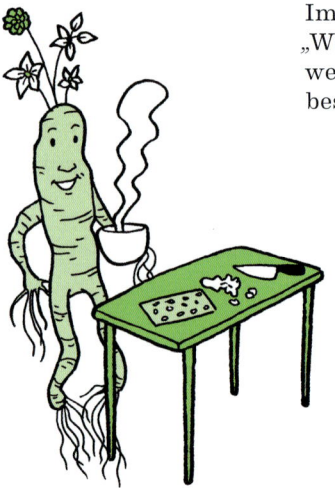

- Überwindung von Lethargie
- Mentale und sensomotorische Fähigkeiten
- Wohlbefinden

Diese Effekte werden vermutlich durch die wichtigste Wirkstoffgruppe des Ginsengs, die Ginsenoside, hervorgerufen. Hinzu kommen noch Effekte durch weitere Wirkstoffe des Ginsengs wie:

- **Peptidoglykane**
  → blutzuckersenkend
  (damit antidiabetisch)
- **Polyacetylene und Polysaccharide**
  → entzündungshemmend

BESSER! WISSER!

Wichtige Fachkommissionen für die Beurteilung von pflanzlichen Arzneimitteln sind das Herbal Medicinal Product Committee (HMPC), das auf europäischer Ebene die ausschließliche Kompetenz zur eigenverantwortlichen Beurteilung der Zulassung pflanzlicher Arzneimittel hat, und die European Scientific Cooperative on Phytotherapy (ESCOP), die Monografien zu Arzneidrogen mit dem Ziel erstellt, den wissenschaftlichen und regulatorischen Status von pflanzlichen Arzneimitteln in Europa zu harmonisieren.[11]

Beide Fachkommissionen sind auch für die Monografie Ginseng zuständig. Das HMPC hat für Ginseng „Symptome von Kraftlosigkeit wie Erschöpfung und Schwäche" als Anwendungsindikation angegeben.[12] Die ESCOP nennt „Rekonvaleszenz" als Anwendungsgebiet des Ginsengs, sowie „die zu mentalen und psychischen Einschränkungen führenden Symptome Erschöpfung, Schwäche, Müdigkeit und Konzentrationsschwäche."

Der Professor für chinesische Heilpflanzen Dr. Liu Ke führt in einem Beitrag über Ginseng aus: „Die moderne Forschung hat gezeigt, dass die Inhaltsstoffe des Ginsengs, Ginsenoside und Polysaccharide, eine stärkende Wirkung auf kardiovaskuläre und endokrine Gefäße haben. Wegen seiner positiven Wirkung auf das Immunsystem wird Ginseng in der TCM besonders bei Immunschwäche eingesetzt."

Auch die Ärztin für Orthopädie Dr. med. Gabriele Herrmann, die sich auf manuelle und traditionelle chinesische Medizin (TCM) spezialisiert hat, berichtet in einem Fernsehbeitrag Erstaunliches über die Anwendung des Ginsengs in ihrer Praxis:

- In manchen Fällen gelangt die moderne westliche Medizin an ihre Grenzen. Auf der Suche nach zusätzlichen Heilmethoden, wurde ich in der facettenreichen TCM fündig.
- Es gibt verschiedene Entzündungswege und -orte im Körper. Jede dieser Entzündungen endet letztlich in einem Energiemangel des Organismus, da deren Bewältigung den Körper ständig Kraft kostet. Ginseng ist hier besonders hilfreich. Er setzt an der Wurzel des Problems an: er harmonisiert und reguliert den Energiehaushalt und wirkt wie ein pflanzliches „Antibiotikum". Aus meiner Sicht ist hier Ginseng in seiner Wirkung einzigartig.
- In der Praxis eignen sich die TCM Kräuter besonders bei chronischen Prozessen. Vor allem bei einem Energiemangel verabreiche ich Ginseng.
- Ginseng ist auch zur Langzeit-Einnahme zu empfehlen. Sowohl prophylaktisch, wie ich ihn auch selbst nehme, als auch bei Autoimmunprozessen.

Dosierung und Qualität von Ginsengpräparaten

Ginseng ist eine hochwirksame, adaptogen wirkende Heilpflanze. Entscheidend – und dies gilt für alle pflanzlichen Mittel – sind die Qualität und die Dosierung! Die Qualitätsanforderungen für ein gut wirksames Präparat sind in den Monografien zu Ginseng klar und deutlich formuliert. Im Deutschen Arzneibuch (DAB), einer Zusammenstellung von Herstellungs- und Qualitätsanforderungen für Arzneimittel, liegt die Empfehlung für die tägliche Aufnahme bei 1 bis 2 Gramm getrocknete Wurzel pro Tag. Der Mindestgehalt an Ginsenosiden liegt laut DAB bei 1,5 Prozent; das HMPC (siehe oben) fordert mindestens 4 Prozent.

Ginseng wird auch als sogenanntes „Botanical", also als Pflanzenzusatz in Nahrungsergänzungsmitteln angeboten. Allerdings gibt es für solche Produkte keinerlei bindende Qualitätsvorschriften, wie dies bei Arzneimitteln üblich ist. Daher sollte bei der Auswahl zwischen verschiedenen Ginsengpräparaten der Grundsatz gelten: Arzneimittel vor Nahrungsergänzungsmittel. Zwar können auch Nahrungsergänzungsmittel durchaus eine gute Qualität liefern, aber für den Verbraucher ist dies nicht zu erkennen. In der folgenden Übersicht sehen Sie, wie leicht man Lebensmittel oder Nahrungsergänzungsmittel von Arzneimitteln direkt an der Verpackung unterscheiden kann:

UNTERSCHIEDE IN DER KENNZEICHNUNG

Kennzeichnung	Lebensmittel/NEM	Arzneimittel
Haltbarkeit	Mindestens haltbar bis … (MHD = Mindesthaltbarkeitsdatum)	Verwendbar bis … (Monat und Jahr) = Verfallsdatum
Zugegebene Stoffe	Zutaten: in absteigender Gewichtsreihenfolge	Zusammensetzung der wirksamen Bestandteile nach Art und Menge
Deklaration	Lebensmittel/NEM	Arzneimittel

Tabelle 25 Unterschiede in der Kennzeichnung von Lebensmitteln zu Arzneimitteln

> Als Verbraucher ist es wichtig, sich genau über die Qualitätsvorschriften des Herstellers zu informieren.

Im Vergleich verschiedener Ginsengprodukte, die als Arzneimittel anerkannt sind, können weitere Kriterien bei der Kaufentscheidung herangezogen werden. Für die Qualität der Ginsengwurzel ist eine Reifezeit im Boden von mindestens sechs Jahren entscheidend. Darüber hinaus ist nicht nur der Ginsenosid-Anteil, sondern auch ein möglichst umfangreiches Ginsenosid-Spektrum für die adaptogene Wirkung des Ginsengs ausschlaggebend. Letzteres kann in der Produktion dadurch erzielt werden, dass nicht nur die feinen Haarwurzeln, sondern auch die Haupt- und Seitenwurzeln des Ginsengs verarbeitet werden. In den Haarwürzelchen sind zwar besonders hohe Ginsenosid-Mengen vorzufinden, jedoch kommt die Gesamtwirkung des Ginsengs erst durch die Komposition mit den Inhaltsstoffen der Haupt- und Seitenwurzeln wie Saponinen, Polysacchariden, ätherischen Ölen und anderen Verbindungen zustande. Demnach gilt: Ein Ginseng-Produkt, das die ganze Wurzel verwendet, hat anteilig weniger Ginsenoside und dennoch eine stärkere adaptogene Wirkung als ein Produkt, das nur die feinen Haarwurzeln mit hoher Ginsenosid-Konzentration verwendet. Beim Kauf sollte also nicht ausschließlich der Ginsenosid-Anteil berücksichtigt, sondern auch erfragt werden, ob bei der Herstellung des Ginseng-Präparats die ganze Wurzel verwendet wurde.

Eine sehr häufig gestellte Frage ist die nach dem Unterschied zwischen rotem und weißem Ginseng. Bei beiden handelt es sich um die botanisch gleiche Pflanze. Erst durch verschiedene Verarbeitungsprozesse nach der Ernte entsteht der Unterschied zwischen weißem und rotem Ginseng. Während weißer Ginseng lediglich gewaschen, getrocknet und geschält wird, wird roter Ginseng zunächst ebenso gewaschen und getrocknet, dann aber nicht geschält, sondern gedämpft und anschließend wieder getrocknet. Das zusätzliche Dämpfungsverfahren, bei dem der rote Ginseng die charakteristische Rotfärbung erhält, verändert und erweitert das Wirkspektrum des Ginsengs. Denn dieser chemisch als Maillardreaktion bezeichnete molekulare Vorgang beim Dämpfen führt einerseits zu der Entstehung von neuen Ginsenosiden und andererseits auch zu der quantitativen Anreicherung bereits vorhandener Ginsenoside – also zu einem komplexeren Ginsenosidspektrum.

Ein weiterer Vorteil des Dämpfungsverfahrens ist die dadurch erzielte längere Haltbarkeit der Ginsenoside.

Nach früherer Gesetzgebung durften nur mindestens 6 Jahre gereifte Ginsengwurzeln zu rotem Ginseng verarbeitet werden. Der Veredelungsprozess des Dämpfungsverfahrens wurde nur bei hochwertigem Ginseng, also bei lange in der Erde gereiften Wurzeln angewandt. Auch wenn die gesetzlichen Vorschriften heute etwas gelockert wurden, hat sich diese Praxis weitgehend durchgesetzt. Hinter weißem Ginseng verbirgt sich also meist Ginseng, der früh geerntet wurde, während man bei rotem Ginseng in der Regel von einem langen Reifungsprozess ausgehen kann.

Als Verbraucher ist es daher wichtig, sich genau über die Qualitätsvorschriften des Herstellers zu informieren, um nicht ein wirkungsloses Ginsengpräparat für teures Geld zu erwerben. Stimmt die Qualität, ist auch mit einer beachtlichen Fülle an Wirkungen zu rechnen.

ROSENWURZ, SCHISANDRA UND SIBIRISCHER GINSENG

Der echte Ginseng ist wissenschaftlich betrachtet unangefochtener Spitzenreiter unter den Pflanzen mit adaptogener Wirkung und besitzt den stärksten „Antistresseffekt". Dennoch lohnt es sich, einen Blick auf drei weitere adaptogen wirksame Pflanzen und deren spezifische Aspekte zu werfen: die Rosenwurz, Schisandra und den sibirischen Ginseng.

> Der echte Ginseng ist wissenschaftlich betrachtet unangefochtener Spitzenreiter unter den Pflanzen mit adaptogener Wirkung und besitzt den stärksten „Antistresseffekt". Dennoch lohnt es sich, einen Blick auf drei weitere adaptogen wirksame Pflanzen und deren spezifische Aspekte zu werfen: die Rosenwurz, Schisandra und den sibirischen Ginseng.

Rosenwurz

Die Rosenwurz, mit wissenschaflichem Namen Rhodiola rosea, ist eine Pflanze, die in den arktischen Regionen beheimatet ist. Verwendet werden die Rhizome (unterirdische Sprossachse) in Form von standardisierten Extrakten gegen Stress und zur Verbesserung der geistigen Leistungsfähigkeit. Die Rosenwurz gibt es in über 200 Arten. Sie ist eine widerstandsfähige Hochgebirgspflanze, die zur Familie der Dickblattgewächse (Crassulaceen) gehört.

In mehreren kontrollierten klinischen Studien steigerten Extrakte die physische Kraft und Ausdauer und linderten Symptome von Asthenie (Kraftlosigkeit) sowie von verschiedenen neurologischen Beschwerden. Da die meisten Untersuchungen entweder in slawischer oder skandinavischer Sprache vorliegen, blieben die Ergebnisse im übrigen Europa weitgehend unbekannt. Auch fehlen kontrollierte klinische Studien nach modernen Standards.

Der genaue Wirkmechanismus ist noch nicht vollständig aufgeklärt. Wahrscheinlich beeinflussen die Inhaltsstoffe von Rhodiola rosea den Stoffwechsel einiger Neurotransmitter wie Serotonin, Dopamin, Noradrenalin und Acetylcholin im Gehirn. Die Neurotransmitter dienen der Verarbeitung von Informationen und der Speicherung im Gehirn. Das optimale Zusammenwirken dieser Botenstoffe ist verantwortlich für die geistige Leistung und letztendlich für das Gedächtnis. Vermutlich beeinflusst Rhodiola rosea die Ausschüttung dieser Botenstoffe positiv und fördert zudem die Durchlässigkeit der Blut-Hirn-Schranke für deren Vorstufen.

Eine in Großbritannien mit dem Spezialextrakt WS(R) 1375 durchgeführte Studie bestätigt anhand der Numerischen Analogskala (NAS) sowie der Clinical Global Impression-Skala (CGI) sowohl die positive Wirkung bei körperlichen und geistigen Symptomen von Stress als auch die gute Verträglichkeit. An der Studie nahmen 101 weibliche und männliche Patienten teil, die deutliche Stress-Symptome aufwiesen.[13]

In Russland und Schweden ist Rhodiola rosea seit Jahrzehnten als pflanzliches Medizinprodukt eingeführt. In Deutschland hat sie keinen Arzneimittelstatus. Wegen der fehlenden klinischen Studien können Rhodiola rosea und ihre Extrakte aktuell lediglich als Nahrungsergänzungsmittel eingesetzt werden. Heilaussagen sind daher nicht erlaubt. Aus diesem Grund fällt eine Bewertung von Rosenwurz auf dem Onlineportal der Verbraucherzentrale „Klartext", auf dem Nahrungsergänzungsmittel genauer unter die Lupe genommen werden, recht kritisch aus.

Schisandra

Schisandra ist eine in Ostasien gebräuchliche Arzneipflanze, bei der vorwiegend die Früchte als traditionelles Arzneimittel zu Aufbau und Stärkung verwendet werden. Schisandra wurde bereits in der späten Han-Dynastie erwähnt und gilt als eine der besten tonisierenden Heilpflanzen Chinas.

Mit Schisandra bezeichnet man die Gattung der Spaltkörbchen (Beerentrauben). Diese gehören in der botanischen Systematik zur Familie der Sternanisgewächse (Schisandraceae). Zu Schisandra zählen rund 30 Arten, von denen die meisten aus Asien stammen. Bekanntester Vertreter der Gattung ist die aus China stammende Heilpflanze Chinesisches Spaltkörbchen (Schisandra chinensis), doch auch andere Arten werden arzneilich genutzt. Einige Synonyme für die Früchte sind Wuweizi, Schisandra-sphenanthera-Frucht, Northern magnoliavine fruit oder chinesische Limonenfrüchte.

Da Schisandrafrüchte die 5 Geschmacksrichtungen (Wu = fünf) süß, sauer, salzig, bitter und scharf abdecken, wirkt die Droge auf alle 5 der in der Philosophie der TCM sogenannten Wandlungsphasen. Sie erfüllt dadurch in der TCM ein breites „Wirkspektrum" und gilt somit als universelles Stärkungsmittel ähnlich dem Ginseng. Spezielle TCM-Indikationen sind Gedächtnisschwäche, „Qi-Auffüllen", Schlaflosigkeit. Diese Anwendungsgebiete sind nur im Kontext der TCM-Lehre verständlich.[14]

In wissenschaftlichen Studien am Menschen gibt es zurzeit keine evidenzbasierten Indikationen für Zubereitungen aus Schisandra-Früchten. Als gesichert gilt die antioxidative, radikalfangende Wirkung. Als Wirkstoff gilt das Lignan Schisandrin B. Dieses wirkt physiologisch besonders im Sinne eines Leberschutzeffektes und gilt sowohl für die Einzeldroge als auch für Drogenmischungen wie Shengmaisan. Die möglicherweise auf antioxidativen Effekten beruhenden weiteren Indikationen – Verhinderung oder Verringerung einer Schädigung von Muskelzellen, Beeinflussung der Zellteilung, krebshemmende sowie neurologische Effekte – sind aber weniger gut belegt als der Leberschutz.

Für die zahlreichen in der Laienpresse genannten weiteren Indikationen gibt es keine naturwissenschaftlich belegten Hinweise. Welche Aufbereitungsform und welche Dosierung hier optimal sind, ist aus den vorliegenden Daten nicht ableitbar.

Sibirischer Ginseng

Die Borstige Taigawurzel (Eleutherococcos senticosus), auch Sibirischer Ginseng genannt, ist botanisch nicht mit dem echten Ginseng verwandt. Da die Pflanze ähnlich wie der Ginseng auch adaptogene Wirkungen besitzt, der echte Ginseng aber knapp und teuer war, wurde er von ehemals sowjetischen Forschern quasi als Alternativpflanze zum koreanischen Ginseng arzneilich intensiv erforscht. Das adaptogene Wirkspektrum ist, wie wir gesehen haben, vielfältig. Der Schwerpunkt des arzneilichen Wertes der Borstigen Taigawurzel liegt auf immunstärkenden Effekten. Diese wurden in placebokontrollierten Studien bei Menschen nachgewiesen, unter anderem auch eine erhöhte Widerstandskraft gegen Hitzebelastungen beim Saunieren. Auch Wirkungen auf das Hormonsystem, speziell im Sinne einer besseren Stressregulation wurden gefunden.

Die Anwendungsgebiete der Borstigen Taigawurzel der für Monografien zuständigen Fachkommissionen lauten wie folgt:

HPMC
Symptome von Kraftlosigkeit wie Erschöpfung und Schwäche

ESCOP
Mentale und psychische Einschränkungen wie Schwäche, Erschöpfung, Müdigkeit, Konzentrationsschwäche sowie in der Rekonvaleszenz

Kommission E
Als Tonikum zur Stärkung und Kräftigung bei Müdigkeits- und Schwächegefühl, nachlassender Leistungs- und Konzentrationsfähigkeit sowie in der Rekonvaleszenz

ENDE BESSER! WISSER!

Unmittelbar gegen erhöhte Stressbelastungen sind etliche Kräuter gewachsen, die auch im Lichte strenger naturwissenschaftlicher Studien einer kritischen Überprüfung standhalten. Ein Tipp: Probieren Sie eines der genannten Adaptogene einmal kurmäßig aus. Achten Sie auf eine gute Qualität, vor allem Arzneiqualität, und sammeln Sie eigene Erfahrungen. Jeder Mensch reagiert bekanntlich anders und was dem einen hilft, schlägt bei dem anderen gar nicht an.

HEILPFLANZEN BEI HÄUFIGEN STRESSBEDINGTEN SYMPTOMEN

Während die Adaptogene per definitionem die Widerstandskraft stärken, sind eine Reihe von Heilpflanzen gut geeignet bei Symptomen, die sehr häufig durch Stress verursacht werden. Dies sind Schlafprobleme sowie Symptome in den Bereichen Herz-Kreislauf und Magen-Darm. Daher stellen wir kurz und prägnant Heilpflanzen vor, die sowohl vorbeugend als auch kurativ in diesen Bereichen helfen können. Wichtig ist uns dabei die wissenschaftlich nachgewiesene Wirkung und die weitgehende Freiheit von Nebenwirkungen.

Laut DAK-Gesundheitsreport[15] sind Schlafstörungen bei Berufstätigen im Alter von 35 bis 65 Jahren von 2010 bis 2017 um 66 Prozent gestiegen. Dies verwundert nicht, denn die im Stressreport 2012 genannten Faktoren wie die permanente Beschleunigung der Arbeitsabläufe sowie die zunehmende Flut an Informationen – um nur zwei zu nennen – sind eher kein sanftes Ruhekissen für Berufstätige.

Kaum ein Stressgeplagter schläft gut, aber gerade quantitativ und qualitativ guter Schlaf ist der mit Abstand wichtigste Faktor für die Regeneration.

Schlaf- und Beruhigungspflanzen

Die gute Nachricht aus der Phytotherapie: Die wichtigsten Schlafpflanzen, also Baldrian (Wurzeln), Hopfen (Zapfen), Lavendel (Blüten), Melisse (Blätter) und Passionsblumen (Kraut), haben eine einschlaffördernde Wirkung und entfalten im Gegensatz zu herkömmlichen Schlafmitteln auf der Basis von Benzodiazepinen (Wirkstoffe in konventionellen Schlafmitteln) keinerlei Nebenwirkungen und keine Abhängigkeit. Sie bringen auch nicht die für die Regeneration notwendigen Schlafphasen durcheinander, sind also uneingeschränkt empfehlenswert.[16]

Zwei Dinge sind bei ihrer Anwendung zu beachten:

1. Baldrian & Co. wirken nicht zentral narkotisierend. Ein aufregender Film, ein aufwühlendes Konfliktgespräch oder eine intensive Trainingseinheit mit hohen Pulsfrequenzen und andere stimulierende Faktoren überdecken die beruhigenden Effekte und konterkarieren die Wirkung. Ein gewisses „Schlafritual" zum Runterkommen vom Tagesstress ist notwendig, damit sich die pharmakologisch gut nachgewiesene schlaffördernde Wirkung entfalten kann.

2. Auch bei den Schlafpflanzen sollte unbedingt auf den Arzneistatus (Angaben auf der Verpackung wie Verfallsdatum, Zusammensetzung der wirksamen Bestandteile) geachtet werden. Nur dieser garantiert die Qualität und einen ausreichenden Wirkstoffgehalt. Die genannten Pflanzen werden in verschiedenen Darreichungsformen (z. B. Tee, Kapsel, Tinktur) angeboten, die je nach bevorzugter Einnahme ausgesucht werden können.

Herz-Kreislauf-Erkrankungen wie Arteriosklerose, Herzinfarkt und Schlaganfall haben eine offensichtliche Verbindung zur Wirkung der Stresshormone. Herzfrequenz und Blutdruck steigen bei Stress an und auch Fettstoffwechselwerte wie Cholesterin und Triglyceride werden eindeutig durch Stressbelastungen beeinflusst. Auch in diesem Feld bietet die Phytotherapie einige Pflanzen, die regulierend und vor allem präventiv wirken.

Herz- und Gefässstärkende Pflanzen

Die Herzpflanze Nummer eins ist der Weißdorn mit folgenden Indikationen in seiner Monografie: Nervöses Herz, das sogenannte Altersherz, leichte Herzrhythmusstörungen und eine nachlassende Leistungsfähigkeit des Herzens entsprechend den Stadien I und II der NYHA (= New York Heart Association).[17] Damit ist er unter den sanften Herzmitteln führend. Wer also unter Stress leichtes Herzrasen verspürt oder Symptome, die er mit dem Herzen in Verbindung bringt, sollte dringend als Erstes eine umfassende kardiologische Diagnostik bei seinem Arzt inklusive Belastungs-EKG durchführen lassen. Ist hier alles in Ordnung und treten die Beschwerden dennoch auf, so ist Weißdorn die richtige Pflanze. Auch hier gilt wieder der Grundsatz: auf Arzneiqualität achten. Verwendet werden in den Präparaten entweder Weißdornblätter und -blüten oder die Weißdornfrüchte. Weißdorn wird in nahezu allen Darreichungsformen wie Tee, Tinktur, Tonikum, Tabletten, Kapseln, Dragees angeboten. Besonders reich an Wirkstoffen ist der Frischpflanzensaft aus Weißdornblättern und -blüten. Er eignet sich ideal für die kurmäßige Anwendung. Weißdorntee kann problemlos auch in der Daueranwendung getrunken werden. Gegenanzeigen, Nebenwirkungen und Wechselwirkungen sind nicht bekannt.

Am Beispiel des guten alten und allseits bekannten Knoblauchs erkennt man, dass die Grenze zwischen Lebensmittel und Arzneimittel gelegentlich fließend verläuft. Mit arzneilichen Wirkungen, die sich vor allem auf den Blutdruck, die Blutfließeigenschaften und die positive Beeinflussung des Fettstoffwechsels (Cholesterin, Triglyceride) beziehen, ist laut Monografie bereits bei zwei Knoblauchzehen am Tag zu rechnen. Im Unterschied zu den anderen bisher besprochenen Heilpflanzen kann der Knoblauch als Lebensmittel verzehrt schon sehr effektiv sein, denn die am Markt befindlichen Knoblauchkapseln oder Dragees sind hier eher Alternativen, um die bekannten Distanz schaffenden Folgen für die sozialen Beziehungen zu vermindern.[18]

Wenig bekannt, aber sehr empfehlenswert im Sinne der Devise „Abwarten und Tee trinken" ist der Buchweizenkrauttee. Dieser erhält die Elastizität der bei Stress arg geplagten Blutgefäße, wofür das Flavonoid Rutin verantwortlich ist. Bereits zwei Tassen des wohlschmeckenden Tees – auch hier ist unbedingt auf den Arzneistatus zu achten – reichen aus, um die Wirkung zu erzielen. Der Buchweizen als Ersatz für die herkömmlichen Getreidearten enthält die Wirkstoffe nicht. Buchweizenkrauttee wird aus der ganzen blühenden Pflanze gewonnen, bevor sich die Früchte, aus denen dann Buchweizenmehl gemahlen wird, ausbilden.

> **Weißdorn ist unter den sanften Herzmitteln führend.**

Die Abläufe bei der klassischen Stressreaktion führen zu einer Aktivierung des erregenden Teils unseres vegetativen Nervensystems, des Sympathikus. Gehemmt wird dagegen der Parasympathikus, auch Vagus-Nerv genannt. Genau dieser Teil ist zuständig für eine reibungslose Magen- und Darmfunktion. Daher ist es physiologisch wohlbegründet, dass chronischer Stress die Verdauungsprozesse schwächt und zu Symptomen wie Blähungen, Durchfall, Krämpfen, Verstopfung, Sodbrennen – auch häufig im Wechsel – führt. Ein „Syndrom", das genau dieses Symptombild widerspiegelt, ist das Reizdarm-Syndrom (RDS). Das Ärzteblatt berichtet von Prävalenzdaten, also Zahlen über die Häufigkeit des RDS weltweit, von 6,6 bis 25 Prozent, in Deutschland zwischen 15 und 22 Prozent. Dabei ist zu berücksichtigen, dass nur circa 20 Prozent der Betroffenen ärztliche Hilfe suchen.[19]

Wie bedeutsam das achtsame und langsame Essen für die Verdauungsprozesse ist, wurde beim Thema Stress und Ernährung bereits erklärt. Im Folgenden werden nach der Reihenfolge der Organe im Verdauungstrakt Empfehlungen für Heilpflanzen gegeben, die Magen- und Darmsymptome lindern können beziehungsweise gar nicht erst entstehen lassen.

Heilpflanzen für Magen und Darm

Wie Weißdorn für das Herz stehen die Kamillenblüten für den Magen an erster Stelle. Sie zeichnen sich durch ein Wirkstoffprofil aus, das im Magen beruhigend und entzündungshemmend wirkt und die Magenschleimhaut schützt. Achtung, auch auf die Gefahr einer nervenden Wiederholung: Kamillentee wird als Lebensmitteltee und als Arzneitee angeboten. Bis auf ganz wenige Ausnahmen, hat die Lebensmittelkamille keinerlei Wirkungen. Daher muss unbedingt auf die Arzneiqualität geachtet werden. Vor allem Apotheken und Reformhäuser können hier kompetent weiterhelfen.

Das Gleiche gilt für den Leinsamen, der im Magen-Darm-Trakt äußerst vielseitig einzusetzen ist. Im Magen wirkt ein Tee, bei dem Leinsamen (im Filterbeutel) mit heißem Wasser übergossen wird bei genau 10 Minuten Zeit des Ziehens hoch protektiv für die Magenschleimhaut. In Studien konnte eine Schädigung der Magenschleimhaut nach Gabe von ASS (Acetylsalicylsäure) bei genau dieser Teebereitung zu 80 Prozent verhindert werden. Verantwortlich ist der austretende Schleim, der im Übrigen kaum wahrzunehmen ist, was für Menschen wichtig ist, die schleimige Zubereitungen eklig finden. [20]

TU! DAS! Kombiniert man nun diese Leinsamenzubereitung mit Kamillentropfen und einer Rollkur, so wird mancher stressgeplagte Magen aufatmen. Die Rollkur funktioniert wie folgt: Nach Trinken des Tees legt man sich zunächst jeweils 2 Minuten lang auf die linke Seite, dann auf den Bauch, dann auf den Rücken und abschließend auf die rechte Seite.

Entspannung und Regeneration

Pausen und Regeneration

Die vierte Säule der Vitalität bildet neben Bewegung, Ernährung und Natur die Entspannung, wörtlich betrachtet also das Ende der Spannung oder des Spannungszustandes. Und in der Tat bewirkt der Zustand der Entspannung eine Umschaltung des für Erregung und Spannung zuständigen Nervenastes, dem Sympathikus, hin zu einem Überwiegen des Parasympathikus (= Vagus). Erinnert sei an dieser Stelle an die Physiologie der Stressreaktion, die von einer Vorherrschaft des Sympathikus gekennzeichnet ist. Nahezu sämtliche Symptome einer Stressreaktion können, wie wir gesehen haben, eindrucksvoll in Verbindung mit den Wirkungen der nassen Achse, der Cortisol-Ausschüttung, aber auch mit der Regulation des autonomen Nervensystems, also von Sympathikus und Parasympathikus, gebracht werden.

Im Falle einer andauernden Stressphase überwiegt der Sympathikustonus. Es geht also bei den Themen Entspannung und Regeneration, die eng verknüpft sind, im Wesentlichen um die Herstellung einer Balance zwischen Aktivierung und Entspannung. Auch Superman und Superwoman schliddern unweigerlich in einen Erschöpfungszustand, wenn sie nicht für regelmäßige, entspannende Pausen sorgen. Wir haben dieses Phänomen im Kapitel „Vitalität: Bewegung" (S. 118) als Superkompensation kennengelernt. Dieser Begriff aus der Trainingslehre sagt aus, dass ein Trainingsreiz nur dann wirkt, wenn sich an ihn eine angemessene Pause anschließt. Im Alltag sind regenerativ wirkende Pausen in ganz unterschiedlichen Zeitrhythmen notwendig.

Die folgende Tabelle gibt einen Überblick über die verschiedenen Regenerationsmaßnahmen in unterschiedlichen Zeiträumen. Bitte überlegen Sie gründlich, inwieweit Sie die verschiedenen Regenerationspausen in Ihrem Leben ausreichend beachten:

REGENERATION

Zeitraum	Pausen/Regenerationsmaßnahmen
Täglich	Pausen, Kurzschlaf, Nachtschlaf
Wöchentlich	Freie Tage, Wochenende
Monatlich	Feiertage, Urlaub
Jährlich	Kur
Über mehrere Jahre	Sabbatical

Tabelle 26 Regenerationsmaßnahmen

Ein häufiges Missverständnis zur Entspannungsreaktion ist die Auffassung, dass mit einem Entspannungsverfahren Stress unmittelbar abgebaut werden kann. Für den akuten Abbau von Stress ist körperliche Aktivität unverzichtbar. Diese kann den Blutdruck, die erhöhte Muskelspannung und das allgemein erhöhte Erregungsniveau perfekt „entladen". Die Entspannungsübung nach einem körperlichen Abreagieren ist dagegen perfekt geeignet. Jeder Sportler kennt den angenehmen Ermüdungszustand nach einer anstrengenden muskulären Belastung. Wenn dieser in einer fachlich kompetenten Art, in Form eines anerkannten Entspannungsverfahrens begleitet oder angeleitet wird, forciert die Entspannungsreaktion den Parasympathikus/Vagus, also den regenerativ wirkenden Ast des vegetativen Nervensystems. Wie bei der Bewegung und der Ernährung gilt daher:

Wer sich keine Zeit für ausreichende Entspannung und Regeneration nimmt, wird sich Zeit für eine stressbedingte Erkrankung nehmen müssen.

> **Wer sich keine Zeit für ausreichende Entspannung und Regeneration nimmt, wird sich Zeit für eine stressbedingte Erkrankung nehmen müssen.**

Entspannungsverfahren

Ein Entspannungsverfahren sollte jeder Mensch bereits früh (in Kindergarten/Schule) erlernen und regelmäßig ausüben. Zwei wesentliche Dinge werden damit erreicht: Zum einen gerät er nicht zu schnell in Stress, zum anderen sorgt er für genügend Regeneration nach einer anstrengenden Phase.

In den letzten Jahren hat sich unter dem Begriff Selbstfürsorge oder „Self-Care" ein Trend etabliert.[1] Selbstfürsorge wird als ein kontinuierlicher Prozess gesehen, bei dem die eigenen Bedürfnisse reflektiert werden. Im Zentrum steht die „Investition" in die eigene Person mit dem Ziel der persönlichen Optimierung. Meist geht es dabei nicht um eine einzelne Aktivität, sondern um eine vielfältige Zusammensetzung der Dinge, die auf die eigenen Bedürfnisse zugeschnitten sind. Das bedeutet, dass eine Aktivität wie Yoga möglicherweise dem einen hilft, sein Gleichgewicht zu finden, für den anderen dagegen ist es der Tauchkurs in der Karibik. Self-Care ist ein Trend geworden: Millionen Menschen teilen ihre persönliche Selbstfürsorge in sozialen Netzwerken mit der Welt: das Schaumbad, die neue Yogalektion, ein tolles Gourmetmenü, Gedanken für ein besseres Selbstbewusstsein oder Schmink- und Anziehtipps. Der Trend zeigt das Bedürfnis nach Eigenfürsorge und auch die Bereitschaft, sich Zeit für das eigene Wohlgehen zu gönnen. Die Grundvoraussetzung ist das Bewusstsein für die Suche nach den eigenen Sehnsüchten. Dies kann nur gelingen, wenn ich in mich hineinhöre und wieder ein Gespür dafür bekomme, was mein Körper mir signalisiert. Vielen Menschen hilft es, wenn sie Vorschläge anderer Menschen zu dem Thema erhalten und sich sozusagen von den Biografien anderer, die ihren persönlichen Weg zum Glück gefunden haben, inspirieren lassen.

Eine andere Möglichkeit möchten wir Ihnen an dieser Stelle vorstellen, und zwar die ehrliche Reise zu sich selbst, ganz ohne Einfluss von anderen. Hier verweisen wir auf das Kapitel „Erkenntnis" (S. 212), das zusammen mit den Entspannungstechniken eine ideale Kombination ergibt. In den Momenten, in denen wir zur Ruhe kommen und unsere Gedanken Zeit haben abzuschweifen, kann es uns gelingen, den täglichen Belastungen zu entfliehen. Entspannungsverfahren und Meditation stellen neben der angestrebten Entspannung selbst eine wertvolle Möglichkeit dar, wieder aufmerksam sich selbst und den eigenen Bedürfnissen gegenüber zu werden. Das Angebot an Entspannungsverfahren ist vielfältig, zum Teil auch verwirrend und unübersichtlich. Daher stellen wir im Folgenden die Entspannungsverfahren vor, die wissenschaftlich gut validiert und seriös sind.

Beim Berufsverband für Entspannungspädagogen e. V. können Sie schnell kompetente und seriös ausgebildete Entspannungsexperten in Ihrer Nähe finden, um einen guten Einstieg in eine Entspannungsmethode Ihrer Wahl zu bekommen. Bei der Entspannung ist es ähnlich wie mit der Bewegung und Ernährung: Zu Beginn sollten eine gute Beratung und gegebenenfalls auch ein individuelles Coaching stehen, um dann selbstständig aktiv werden zu können. Verschiedene Techniken und Verfahren haben sich im Bereich der Entspannung etabliert. Sie werden zur Gesunderhaltung, verbesserten Konzentration, Stressbewältigung, bei psychischen und auch anderen Erkrankungen oder Symptomen, wie beispielsweise Kopfschmerzen, eingesetzt.

Anerkannte Verfahren, die sich bereits einen Namen gemacht haben, sind:

- Mindfulness-Based Stress Reduction = MBSR
- Autogenes Training
- Progressive Muskelrelaxation nach Jacobson
- Biofeedback
- Hypnose

Vielleicht kennen Sie einige dieser Verfahren schon oder praktizieren sie auch bereits aktiv. Falls dies für Sie Neuland ist, bedenken Sie vor allem: Es gibt hier kein Richtig oder Falsch, sondern wichtig ist, dass die jeweilige Methode für Sie persönlich passend ist. Seien Sie neugierig und probieren Sie jene aus, die Sie ansprechen. Erfahrungsgemäß unterscheiden sich die Menschen in Ihren Vorlieben. Wählen Sie die Technik, die Ihnen am meisten zusagt. Der Richtwert sollte Ihr persönlicher Entspannungsfaktor sein. Seien Sie nicht zu ungeduldig. Viele Menschen sind enttäuscht von einer Methode, da sie zunächst einschlafen. Dies ist kein Zeichen dafür, dass das Entspannungsverfahren nicht geeignet ist, sondern zu Beginn ganz normal. Wir wollen mit einem Verfahren beginnen, das nicht nur als Technik, sondern als ganzheitliche Lebensweise inzwischen viel Aufmerksamkeit genießt. Beschrieben werden im Folgenden auch die Grundprinzipien des Autogenen Trainings, der Progressiven Muskelrelaxation nach Jacobson sowie das Bio- und Neurofeedback und die Hypnose.

MINDFULNESS-BASED STRESS REDUCTION = MBSR

Die von Jon Kabat-Zinn (1990)[2] entwickelte „Mindfulness-based stress reduction", abgekürzt MBSR ist das erste achtsamkeitsbasierte Stressreduktionsprogramm. Dieses Programm über acht Wochen wurde intensiv erforscht, für verschiedene Zwecke angepasst und gilt mittlerweile als klinisch standardisiertes Meditationsprogramm. Es ist eindrucksvoll wissenschaftlich untermauert und auch in der Praxis erprobt und bewährt. Das MBSR vereinigt gleich drei Hauptelemente eines sinnvollen Entspannungstrainings in einer Methode, dazu zählen:

1. Achtsamkeit
2. Meditation
3. Yogaelemente

1. Achtsamkeit

Achtsamkeit ist die Fähigkeit, vollständig im Moment zu sein, im Hier und Jetzt. Die achtsamkeitsbasierte Meditation legt den Aufmerksamkeitsfokus auf das, was in diesem einen Moment passiert. Es wird nicht darüber nachgedacht, was noch vor einem liegt, was der nächste Schritt sein könnte oder was bisher geschehen ist. Achtsamkeitsübungen zielen darauf, die Konzentration zu behalten und sich in den jetzigen Moment zurückzubringen, wenn der Geist abschweift. Mit regelmäßigem Üben kann Achtsamkeit die Areale des Gehirns, die mit Freude und Entspannung assoziiert sind, stärken. Insgesamt stellen Achtsamkeitsübungen eine sehr effektive Maßnahme bei den üblichen Gründen von täglichem Stress dar, wie etwa Ablenkung, Aufregung, Zeitdruck und zwischenmenschlichen Konflikten.

Wer noch etwas tiefer in das Thema Achtsamkeit einsteigen möchte, der kann dies nun im BESSER!-WISSER!-Abschnitt tun.

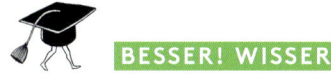

BESSER! WISSER!

Die Vielzahl an Definitionen und Programmen zum Thema Achtsamkeit haben die Autoren Håkan Nilsson und Ali Kazemi[3] systematisch betrachtet. Sie kamen zu dem Schluss, dass es fünf Kernelemente von Achtsamkeit gibt; sie nannten sie die Big Five der Achtsamkeit. Diese lauten:

1. Achtsamkeit und Aufmerksamkeit
2. Zentrierung auf die Gegenwart
3. Wahrnehmung der Umwelteinflüsse
4. Kultivierung des eigenen Charakters
5. Ethisches Bewusstsein

Die Achtsamkeit und Aufmerksamkeit selbst bilden das erste Kernelement. Es gibt einen kleinen, aber feinen Unterschied zwischen den Begriffen: Achtsamkeit bezeichnet die Fähigkeit sich seiner selbst, seiner Gedanken, Gefühle und körperlichen Empfindungen als Reaktion auf äußere Umwelteinflüsse bewusst zu sein und diese zu steuern. Um dies zu können, benötigen wir Aufmerksamkeit. Indem wir aufmerksam sind, setzen wir einen Fokus auf etwas, wir müssen dafür aufgeschlossen und offen sein. Der Gegensatz zur Aufmerksamkeit ist das Handeln nach automatisierten, gewohnheitsbedingten Abläufen ohne Grübeln oder Ablenkung.

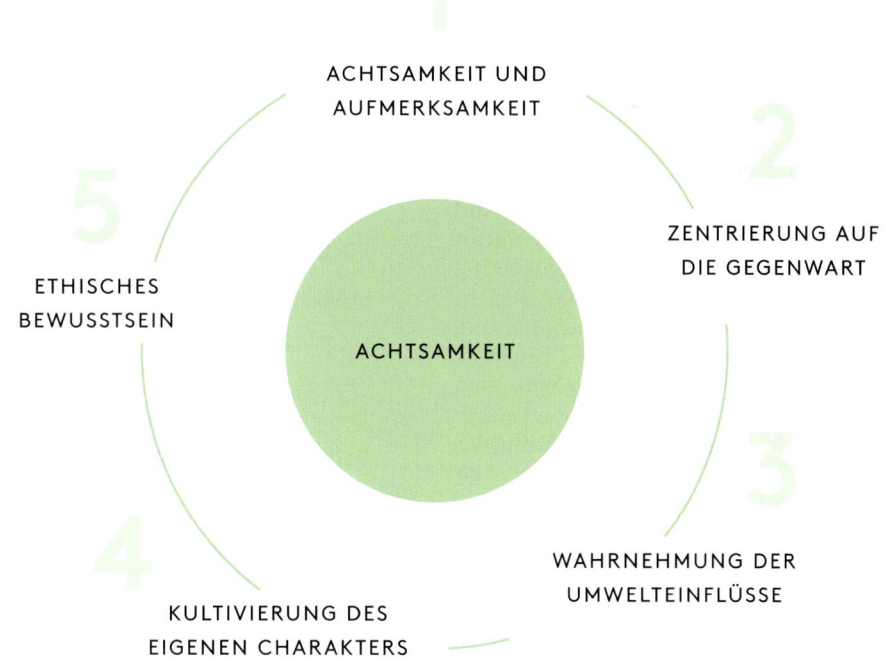

Abb. 35 *Big Five der Achtsamkeit*

Das zweite Element, die Zentrierung auf die Gegenwart, bezeichnet den Bezug zum Hier und Jetzt. Wir sind präsent und anwesend in der Gegenwart. Wir befinden uns sozusagen im „Seins-Modus".

Die Umwelteinflüsse bilden eine Art Sammelbegriff für Ereignisse, Objekte und Reize in unserer Umgebung, also Geschehnisse außerhalb unseres Körpers. Da alles, was um uns herum passiert, die Beziehung zwischen Körper und Geist beeinflusst, ist es wichtig sich diese Dinge bewusst zu machen. Gerade Situationen, die plötzlich auftreten oder die wir nicht steuern können, sollten wahrgenommen werden.

Die Kultivierung des eigenen Charakters durch Achtsamkeit ist das vierte Kernelement. Im buddhistischen Sinne geht es um eine liebende und freundliche Haltung (siehe auch „Selbstmitgefühl" im Kapitel „Erkenntnis", S. 212).

Das letzte Kernelement bildet das ethische Bewusstsein und spricht eine soziale Dimension von Achtsamkeit an, die uns persönlich besonders am Herzen liegt, da sie bei der massenhaften Verbreitung des Phänomens leider etwas außer Acht gelassen wird. Dahinter steckt die einleuchtende Idee, dass wir bei gesteigerter Achtsamkeit und einer selbstfreundlichen Haltung uns selbst und anderen gegenüber auch Interesse daran entwickeln, positiv auf unsere Umgebung einzuwirken. Achtsamkeit kann in diesem Sinne als soziopolitisches Handwerkzeug verstanden werden, mit dem jeder Einzelne an Gerechtigkeit, Frieden und ökologischem Gleichgewicht in der Welt teilhaben sollte. Jon Kabat-Zinn scheint die Entwicklung der politischen Kultur oder vielleicht besser gesagt Unkultur in heutiger Zeit geahnt zu haben, denn seine beschriebenen „Qualitäten" beschreiben eine humanitäre Gesinnung, die es aktuell schwer hat.

Und was bringt's?

Die Wirksamkeit des Achtsamkeitstrainings ist in vielen Studien untersucht worden. Auch die Wirksamkeit von MBSR als eine Intervention wurde für eine breite Palette von chronischen Erkrankungen und Problemen nachgewiesen.[3] MBSR kann dabei helfen, Stress, Grübeln und Ängstlichkeit, Depressionen und Disstress zu reduzieren sowie die Empathie und das Selbstmitgefühl zu stärken und die Lebensqualität zu verbessern.[4,5,6]

ENDE BESSER! WISSER!

2. Die Meditation (MBSR)

Die Achtsamkeitsmeditation, die im Kontext des MBSR-Programmes praktiziert wird, basiert auf sieben Säulen der inneren Einstellung:

- Nicht-Urteilen
- Geduld
- Den Geist des Anfängers bewahren
- Vertrauen
- Nicht-Erzwingen
- Akzeptanz
- Loslassen

Nicht-Urteilen

Beim Nicht-Urteilen geht es darum, dass wir lernen, unsere Wahrnehmungen nicht reflexartig mit unseren vorgefassten Ansichten und Denkmustern zu belegen, sondern die Dinge zunächst wertfrei zu betrachten. Sie werden merken, dass dies zwar einleuchtend klingt, aber eines der schwierigsten Dinge ist. Wir Menschen haben aus guten Gründen gelernt, unsere Wahrnehmungen mit Bekanntem abzugleichen. So versuchen wir alle Außenreize in unsere Schemata zu verorten.

Dies gibt uns Orientierung in der Welt und macht unser Denken schneller und intuitiver. Gleichzeitig nehmen wir oft Vergleiche nach oben und unten vor. Beim Nicht-Urteilen geht es darum, sich nicht von unseren klassischen Einordnungsprinzipien steuern zu lassen, sondern sehr bewusst das, was wir wahrnehmen, zunächst nur als das, was es ist, wahrzunehmen und es so stehenzulassen und wertfrei zu betrachten.

Geduld

Die Geduld ist nötig, Sie werden merken, dass es eine neue Form der Zeitwahrnehmung braucht, wenn man Dinge wertfrei betrachtet und versucht, im Jetzt zu bleiben. Eine Säule, die eng damit verknüpft ist, ist die Einstellung des Nicht-Erzwingens: Hier sei besonders an jene Leser appelliert, die die Dinge gerne schnell und effizient durchführen würden. Wenn Sie merken, dass es Sie nervös macht und Ihnen alles nicht schnell genug geht, Sie sich damit unter Druck setzen, dass Sie sich „entspannen müssen", bietet sich an dieser Stelle ein wahres Lerngeschenk. Hilfreich sind dabei die Säulen Vertrauen, Akzeptieren und Loslassen.

Geist des Anfängers

Mit dem Geist des Anfängers ist eine Haltung gemeint, mit der wir versuchen, alles was geschieht, so wahrzunehmen, als wäre es das erste Mal. Wir sind wachsam, neugierig und gespannt. Mit dem Geist des Anfängers beschreibt Jon Kabat-Zinn weitere hilfreiche „geistige und seelische Qualitäten, die zur Erweiterung und Vertiefung der Achtsamkeit in uns beitragen."[2] Diese sind Dankbarkeit, Duldsamkeit, Gelassenheit, Großzügigkeit, Mitleid und Freude, Rücksichtnahme, Versöhnlichkeit und Wohlwollen. Hinter all diesen Begriffen verbirgt sich eine Haltung, die man nicht von heute auf morgen erlernen kann und für die es keine Anleitung im klassischen Sinne gibt. Die Kultivierung dieser Säulen braucht Zeit und Ihre persönliche Bereitschaft, sich mit all dem, was bei Ihnen an Gedanken und Gefühlen auftaucht, wenn es um Sie herum ruhig wird, auseinanderzusetzen. Versuchen Sie das, was passiert, zuzulassen, üben Sie und bleiben Sie dran. Sie werden erleben, dass es immer leichter werden wird und Ihr Leben ungemein bereichern kann. Gegen den Zeitgeist, das Leben durch immer kürzere Eventperioden zu beschleunigen, steht auch die Empfehlung im MBSR-Programm, an 6 Tagen pro Woche eine 45-minütige Meditation im oben beschriebenen Geiste zu absolvieren. Das Ganze wird erleichtert durch gesprochene Anleitungen für die Meditationen. Fakt ist: für Menschen, die nur noch über kurze Aufmerksamkeitsspannen verfügen, stellt das Programm eine Herausforderung dar. Das „Herzstück der formalen Meditationspraxis im MBSR ist die Sitzmeditation, bei der eine aufrechte, präsente und zugleich entspannte Sitzhaltung gewählt wird.

Eine weitere bedeutende und typische Meditation ist die Body-Scan-Meditation, in der man „den ganzen Körper intensiv bis ins kleinste Detail erspürt"[7]. Die Körperregionen werden hierbei systematisch „durchgescannt." In jedem Bereich werden alle Empfindungen achtsam und bewusst wahrgenommen, egal ob Erregungs- oder Taubheitsgefühle. Der Atem sollte bewusst in die aktuell fokussierte Region gelenkt werden. Begonnen wird beim linken Zeh, weiter über die Zonen des linken Beines hinauf bis zu Gesäß. Dort angekommen wird die Aufmerksamkeit auf den rechten Zeh gerichtet und der Scan wiederholt sich wie auf der linken Seite. Die Reihenfolge des Body-Scans ist dann: Lenden, Bauch, Kreuz, Brust, Schulterblätter, Schultern. Nach dem Oberkörper werden Hände, Unter- und Oberarme „gescannt", im Unterschied zu den Beinen und Füssen beide Seiten gleichzeitig. Anschließend geht es über den Nacken, die Kehle, das Gesicht, den Hinterkopf zum Scheitel. Zum Abschluss soll der Atem von Scheitel bis Sohle und umgekehrt durch den ganzen Körper fließen und austreten.Der Body-Scan wird in den ersten 4 Wochen intensiv geübt.

3. Die Yogaübungen

Nach der Sitzmeditation und dem Body-Scan bilden die Yoga-Übungen (= Asanas) im Sinne des Hatha-Yoga die „dritte formale Meditationstechnik" im MBSR. Sie werden sehr langsam und in einem bewussten Atemrhythmus ausgeführt. Bei diesen Asanas handelt es sich um eine Mischung aus Balance-, Dehnungs- und Kräftigungsübungen. Um sie an dieser Stelle eindeutig von westlichen Gymnastikübungen abzugrenzen, sei ein Kernsatz zu den Yogaübungen im Buch „Gesund durch Meditation" von Jon Kabat-Zinn zitiert: „Mit Achtsamkeit ausgeführt, ist Yoga wirkliche Meditation."[8]

Die Empfehlung für das Kursprogramm lautet, die Yogaübungen ab der 3. Woche täglich über 45 Minuten zu absolvieren, abwechselnd im täglichen Wechsel mit dem Body-Scan.

AUTOGENES TRAINING

Das Autogene Training ist die bekannteste Methode der Selbstentspannung. Sie wurde in den 20er Jahren von Johannes Heinrich Schultz[9] aus den Erkenntnissen der Hypnose entwickelt. Schultz bemerkte, dass eine tiefe Entspannung des Körpers auch die Seele zur Ruhe bringt. Die Patientinnen und Patienten konnten mit dem Autogenen Training den Zustand der Entspannung selbstständig (autogen) herbeiführen. Die Methode wurde in den folgenden Jahren ständig optimiert. Gerade für die heutige Zeit sehr bedeutsam ist eine speziell für Kinder und Jugendliche entwickelte Form des Autogenen Trainings.

Das vegetative Nervensystem, so wird es in der Medizin gelehrt, ist normalerweise nicht dem bewussten Willen zugänglich. Dies ist in der Regel auch sinnvoll, denn ein stetiges Nachdenken über die Funktion der inneren Organe würde uns hoffnungslos überfordern. Eine teilweise willentliche Beeinflussung des vegetativen Nervensystems im Sinne einer Verlangsamung und Entspannung bestimmter physiologischer Vorgänge kann dagegen Stress deutlich reduzieren, und darum geht es beim Autogenen Training. Mithilfe einfacher Formeln, auf die sich die Übenden intensiv fokussieren oder die sie innerlich aufsagen, bewirken sie eine tiefgehende Beruhigung des Organismus. Diese Entspannung ist wahrnehmbar als Gefühl der Schwere infolge einer Abnahme der Muskelspannung sowie als Wärme infolge einer vermehrten Hautdurchblutung. In diesem Zustand ist die Außenwelt nicht mehr wichtig, es kommt zu einer Umschaltung in Richtung Ende der Anspannung, hin zur Entspannung.

Autogenes Training in der Praxis

Das Autogene Training ist für jeden Menschen erlernbar. Ist es einmal verinnerlicht, kann es zu jeder Zeit und beinahe an jedem ruhigen und atmosphärisch angenehmen Ort im Liegen oder Sitzen ausgeübt werden. Über autosuggestive Rapporte, das heißt formelartig gesprochene Sätze („mein rechter Arm wird schwer") führt sich der Übende in die Entspannung. Unterschieden werden drei Stufen beziehungsweise Phasen des Autogenen Trainings:

1. Die Grundstufe, in der älteren Literatur auch „Unterstufe" genannt → Direktes Ansprechen des vegetativen Nervensystems.

2. Übungen für Fortgeschrittene (früher „Mittelstufe") → Hier geht es um die Regulation der einzelnen Organfunktionen; der Begriff der Mittelstufe wird in der neueren Literatur nicht mehr verwendet.

3. Die Oberstufe → Sie geht über ein reines Entspannungstraining hinaus und spricht mit formelhaften Vorsätzen unbewusste Bereiche an. Sie kommt in der Psychotherapie zum Einsatz.

> „Mit Achtsamkeit ausgeführt, ist Yoga wirkliche Meditation." [8]

Die wirkungsvollste Dosierung liegt bei 1- bis 3-mal am Tag zwischen 2 und 10 Minuten. Je geübter Sie sind, umso schneller geht die „Umschaltung". Die Augen während des Autogenen Trainings zu schließen, hilft den meisten Menschen. Geeignete Zeiten sind:

- nach dem Aufwachen
- während der Mittagspause
- vor dem Einschlafen

Neben der Eignung als Entspannungsmethode ist das Autogene Training auch in der Psychotherapie hilfreich, insbesondere bei Ängsten (phobische Störungen) und Neurosen.

PROGRESSIVE MUSKELENTSPANNUNG NACH JACOBSEN

Diese von der Idee des „Anspannens und Loslassens" getragene Methode ist das am einfachsten erlernbare Entspannungsverfahren. Nach unserer Erfahrung überzeugt es auch Menschen, die eher rational und weniger spirituell geprägt durchs Leben gehen. Das Kind hat gleich mehrere Namen: Progressive Muskelentspannung (= PME), Progressive Muskelrelaxation (= PMR), Progressive Relaxation (= PR) oder Tiefenmuskelentspannung.

Der US-Arzt Edmund Jacobson[10] hatte vor rund 100 Jahren die Idee, dass die Muskeln dann besonders gut entspannen, wenn sie vorher aktiviert wurden. Ursprünglich arbeitete er mit 30 Muskelgruppen, heute ist sein Konzept auf rund die Hälfte „abgespeckt". Das Prinzip ist sehr einfach: Die ausgewählten Muskelpartien werden nacheinander für 5 bis 10 Sekunden kontrahiert, also stark angespannt und anschließend für 30 bis 45 Sekunden wieder entspannt.

Bekannt sind beispielsweise das Fäusteballen, das Zusammenkneifen der Augen oder das Hochziehen der Schultern zu den Ohren. Wie bei allen Entspannungsverfahren empfiehlt es sich, die Methode unter Anleitung kennen zu lernen und bei Gefallen selbstständig zu Hause mithilfe von Apps, Büchern oder CDs regelmäßig auszuführen. Je häufiger die PME geübt wird, umso stärker werden die neuronalen Verknüpfungen im Gehirn. Eine Entspannungsrunde im Liegen oder im Sitzen dauert zu Beginn 15 bis 20 Minuten. Geübtere können mit Kurzformen arbeiten, die deutlich weniger Zeit in Anspruch nehmen.

Auch wenn die praktische Ausführung locker und einfach klingt, ist die Wirksamkeit der PME gut nachgewiesen. In fast allen Übersichtsartikeln in wissenschaftlichen und populärwissenschaftlichen Publikationen zur PME wird auf eine im Jahre 1994 veröffentlichte Metastudie [11] verwiesen. Diese ergab bei drei Viertel aller Studien, in denen die Wirkung bei insgesamt rund 3000 Patienten untersucht wurde, eine deutliche Verbesserung des allgemeinen Wohlbefindens. Auch Angst- und Spannungszustände werden in der Regel abgebaut. Ein Urteil lautet: Die PME ist das für die klinische Praxis geeignetste Entspannungsverfahren. Bei Depressionen und Panikattacken sollte die PME nur nach ärztlicher Rücksprache und therapeutisch begleitend angewandt werden.

> **Ziel ist zu lernen, sich selbst zu beruhigen und in einen entspannten Zustand zu gelangen.**

BIOFEEDBACK / NEUROFEEDBACK

Bei dieser Methode wird mithilfe bestimmter Messparameter der Entspannungszustand des Klienten ermittelt. Solche Messparamater können zum Beispiel sein: ein Atemgurt um den Bauch, ein Puls- oder Temperatursensor am Finger. Auch Elektroden, mit deren Hilfe der Hautleitwert oder die Muskelentspannung erfasst werden, sind bei der Biofeedbackmethode üblich.

Das Grundprinzip der Methode besteht darin, dass der Klient eine unmittelbare Rückmeldung über den Anspannungs-/Entspannungszustand seines vegetativen Nervensystems (Biofeedback) bekommt. Er wird im Verlauf einer Sitzung durch Stressoren wie zum Beispiel einen nervigen Klingelton gereizt und soll sich dann selbst wieder in einen entspannten Zustand versetzen. Über den Erfolg seiner Entspannungsbemühungen wird er mittels des Biofeedback, also der Messwerte, die er beobachten kann, ständig informiert. Ziel ist zu lernen, sich selbst zu beruhigen und in einen entspannten Zustand zu gelangen.[12]

Im Unterschied zum Biofeedback erhält der Klient beim Neurofeedback keine Anweisungen, wie er sich genau entspannen soll.

HYPNOSE

Das Wort „Hypnose" steht für einen veränderten Bewusstseinszustand, der auch als Hypnotische Trance bezeichnet wird. Viele Menschen verstehen unter Hypnose dagegen den Prozess, mit dem der Hypnotiseur sein Gegenüber in den Zustand der hypnotischen Trance führt. Wie mittlerweile wissenschaftlich eindeutig belegt ist, eignet sich die hypnotische Trance dazu, emotionale, kognitive und auch physiologische Zustände zu verändern und in eine therapeutische Richtung zu lenken. Der aktuelle Wissensstand über die Anwendungsmöglichkeiten, die Sicherheit und die Wirksamkeit von Hypnose sind in einer systematischen Übersicht von Metaanalysen im Deutsches Aerzteblatt aus dem Jahre 2016 zusammengestellt.[13]

Die hypnotische Trance kann durch bildgebende Verfahren und mittels einer Elektroenzephalographie (EEG) von anderen, ähnlichen Bewusstseinszuständen wie zum Beispiel Schlaf oder Tiefenentspannung abgegrenzt werden. Die hypnotische Trance kann auch selbst herbeigeführt werden (Selbsthypnose), ein Hypnotisierender ist nicht zwingend erforderlich. Typische Merkmale einer hypnotischen Trance sind:

- Ein teilweiser Gedächtnisverlust (selektive Amnesie),
- ein Zugang zu vergangenem Geschehen (Altersregression),
- ein Zugang zu einer früheren Entwicklungsstufe sowie eine
- innere Fokussierung mit einer verstärkten Empfänglichkeit für Suggestionen (erhöhte Suggestibilität).

Ein weitverbreitetes Vorurteil über die Hypnose ist die Abgabe des freien Willens an den Hypnotiseur, der die Führung übernimmt und den Menschen beliebig fremdbestimmt. Davon ist die seriöse Hypnosetherapie weit entfernt. Sie ist daher nicht autoritär oder manipulativ. Im Zentrum des Geschehens stehen die Bedürfnisse und Wünsche des Klienten.

Eine „robuste Evidenz" über die gesicherten Anwendungsgebiete für die medizinische Hypnose liegt bei verschiedenen Anwendungsgebieten vor. Die Grundlage einer „robusten Evidenz" bilden Metaanalysen – also die Zusammenfassung mehrerer anerkannter randomisierter (Teilnehmer nach Zufallsauswahl in die verschiedenen Patientengruppen eingeteilt) Studien. Bei diesen müssen mindestens 400 Patienten teilgenommen haben. Anwendungsgebiete, bei denen die Hypnose als therapeutisch wirksames Verfahren eingestuft wird, sind:

- Reduktion von Schmerz
- Verminderung psychischer Belastungen
- Durchführungszeit und Medikamentenverbrauch
- bei medizinischen Eingriffen
- Verringerung von Reizdarmbeschwerden
- unterstützend bei Vorbereitung und Durchführung medizinischer Eingriffe
- Schmerzreduktion bei diagnostischen und therapeutischen Eingriffen mittels Wachsuggestionen bei Patienten.

FAZIT

Ein Entspannungsverfahren sollte jeder Mensch, am besten schon im Kindesalter erlernen und regelmäßig anwenden. Alle hier beschriebenen Methoden sollten unter fachlicher Anleitung einmal ausprobiert werden, um herauszufinden, welches Verfahren Sie persönlich besonders anspricht.

SMOVES   Umdenken im Stress

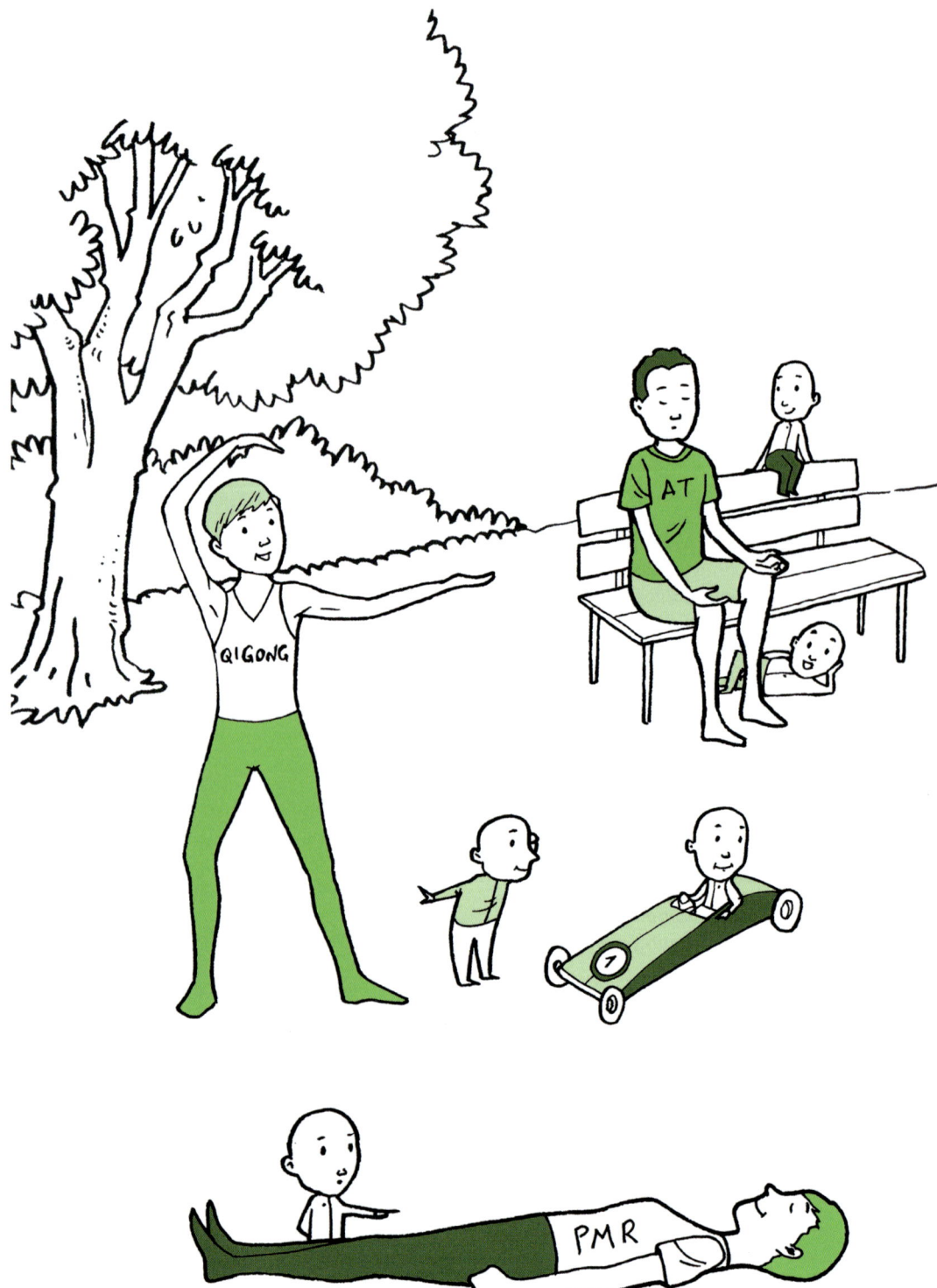

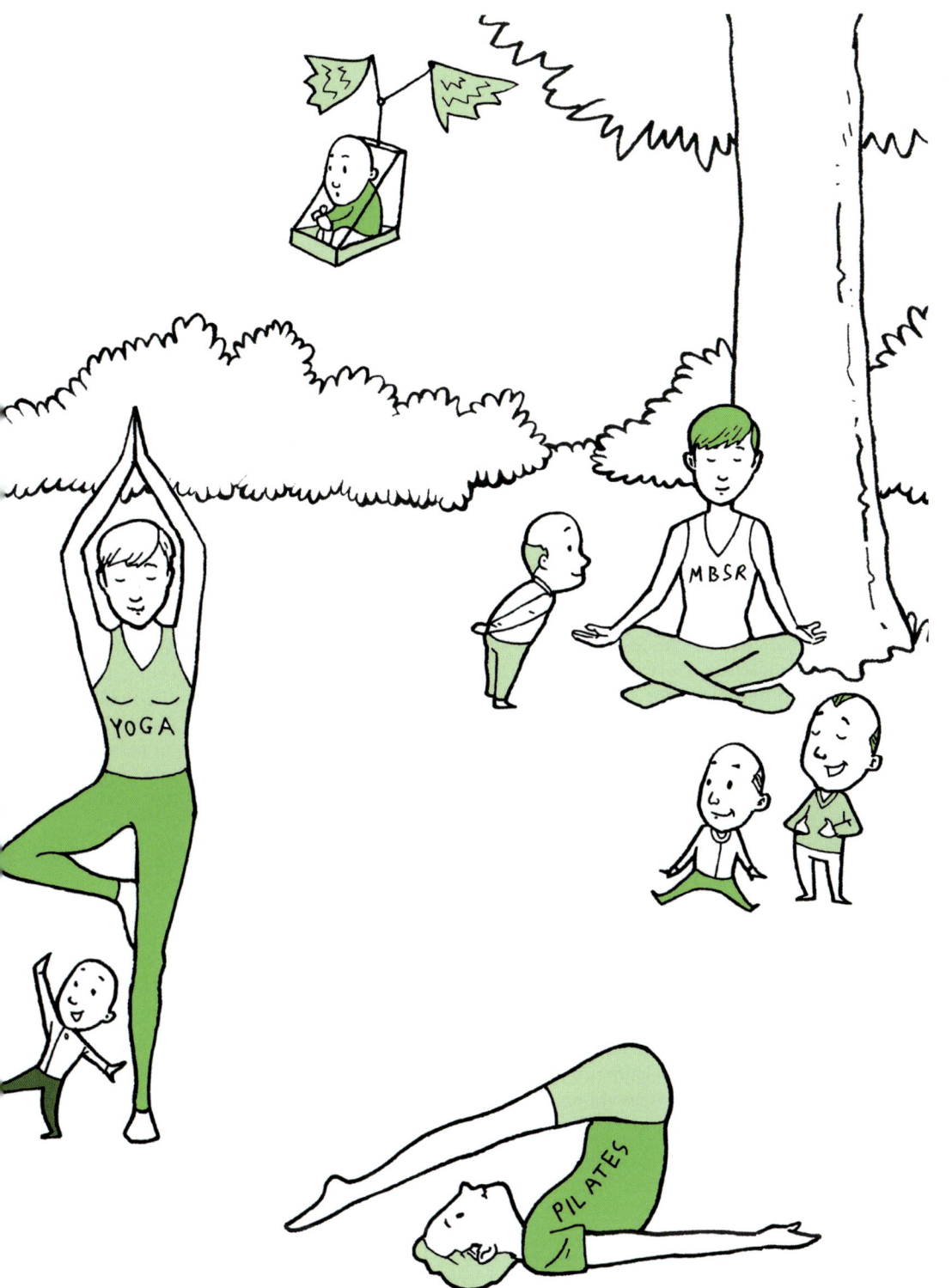

Es spricht selbstverständlich nichts dagegen, auch mehrere Entspannungsverfahren im persönlichen Repertoire zu haben. Beim ersten Mal sollte ein kompetenter Entspannungstrainer/-pädagoge aufgesucht werden, um Fehler zu vermeiden oder eventuelle medizinische Gegenanzeigen zu besprechen. Ob dies einzeln oder in der Gruppe geschieht, hängt von Ihren persönlichen Vorlieben ab. Ein Vorteil in der Gruppe ist das Kennenlernen anderer Menschen, die vielleicht in einer vergleichbaren Stresssituation stecken. Ein Austausch mit anderen „Gleichgesinnten" kann zusätzliche Motivation mit sich bringen.

Die Vorteile eines festen Gruppenraums, fester Zeiten und des Wiedersehens anderer Teilnehmer sind nicht zu unterschätzen. Auch die Atmosphäre wie das Raumklima, angenehme Musik, Duft und ein insgesamt beruhigendes Ambiente, für das ich nicht selbst sorgen muss, sind Argumente für das Erleben von Entspannung in einer Gruppe.

Eine Abklärung beim Arzt, insbesondere, wenn Vorerkrankungen bekannt sind, sollte immer stattfinden. Unter Umständen müssen die Übungen dann etwas abgewandelt werden beziehungsweise einen individuellen Zuschnitt erhalten. Zudem gibt es inzwischen eine große Vielfalt an Videos und Anleitungen online. Auch die großen Krankenkassen bieten auf ihren Homepages eine große kostenlose Auswahl an Materialen zur Verfügung.

TU! DAS!

Ausdrucksformen zum Stressabbau

Neben den besprochenen Entspannungsmethoden wollen wir noch einen speziellen Aspekt ansprechen, den wir hier unter kreativen Ausdrucksformen zusammenfassen. In Phasen des Sich-Berieseln- und Treiben-Lassens entstehen oft Ideen. Wenn man Menschen nach Geistesblitzen oder Einfällen fragt, erzählen sie meist, dass sie diese in jenen Momenten hatten, in denen sie Abstand zu ihrem Alltag hatten. Es sind jene Momente, in denen wir die Dinge mit anderen Augen sehen können. Jene Momente des Lebens, die anregen und inspirieren, uns auf spielerische und künstlerische Weise auf eine Reise mitnehmen, die unabhängig aller Stressoren unser Leben beeinflusst: Kunst und Musik waren seit jeher Möglichkeiten, dem Alltag zu entfliehen und werden nicht ohne Grund als Balsam für die Seele bezeichnet. Studien zeigen, dass wir unseren Stresspegel bei künstlerischen Tätigkeiten stark senken können. Das Gute für all jene, die den Glaubenssatz verinnerlicht haben, sie seien untalentiert, denen sei an dieser Stelle versichert: Es geht ganz ohne Talent. Die Antistresswirkung setzt unabhängig davon ein, wie gut wir in den Dingen sind, bei denen wir uns ausdrücken.

> Kunst und Musik waren seit jeher Möglichkeiten, dem Alltag zu entfliehen und werden nicht ohne Grund als Balsam für die Seele bezeichnet.

> Ein Werkstück, sei es ein Kanu, ein Regal oder einen Schrank von Anbeginn bis zum Endprodukt mit den eigenen Händen erschaffen zu haben, kann ungemein befriedigend, ja beglückend sein.

Musik kann man sich anhören und genießen, selbst praktizieren in Form von Gesängen, Instrumenten, Tanz etc. Besonders in den Momenten, in denen wir selbst musizieren, werden wir uns selbstvergessen der Musik hingeben. Wer ein Instrument spielt, wird wissen, dass in den Momenten des Einübens eines Stückes wenig Kapazität für die Beschäftigung mit unseren Problemen und Grübeleien da ist, da wir unsere kognitiven Kapazitäten dafür benötigen. Dies ist nichts anderes als eine Art selbstvergessenes Tun.

Auch das künstlerische Betätigen in Form jeglicher Kreativität ohne Druck, in dem wir selbst malen oder etwas herstellen, gehört dieser Kategorie an. Erinnern wir uns hier an den im Kapitel „Organisation" (S. 88) bereits angeklungenen Begriff des Flowzustandes. Musik und Kunst bieten einzigartige Möglichkeiten, den Zustand der Selbstvergessenheit zu erlangen, den Moment, den wir nur dieser einen Sache widmen und Raum und Zeit dabei verlieren. Kreative Ausdrucksformen sind nahezu unbegrenzt.

Auch handwerkliche Tätigkeiten zählen dazu. Ein Werkstück, sei es einen Schrank, ein Regal, ja, selbst ein Kanu (in einem Beitrag des Südwestfernsehens) von Anbeginn bis zum Endprodukt mit den eigenen Händen erschaffen zu haben, kann ungemein befriedigend, ja, beglückend sein. Mit Gartenarbeit als Hobby schlagen Sie gleich mehrere Fliegen mit einer Klappe: das kreative Tun, der Aufenthalt in frischer Luft, eine ökologisch wertvolle Tätigkeit.

Überlegen Sie nun für sich, welche Ausdrucksformen Teil Ihres Lebens sind, sowohl aktiv als auch passiv. Bei Konzerten in einem Meer aus Klängen baden oder selbst Klänge erschaffen, Farben und Formen aufnehmen und wirken lassen oder selbst welche erschaffen. Alles kann beim Stressabbau helfen und Sie in den Zustand versetzen, die Zeit zu vergessen, einfach nur zu sein. Spannend kann es sein, ein Hobby, das wir als Kind betrieben haben, wieder aufleben zu lassen. Ich selbst habe nach vielen Jahren wieder mit dem Klavierspiel angefangen, ein überaus bereicherndes Erlebnis. Und Sie werden verwundert sein, wie viel von dem, was Sie einst gelernt haben, noch übrig ist.

TU! DAS!

Stellen Sie sich daher folgende Fragen:

Wo kann ich SEIN?

Wo kann ich mich AUSDRÜCKEN?

Wo bekomme ich INSPIRATION?

Wo tankt meine SEELE auf?

Wo erlebe ich KREATIVITÄT?

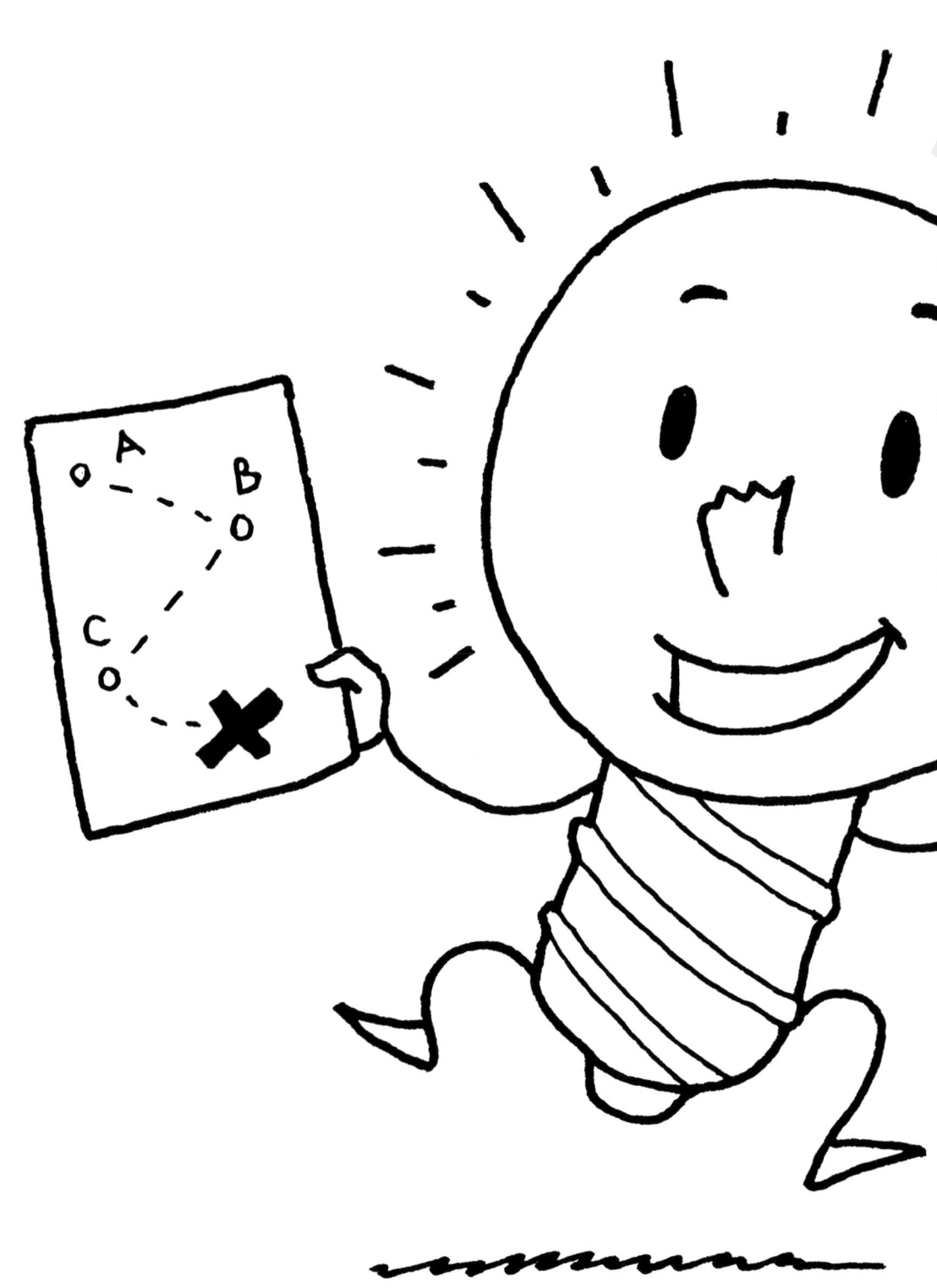

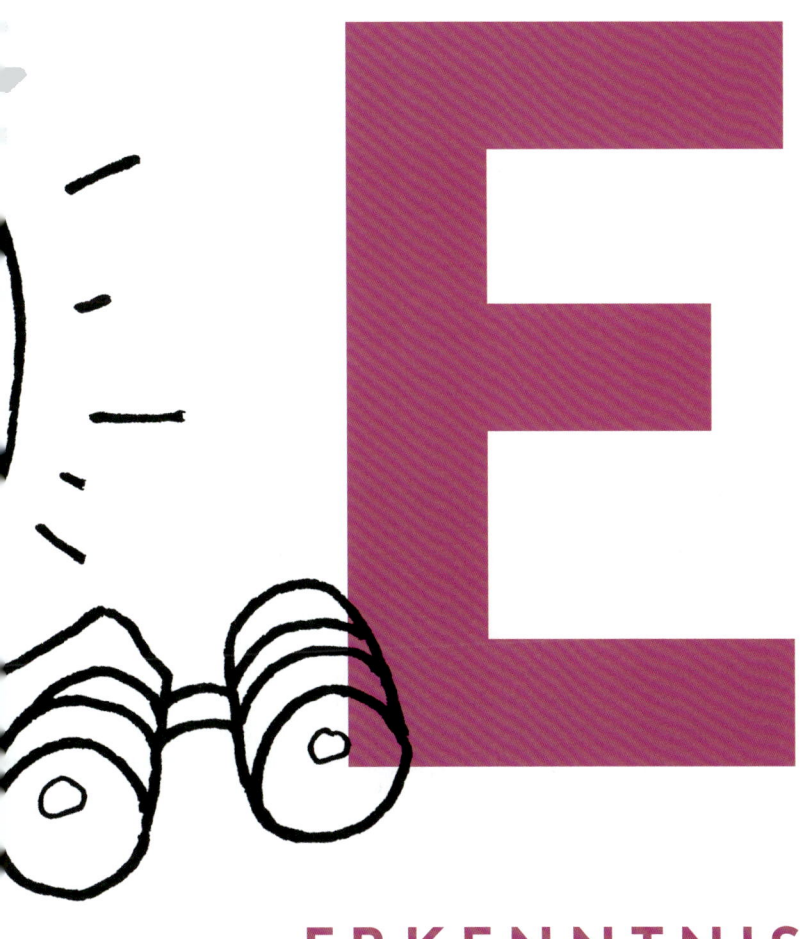

ERKENNTNIS

Kapitel 5

ERKENNTNIS

„Erkennen Sie sich selbst und Sie werden in der Lage sein, Ihren Stress nachhaltig zu verändern."

Unter diesem Motto steht dieses Kapitel. Wie sich häufig zeigt, reicht es nicht aus, etwas zu wissen. Wenn wir es nicht schaffen, dieses Wissen in unser Leben zu integrieren, wird das Wissen darüber, wie es sein könnte, uns nur enttäuschen. Oder wie Johann Wolfgang von Goethe es ausdrückte:

„Es ist nicht genug zu wissen – man muss auch anwenden. Es ist nicht genug zu wollen – man muss auch tun."

Es ist menschlich, sich mit Veränderungen schwerzutun, ganz unabhängig davon, wie viele Pläne wir schon gemacht, wie viele Vorsätze wir uns gesetzt oder wie oft wir uns selbst verpflichtet haben. Wir fallen immer wieder in alte Muster zurück und durchlaufen womöglich folgenden Prozess:

Stress → Wissensaneignung von Methoden zum Stressabbau → Versuch, diese umzusetzen → Frustrationserleben, weil es einfach nicht funktioniert → Wut und Ärger über die eigene Unfähigkeit, den Stress zu bewältigen → Stress

Der einzige Weg, diesen Teufelskreis zu durchbrechen, ist zunächst die radikale und ehrliche Auseinandersetzung mit uns selbst: Wer erkennt, was ihn antreibt, was ihn gedanklich einschränkt, dies auflöst und durch Sinnvolles ersetzt, der kann frei entscheiden, handeln und sein Leben selbstverantwortlich gestalten.

Wir wollen das folgende Kapitel daher ganz Ihrem persönlichen Erkenntnisprozess widmen. Betrachten Sie es wie eine Reise zu sich selbst. Wir wollen dafür mit Ihnen drei Schritte gehen.

Diese dienen Ihrer persönlichen Erkenntnis und laufen nach dem A-H-A Schema ab:

A: Anschauen und ändern
  ↳ **H: Haltung entwickeln**
    ↳ **A: Ausrichten**

Sollten Sie direkt damit loslegen wollen, springen Sie in den Bereich TU! DAS! (Seite 220). Wenn Sie Interesse an der Erkenntnis über zugrundeliegende Mechanismen unserer Gefühls- und Gedankenwelt haben, lesen Sie den folgenden Abschnitt BESSER! WISSER!.

Gefühls- und Gedankenwelten

BESSER! WISSER!

Die Bereiche Emotion und Kognition liefern die Grundlage für die praktische Auseinandersetzung und Umsetzung von sogenannten Glaubenssätzen und Antreibern. Es wäre unzulässig und inkonsequent, die beiden Bereiche im Hinblick auf Stress sowie auf ein ganzheitliches Gesundheitskonzept getrennt zu betrachten.

EMOTION

Wenn wir unter Stress leiden, begleiten uns Emotionen. Richard Lazarus nennt sie auch Stressemotionen.[1] Die Angst, Dinge nicht bewältigen zu können, der Ärger über die wiederkehrenden Situationen und die eigene Unfähigkeit etwas zu verändern und viele mehr. Jeder hat eigene Bilder davon im Kopf, was Stress bei ihm persönlich auslöst.

Was im allgemeinen Sprachgebrauch unter Emotionen verstanden wird, wirkt recht eindeutig. In der wissenschaftlichen Betrachtung zeigt sich das Phänomen der Emotionen vielfältig und nicht einfach abzugrenzen. Den Ursprung hat das Wort Emotion im lateinischen „emovere" und bedeutet so viel wie herausbewegen. In dem Wort selbst steckt also eine Aktivität, etwas passiert und wird bewegt. Emotionen sind ein komplexes Gefüge, das zunächst rein biologisch von neuronalen und hormonalen Systemen vermittelt wird. Ausgelöst werden affektive Erfahrungen (z. B. ein Gefühl der Erregung) und kognitive Prozesse, also Prozesse der Wahrnehmung und des Denkens. Hinzu kommen physiologische Anpassungen und ein spezielles Verhalten. Es gibt also vier zentrale Komponenten, eine subjektive, kognitive, physiologische und eine Verhaltenskomponente.

In unserem Wortschatz verwenden wir für Emotionen gerne auch die Begriffe Affekt, Stimmung oder Gemütslage. Emotionen lassen sich noch näher bezeichnen oder unterteilen. Man kann von Stimmungen oder Gemütslagen sprechen, wenn diese über eine längere Zeitdauer auftreten und nicht unbedingt vom Umfeld als solche erkannt werden müssen, da sie zum Beispiel gut verdeckt werden können. Affekte hingegen können eher kurze und heftige emotionale Ausdrücke sein, die unserem Umfeld meist auffallen, da sie in Verhaltensweisen münden, nach denen jemand sagen würde,

> Die Angst, Dinge nicht bewältigen zu können, der Ärger über die wiederkehrenden Situationen und die eigene Unfähigkeit etwas zu verändern und viele mehr. Jeder hat eigene Bilder davon im Kopf, was Stress bei ihm persönlich auslöst.

„Der war emotional", sprich, er hat böse geschaut, geweint, geschrien, höhnisch gelacht etc. Sie laufen bewusst oder unbewusst ab. Es ist möglich, dass der betroffenen Person ein Affekt erst dann bewusst wird, wenn eine andere Person sie darauf hinweist, beispielsweise durch ein „Reg dich nicht so auf!" oder „Was ist denn mit dir los?" etc. Affekte treten also innerhalb von Emotionen auf und Emotionen lassen sich in verschiedene Kategorien einordnen, einer Art „Emotionsfamilie", zu denen zum Beispiel Angst, Ärger oder Freude zählen. Eine sinnvolle Grundlage zur Annäherung des Begriffs und zum Verständnis basiert auf der Emotionstheorie, nach der alle Menschen sogenannte Basisemotionen haben, das heißt eine Art Grundrepertoire, auf das alle Menschen unabhängig von ihrer Sozialisation zugreifen können. Diese sind Freude, Wut, Ekel, Furcht, Verachtung, Traurigkeit und Überraschung, Liebe, Hass und Vertrauen.

Die generelle Funktion von Emotionen kann dem Management unserer Handlungen zugesprochen werden. Egal wie rational unsere Gedanken dazu sind, etwas zu verändern, wir brauchen einen emotionalen Impuls, bevor wir tatsächlich handeln.

Emotionen sind also prädestinierte Spitzenkandidaten, wenn es darum geht, einen Denkenden zum Handelnden werden zu lassen.

> Emotionen sind also prädestinierte Spitzenkandidaten, wenn es darum geht, einen Denkenden zum Handelnden werden zu lassen.

KOGNITION

Das Wort Kognition leitet sich aus dem lateinischen „cognoscere" ab und bedeutet zunächst so viel wie erkennen oder erfahren. Im allgemeinen Sprachgebrauch nutzen wir den Begriff, um alle Prozesse zu bezeichnen, die etwas mit dem Denken und Wahrnehmen zu tun haben. Dazu zählen zum Beispiel unsere Wahrnehmung, Aufmerksamkeit, Erinnerung und Lernen, unsere Problemlöse- und Planungsfähigkeit oder Orientierung. Gerne wird der Bereich mit einer analytischen Herangehensweise, Rationalität und Vernunft assoziiert; alles Aspekte, die einen hohen Stellenwert genießen. Diese kognitiven Fähigkeiten sind ohne Zweifel überlebenswichtig und sinnvoll. Dennoch scheint es bei vielen Menschen noch eine Art Wertung darüber zu geben, was besser oder schlechter ist. Dabei kommt das kognitive Vermögen meist besser weg und wir sprechen einem Menschen mit entsprechenden Kompetenzen bessere Aussichten zu. Wichtig in diesem Zusammenhang und im folgenden Kapitel ist die Tatsache, dass wir im Hinblick auf Stress keinerlei Wertung dazu vornehmen, was besser oder schlechter ist. In der Regel bewährt sich viel eher die Frage danach, was uns eher nützt, was uns guttut und uns weiterbringt und was uns eher hemmt und uns schlecht fühlen lässt. Es wäre ein Trugschluss, davon auszugehen, dass wir ausschließlich rational denkende und handelnde Menschen sind, die nur nach der Vernunft agieren. Da viele Menschen schon häufig in ihrem Leben versucht haben, Dinge zu verändern, muss man anerkennen, dass Verhaltensveränderung nicht einfach ist. Es ist die Königsdisziplin und man sollte daher alle Komponenten mit einbeziehen.

Wären wir rein rational denkende Menschen, würde sich eine Verhaltensänderung nach einer Bilanzierung der Vor- und Nachteile zu einem bestimmten Verhalten unmittelbar einstellen können. Die Erfahrung zeigt aber, dass es nicht so einfach ist.

ERKENNTNIS

> **Beim Thema Stress haben sich die sogenannten kognitiven Emotionstheorien durchgesetzt. Sie besagen, dass wir Stress dann empfinden, wenn wir eine Situation als Stress wahrnehmen und als solchen bewerten. Emotionen entstehen, wenn wir Ereignisse entsprechend einschätzen und bewerten.**

Beim Thema Stress haben sich die sogenannten kognitiven Emotionstheorien durchgesetzt. Sie besagen, dass wir Stress dann empfinden, wenn wir eine Situation als Stress wahrnehmen und als solchen bewerten. Emotionen entstehen, wenn wir Ereignisse entsprechend einschätzen und bewerten. Die meisten Lösungsansätze zur Stressbewältigung beginnen also, nachdem eine Emotion auftrat, und verfolgen das Ziel, das entstandene Gefühl zu regulieren oder auf die Umstände einzuwirken. Hier ein Beispiel aus meiner Zeit als ich täglich 120 km auf der A5 pendeln durfte. Jeden Morgen führte alleine die Auffahrt auf die A5 dazu, dass ich in einen Stresszustand geriet, all die Raser und aggressiven Fahrer erhöhten meinen Stress schon vor dem eigentlichen Arbeitsbeginn ungemein. Meine Gedanken kreisten um die anderen Fahrer, deren Fahrstil, deren Geschwindigkeit und deren Autos. Meine entstehenden Emotionen waren Wut über chronische Mittelspurfahrer, Ärger über egoistisches Verhalten und Gedrängel und in brenzligen Situationen Angst, selbst mal zu jenen zu gehören, die unfreiwillig Bekanntschaft mit einer Leitplanke machen. Ein Lösungsansatz im klassischen Sinne wäre nun, nach Ankunft meiner morgendlichen Reise innezuhalten, mich mit positiven Gedanken wieder in einen freundlichen Zustand zurückzuholen, indem ich zum Beispiel versuche, statt des Ärgers Mitgefühl für die anderen Raser zu empfinden. Meine Emotionen als Antwort auf meinen Stress würde ich so im Nachhinein regulieren.

Angenommen wir betrachten Stressbewältigung nun als einen integrativen Teil des Prozesses emotionaler Erregbarkeit, bedeutet dies: Die Bewertung über das, was gerade in diesem Moment passiert, beinhaltet auch jene Bewertung, was diesbezüglich getan werden kann, was wiederum bestimmt, wie wir reagieren, zum Beispiel mit Ärger, Angst oder auch Mitgefühl. Für das Pendelbeispiel bedeutet dies, noch während ich hinter dem Steuer sitze, registriere ich, dass mich die aggressive Stimmung auf der A5 unwohl fühlen lässt. Ich merke, wie mein Unverständnis wächst, mein Herzschlag schneller wird und meine Atmung ins Stocken gerät. Ich merke, dass mich diese Situation in Stress versetzt und ich beginne unmittelbar damit, meine Gedanken diesbezüglich zu beeinflussen. Ich steige sozusagen aus dem klassischen Gedanken- und Emotionsrad aus.

Ich lernte auf diese Weise zunehmend, mich nicht von anderen Rasern aus der Ruhe bringen zu lassen, ich nutzte die Zeit im Auto für Hörbücher, meine Lieblingslieder, guten Kaffee und Zeit zum Nachdenken. Nach einem freundlichen Gespräch mit einem Lkw-Fahrer an der Raststätte lernte ich noch dazu, wie hart dieser Job ist und verhielt mich rücksichtvoller.

Auf diese Weise kam ich wesentlich entspannter und zu meinem Erstaunen meistens genauso schnell wie früher bei der Arbeit an und viele Lkw-Fahrer dankten mir meine Rücksicht oftmals mit Lichtzeichen, was mich wiederum freute. Zudem legte ich fest, dass ich nicht mehr als drei Tage pro Woche meines Lebens auf der Autobahn verbringen wollte und änderte die Umstände. Ich beschloss dies und änderte die Situation. Von nun an war ich in der Lage, die Tage, für die ich mich aktiv entschieden hatte, sie morgens und abends auf der Autobahn zu verbringen, anders zu gestalten und vor allem unabhängig von anderen. Das Wichtigste an diesem Beispiel war die Tatsache, dass ich die Verantwortung für mich und mein Wohlbefinden selbstständig in die Hand nahm.

Wie Sie merken werden, beeinflusst die Art und Weise, wie wir Emotionen bewerten, also unsere Kognition nutzen, entscheidend, was wir denken. Dies wiederum beeinflusst, wie wir uns fühlen. Emotion und Kognition gehören zusammen und bieten die Chance, an beiden Punkten anzusetzen. Der große Vorteil an einem solchen Procedere ist, dass wir mit dieser Annahme Kontrolle gewinnen. Egal was zuerst kam, was schneller oder langsamer ist, es liegt an uns, unsere entsprechenden Gedanken zu stressenden Emotionen zu erkennen und zu verändern und umgekehrt, so wir dies wollen.

In der Fachsprache gibt es einen Ausdruck für die Fähigkeit, mit den Dingen, die uns stressen, umzugehen, sie gewissermaßen zu bewältigen. Man spricht von Coping (to cope, engl. für bewältigen). In einigen Studien zeigte sich, dass es Bewältigungsformen gibt, die generell eher förderlich für uns sind, während andere Verhaltensweisen uns zwar kurzfristig entlasten, aber auf Dauer nicht wirklich weiterbringen oder uns gar am Ende noch mehr Stress bescheren.

Was uns in jedem Fall hilft, mit schwierigen Situationen umzugehen, sind Ressourcen, das heißt, die Dinge, Menschen, Situationen oder Einstellungen, die uns dabei helfen, mit Stress auf eine gesundheitsförderliche Art umzugehen. Basierend auf der Literatur zu diesem Thema gibt es eine Liste mit Coping-Ressourcen – unten stehend aufgeführt –, die sich als förderlich erwiesen haben.[2]

Als aufmerksamer Leser entdecken Sie die meisten dieser Ressourcen in den Kapiteln dieses Buches. Was es genau mit den Persönlichkeits- und kognitiven Ressourcen auf sich hat, werden Sie auf den folgenden Seiten lernen.

ENDE BESSER! WISSER!

FÖRDERLICHE RESSOURCEN IM UMGANG MIT STRESS

Persönlichkeitsressourcen	Selbstmotivation, Vertrauen, Akzeptanz und soziale Erleichterung
Physische Ressourcen	Physische Gesundheit und Fitness
Kognitive Ressourcen	Struktur und Management von Ressourcen, Problemlösen und kognitive Umstrukturierung
Soziale Ressourcen	Soziale Unterstützung
Andere Ressourcen	Finanzielle Ressourcen oder die Fähigkeit Stress zu überwachen und zu kontrollieren.

Tabelle 27 Förderliche Ressourcen im Umgang mit Stress

Strategien im Umgang mit Stress

Emil Emotionsregler und Peter Problemlöser

Menschen regulieren ihre Emotionen unterschiedlich. Dabei gibt es Formen der Regulation, die enger mit unerwünschten Symptomen wie Depressionen oder anderen psychischen Stressfaktoren einhergehen als andere. Grundsätzlich ermittelte die Forschung zwei Bewältigungsstrategien: das problemfokussierte und das emotionsfokussierte Coping.

Wir sind mit zwei Typen von Bewältigern konfrontiert. Nennen wir sie nun der Einfachheit halber Emil Emotionsregler und Peter Problemlöser. Zunächst haben sowohl Peter Problemlöser als auch Emil Emotionsregler dasselbe Problem: Sie leiden wie so viele an Stress. Aber jeder der beiden geht auf seine Weise damit um.

Emil Emotionsregler verhält sich vermeidungsorientiert. Er nutzt all seine Kraft, um mit den Gefühlen, die er aufgrund der Stresssituation hat, umzugehen. Dazu nutzt er bewährte Methoden wie das Aufschieben (Prokastrination) und Vermeiden, um die Gefühle zu regulieren, die bei seiner Konfrontation mit dem Stressor entstehen (siehe auch Kapitel **„Organisation", S. 88**).

Peter Problemlöser im Gegensatz dazu wendet die annäherungsorientierte Strategie an. Er nähert sich dem Problem, indem er dessen Ursache, den Stressor anvisiert und versucht, diesen aus seinem Leben zu verbannen. Er tut alles, um die stressige Situation entweder direkt zu verändern oder loszuwerden. Dazu nutzt er seine Gedankenkraft, zapft seine kognitiven Ressourcen an – er tut etwas für die Lösung seines Problems, das heißt, er wendet auch verhaltensbezogene Strategien an. Zudem betrachtet er seine Beziehung zu seiner Umwelt und versucht diese zu regulieren.

Forscher gehen davon aus, dass Peter Problemlöser bessere Karten im Umgang mit Stress hat. Emil Emotionsregler wird leider mehr Disstress empfinden, denn er hat den weniger effektiven Stil gewählt.

In einer Studie zum Umgang mit Stress zeigten sich in puncto Bewältigungsstrategien Unterschiede zwischen Männern und Frauen: Laut der Studie tendieren Frauen eher zu einem emotionalen und vermeidenden Bewältigungsstil, während Männer rationaler und distanzierter vorgehen. Männer wiederum zeigten aber mehr emotionale Hemmungen als Frauen. Zudem hatten Frauen höhere Werte bei somatischen Symptomen und psychologischem Disstress als Männer.[3]

Emil Emotionsregler und Peter Problemlöser verkörpern zwei Haupttypen, die sich verschiedener Strategien bedienen. Im Folgenden wollen wir etwas detaillierter auf Strategien im Hinblick auf Stress eingehen. Die Literatur kennt neun Strategien, unsere Emotionen kognitiv zu regulieren. Dazu zählen aus der Kategorie „weniger nett":

- Selbstvorwürfe
- Vorwürfe anderen gegenüber
- Grübeln
- Katastrophisieren
- Relativieren

Eine Vielzahl von Studien bestätigt starke Beziehungen zwischen der Anwendung dieser Strategien und emotionalen Problemen.[4] Besonders Grübeln, Katastrophisieren und Selbstvorwürfe sind ein Garant für emotionale Probleme, da diese Strategien uns verletzlich machen. Sollten Sie Interesse an der Verschlimmerung Ihrer Symptome haben, nutzen Sie die genannten Strategien, am besten immer im Wechsel und über den gesamten Tag verteilt. Dies erhöht Ihre Chancen für mehr Stressempfinden: „Ich bin so blöd, aber die anderen hätten sich auch mal anstrengen können. Jetzt bringt das alles sowieso nichts mehr. Das Ganze wird in einem riesigen Chaos enden, aber wenn man das Ganze mal nüchtern betrachtet, sind wir hier ja nur ein kleines Rädchen, das sowieso nichts ändern wird." Zu der Kategorie „schon besser" zählen:

- Akzeptanz
- Planen
- Positive Neuausrichtung
- Positive Neubewertung

Besonders die positive Neubewertung macht uns Menschen weniger verletzlich. Dabei geben wir der stressenden Situation einen neuen Rahmen, wir betrachten unseren Stress mit anderen Augen. Konkrete Anwendungshinweise zu diesen Aspekten erhalten Sie ausführlich im nachfolgenden Handlungsteil.

> Wir nennen diese Sätze Glaubenssätze, da wir irgendwann beschlossen haben an sie zu glauben.

Glaubenssätze und Selbsttheorien

TU! DAS! (ODER BESSER NICHT…)

Lassen Sie zunächst die folgenden Sätze auf sich wirken:

Ich bin einfach unmusikalisch.

Das tut man nicht.

Das werde ich nie lernen.

Ich bin fehl am Platz.

Ich bin immer Letzter.

Ich bin unsportlich.

Ich bin kompliziert.

Ich muss mich immer unter Kontrolle haben.

Wer hoch hinaus will, fällt tief.

Anderen geht es immer besser als mir.

Es gibt immer einen Haken.

Schwäche zeigt man nicht.

Das Leben schenkt einem nichts.

Immer Haltung bewahren.

Über Probleme spricht man nicht.

Wer rastet, der rostet.

Vielleicht identifizieren Sie sich mit einigen dieser Sätze oder Ihnen fallen selbst noch einige ein, die in diese Kategorie passen würden. Wir nennen diese Sätze Glaubenssätze, da wir irgendwann beschlossen haben an sie zu glauben.

Im Laufe unseres Heranwachsens haben wir gelernt, dass es Ursachen für gewisse Dinge gibt, wir haben diesen eine Bedeutung gegeben und sie Teil unserer Identität werden lassen. Man spricht bei Glaubenssätzen auch von mentalen Repräsentationen. Es sind Vorstellungen über die Natur der Dinge, über uns selbst und unsere Beziehungen zu der Welt, in der wir leben. Von Kindheit an entwickeln Menschen diese Glaubenssätze und Repräsentationen. Sie bilden einen Teil unserer Persönlichkeit und beeinflussen unser Denken und Handeln fundamental. Grundsätzlich lassen sich Glaubenssätze schnell daran erkennen, dass sie starr erscheinen. Glaubenssätze stützen sich meist auf drei Denkmuster:

1. **Ursachen(-klärung)**
   All die Dinge, die wir nicht erklären können, werden mit unserer persönlichen Erklärung besetzt. Man fragt sich, woran es liegt, dass man gerade gestresst ist: „Ich bin gestresst, weil mein Chef mich heute Morgen mit Arbeit zugeschüttet hat."

2. **Bedeutung**
   Wir deuten die Tatsache, dass wir Stress haben und bewerten die Situation: „Bedeutet Stress, dass ich der Lage nicht mehr Herr bin?".

3. **Identität**
   Nun ziehen wir Schlüsse von unserem Verhalten auf uns selbst: „Nicht Herr der Lage zu sein, ist ein Zeichen von Schwäche."

Glaubenssätze sind abträglich für jede Form von Veränderung. Eine positive Botschaft lautet: Schaffen wir es, diese Art von Glaubenssätzen zu identifizieren und zu verändern, haben wir gute Chancen uns persönlich weiterzuentwickeln!

> **Glaubenssätze sind recht abträglich für jede Form von Veränderung. Eine positive Botschaft lautet: Schaffen wir es, diese Art von Glaubenssätzen zu identifizieren und zu verändern, haben wir gute Chancen uns persönlich weiterzuentwickeln!**

Glaubenssätze beeinflussen stark die Theorie, die ein Mensch von sich selbst hat. Dabei unterscheidet man zwei Arten von Menschen: die einen haben die klare Überzeugung, dass ihre persönlichen Qualitäten, wie zum Beispiel Intelligenz, feststehende Charaktereigenschaften sind. Andere Menschen wiederum sind eher von der Formbarkeit ihres Selbst überzeugt, das heißt, dass sich ihre Qualitäten zum Beispiel durch Anstrengung und Bildung formen lassen.[5]

Menschen mit dem Theorieansatz der Formbarkeit sind eher bereit zu lernen und Herausforderungen anzunehmen. Sie haben mehr Geduld bei der Erledigung schwieriger Aufgaben. Zudem sind sie eher bereit aus Fehlern zu lernen.[6]

Eine weitere positive Botschaft lautet: Die Selbsttheorie der Formbarkeit ist erlernbar. In einer Studie mit College-Studenten wurde einer Gruppe ein Film über die Fähigkeit unseres Gehirns gezeigt, neue Verbindungen im Laufe des Lebens zu knüpfen. Es wurde vermittelt, dass die Gehirnsubstanz als Antwort auf intellektuelle Herausforderungen wächst. Die Collegestudenten mussten dann einen Brief an jüngere Studenten schreiben, bei dem sie das Gesehene verarbeiteten und darin betonten, dass das Gehirn wandelbar ist und sich Intelligenz mit harter Arbeit steigern lässt. Am Ende des Semesters zeigte die Gruppe größere Wertschätzung für Akademiker, hatte mehr Freude an ihrer akademischen Arbeit und im Schnitt bessere Noten.[7]

Persönlichkeitsressourcen

Vier verschiedene Persönlichkeitsmerkmale sind entscheidend beim Umgang mit Stress:

1. Kontrollüberzeugung
2. Selbstwirksamkeit
3. Selbstwert
4. Emotionale Stabilität

Der Begriff **Kontrollüberzeugung** beinhaltet bereits die Ansicht, dass wir die Dinge in unserem Leben kontrollieren können, wir haben sie im Griff. Da Stress eng mit dem Gefühl verknüpft ist, dass Dinge sich dem eigenen wahrgenommenen Handlungsspielraum entziehen, sind wir gut beraten, das Gefühl der Kontrolle zu stärken.

> Da Stress eng mit dem Gefühl verknüpft ist, dass Dinge sich dem eigenen wahrgenommenen Handlungsspielraum entziehen, sind wir gut beraten, das Gefühl der Kontrolle zu stärken.

Eng verknüpft mit der Kontrollüberzeugung ist die Selbstwirksamkeit, also das Ausmaß, in dem Menschen glauben, ihr Leben entsprechend ihrer Vorstellung ausrichten zu können. Ein Mensch erlebt sich dann als selbstwirksam, wenn er das Gefühl hat, die Dinge erledigen zu können, die er sich vornimmt. Diese Eigenschaft ist deshalb so wichtig, weil sie die wahrgenommene Kontrolle beeinflusst. Ein Mensch mit einer hohen Selbstwirksamkeit sieht sich eher in der Lage und mit den notwendigen Fähigkeiten ausgestattet, seine Umgebung erfolgreich zu beeinflussen und seine Ziele zu erreichen. Auch der Selbstwert spielt bei der Stressbewältigung eine entscheidende Rolle. Dieser wird durch unsere Selbstbewertung beeinflusst und dadurch, wie die anderen uns wahrnehmen und bewerten. Viel von sich zu halten, ist eine positive Ressource. Wer sie verinnerlicht hat, wird Probleme und Schwierigkeiten weniger auf sich und seinen Selbstwert beziehen. Ein hoher Selbstwert geht zudem mit einem höheren Wohlbefinden und größerer Widerstandskraft gegen Stress einher, Menschen mit höherem Selbstwert können also besser mit Stress umgehen. Eine weitere Größe stellt die emotionale Stabilität dar. Sie speist sich aus einer positiven Selbstbewertung und dem Gefühl von Vertrauen und Sicherheit. Diese Persönlichkeitsvariable erhält die meiste Aufmerksamkeit in Hinblick auf Stress und Coping.

Emotionsregulation

Die Fähigkeit, eigene Emotionen zu beeinflussen und auszudrücken, nennen wir Emotionsregulation. In diesem Prozess lenken wir die Aufmerksamkeit auf unsere Emotionen. Wir nehmen sie wahr, erkennen und bewerten unsere emotionale Erregbarkeit und verändern Emotionen, die uns stressen.

Denken Sie an dieser Stelle an das Pendelbeispiel aus dem BESSER! WISSER! (morgendlicher Stress im Berufsverkehr). Diese Fähigkeit hilft uns, gewünschte Verhaltensweisen zu initiieren, uns zu motivieren und neue Verhaltensweisen zu organisieren, um stressreiches Erleben in Zukunft zu verhindern sowie negative Emotionen und wenig hilfreiche Verhaltensweisen zu vermeiden.

Barbara Fredrickson von der Universität Michigan kritisiert, dass der Fokus bislang zu sehr auf der Untersuchung negativer Emotionen lag.[8] Viel zu wenig beschäftigen wir uns damit, welche Verhaltensweisen wir beim Erleben positiver Emotionen haben, und das obwohl bekannt ist, dass ein gutes Gleichgewicht zwischen positiven und negativen Emotionen unser subjektives Wohlbefinden vorhersagen kann.[9]

Ihr Fazit ist daher: Positive Emotionen sind in unserem Leben zu kultivieren, nicht nur als angestrebte Endzustände, sondern als Möglichkeit, zu verbessertem Wohlbefinden zu gelangen!

> **Entscheidend ist der Wechsel der Perspektive weg von negativen hin zu positiven Emotionen.**

> **Positive Emotionen wie Zufriedenheit, Wertschätzung, Mitgefühl, Anteilnahme und Liebe können das hormonelle Gleichgewicht und die Immunfunktion verbessern.**

Sie hat dazu eine Theorie entwickelt, die auf den vier Emotionen Freude, Interesse, Stolz und Liebe fußt. Genau wie Angst beispielsweise die Reaktion fördert, weglaufen zu wollen, antworten wir auf uns emotional berührende Situation mit einer Verhaltensänderung. Laut Fredrickson haben diese vier Emotionen eines gemeinsam: die mögliche Erweiterung unserer bestehenden „Gedanken-Handlungs-Programme", mit anderen Worten, wir können mithilfe unserer Gedanken Handlungen anstoßen, die uns dabei helfen, andauernde persönliche Ressourcen zu stärken. Freude beispielsweise stupst unseren Spieltrieb an, bringt uns dazu, unsere Grenzen auszutesten und kreativ zu sein. Interesse führt dazu, unser Bedürfnis auszuleben, Dinge zu erforschen, neue Informationen zu sammeln und das eigene Selbst zu erweitern. Stolz führt dazu, dass wir in Kontakt treten und unserem Umfeld von dem erzählen, was wir erreicht haben, was wiederum dazu führen kann, dass wir neue, größere Visionen und Ziele für die Zukunft entwickeln, und Liebe, die in einem sicheren Kontext erfahren wird, schafft Lust auf neue Erfahrungen mit geliebten Personen zu erleben. Die Autorin ermuntert ihre Leserschaft, die verschiedenen Gedanken-Handlungs-Programme auszuprobieren, zu genießen und in ihre Gefühlswelt zu integrieren. Dies ermöglicht, die gewohnte Art und Weise des Denkens und Handelns zu verändern. Entscheidend ist der Wechsel der Perspektive weg von negativen hin zu positiven Emotionen.

Aber wie kultivieren wir positive Emotionen? Inzwischen wissen wir, dass sich in unserem Herz ein unabhängiges Nervensystem mit mindestens 40.000 Nervenzellen befindet, das als „Gehirn im Herzen" bezeichnet werden kann. Forscher vom HeartMath Institute aus Kalifornien erforschen seit den 90er Jahren das Phänomen der Herzintelligenz. Diese steht in enger Verbindung zur Kohärenz. Je „herzintelligenter" Menschen sind, umso besser können sie in ihrem Leben ein Kohärenzgefühl schaffen. Kohärenz (lat. cohaerere für zusammenhängen) ist per definitionem der Forscher aus Kalifornien der Zustand, bei dem die Energie, über die ein Mensch verfügt, Herz, Verstand und Gefühle so zusammenarbeiten lässt, dass sie sich möglichst gut ergänzen. Menschen, die sich kohärent erleben, sind resilienter, sie haben eine bessere Ausgangslage für psychische Widerstandskraft und sind somit besser gerüstet, um mit Stress umzugehen.[10] Grundlage für die Forschung stellt die Messung der Herzfrequenzvariabiliät dar (siehe Kapitel **„Stress" (S. 16)** und **„Vitalität" (S. 120)**), die wir durch unsere Atmung und bewusste Übungen mit dem Fokus auf wärmende Gedanken und Gefühle positiv beeinflussen können. Die Forscher sprechen von Grundgefühlen des Herzens, die die Aktivität des Sympathikus reduzieren und gleichzeitig die Aktivität des Parasympathikus erhöhen; wir haben somit eine wesentlich günstigere Ausgangslage für den Umgang mit Stress. Zudem konnte gezeigt werden, dass positive Emotionen wie Zufriedenheit, Wertschätzung, Mitgefühl, Anteilnahme und Liebe das hormonelle Gleichgewicht und die Immunfunktion verbessern können.

Doch wie können wir es schaffen, positive Gefühle zu kultivieren? Ein Phänomen, das in den letzten Jahren stark in den Fokus gerückt ist und eine gute Möglichkeit zur Annäherung an die Kultivierung von positiven Emotionen bietet, ist das Selbstmitgefühl (self-compassion). Über 200 Publikationen seit 2003 sprechen für ein großes Interesse an diesem Thema. Das Selbstmitgefühl besteht aus drei Elementen:

- Selbstfreundlichkeit
- Gefühl geteilter Menschlichkeit
- Achtsamkeit

Selbstfreundlichkeit

bedeutet, wie der Name schon anmuten lässt, dass wir uns selbst gegenüber freundlich und verständnisvoll zeigen, insbesondere in Momenten des Schmerzes und der Schwäche. Der Gegensatz hierzu wäre, uns selbst gegenüber zu kritisch zu sehen, indem wir zu hart mit uns ins Gericht gehen.

Das Gefühl einer geteilten Menschlichkeit

ist ein Ausdruck dafür, dass wir die eigenen Erlebnisse als Teil eines großen menschlichen Erlebens betrachten. Das Gegenteil wäre, sie separiert und isoliert zu sehen.

Achtsamkeit

steht dafür, dass wir auch schmerzhafte Gedanken und Gefühle in einer ausgeglichenen Bewusstheit betrachten und sie nicht überbewerten.

Mitgefühl ist die Grundlage. Wir sind vom Leid anderer betroffen und haben eine Bewusstheit für den Schmerz des anderen. Gleichzeitig nehmen wir dieses Gefühl an und drücken dies in einer Freundlichkeit und Offenheit dem anderen gegenüber aus, stets mit dem Wunsch, sein entstandenes Leid zu verringern. Gleichzeitig gibt es ein nicht wertendes Verständnis für jene, die scheitern oder Falsches tun. Die Handlungen dieser Personen können in einem Kontext geteilter menschlicher Fehlbarkeit betrachtet werden. Bezieht man das Ganze wiederum auf die eigene Person, bedeutet dies, offen für die eigene Fehlbarkeit zu werden, sich als Teil eines größeren menschlichen Erlebens zu verstehen und sich selbst gegenüber freundlich zu zeigen. Weniger urteilen über sich selbst erlaubt einem, andere weniger zu verurteilen. Eine Begründung hierfür lautet: die bisher notwendigen Vergleiche des Selbst mit dem anderen sind nicht mehr notwendig, um den eigenen Selbstwert zu erhöhen oder zu verteidigen.

Wahrer Selbstwert entsteht dann, wenn unsere Verhaltensweisen autonom, selbstbestimmt und aus uns selbst heraus kommen anstelle von außen auferlegt.

Selbstmitgefühl hat Ähnlichkeit mit dem Gefühl, sich selbst zu verzeihen, sich als voll und ganz menschlich zu betrachten – sprich begrenzt. Dann ist es nicht mehr notwendig unseren Selbstwert zu bewahren, indem wir in Konkurrenz treten mit Menschen, die im sozialen Rang „unter uns" angesiedelt sind. Das Gute am Selbstmitgefühl ist, dass wir aufgrund seiner nicht wertenden und verbundenen Natur unsere narzisstischen Anteile, Selbstbezogenheit und jene Vergleiche nach unten nicht mehr brauchen. Außerdem schützt uns diese Eigenschaft vor zu harter Selbstverurteilung, Isolation und zu viel Grübeln und wirkt positiv auf unsere Beziehung zu anderen Menschen.

> Wahrer Selbstwert entsteht dann, wenn unsere Verhaltensweisen autonom, selbstbestimmt und aus uns selbst heraus kommen anstelle von außen auferlegt.

Selbstmitfühlende Personen werden von ihren Partnern als emotional verbunden, akzeptierend und autonom unterstützend beschrieben und gleichzeitig weniger kontrollierend und aggressiv im Vergleich zu jenen, denen dies fehlt.[11] Die Botschaft lautet daher: werden Sie selbstmitfühlend!

ACHTUNG FRAUEN

Wie zu Beginn beschrieben, neigen besonders Frauen zu einem negativen problemvermeidenden Coping. – Selbstmitgefühl kann daher bei Frauen also besonders hilfreich sein, um den destruktiven Umgang mit Stress zu verändern.

Wer hätte das erwartet?

Eine Metaanalyse zeigt, dass der wahrgenommene Perfektionismus von 1989 bis 2016 stetig anstieg. Perfektionismus kennzeichnet sich durch eine Mischung aus zu hohen Standards, die man sich selbst und anderen auferlegt, und eine übermäßig kritische Selbstbewertung. Auf das eigene Ich bezogener Perfektionismus bedeutet, dass Personen der Vorstellung perfekt sein zu müssen, irrational viel Bedeutung beimessen, dabei sehr unrealistische Ideen von sich selbst entwickeln und strafende Bewertungen ihrer selbst vornehmen (selbstorientierter Perfektionismus). Neben dem auf sich selbst bezogenen Perfektionismus gibt es die Wahrnehmung, dass das soziale Umfeld extrem fordernd ist, dass andere sie hart beurteilen und sie perfekt sein müssen, um Anerkennung zu erfahren (sozial verordneter Perfektionismus) und es gibt den Perfektionismus, der gegen andere gerichtet ist. Man setzt in Bezug auf das soziale Umfeld hohe Standards und bewertet ebenfalls kritisch (sozial orientierter Perfektionismus). In der Studie zeigte sich ein Anstieg aller beschriebenen Arten des Perfektionismus über eine Zeitspanne von 27 Jahren.[12]

DIE AUTOREN RESÜMIEREN

Wettkampfverhalten zum Erreichen eines sozialen Status[13] und der soziale Vergleich nach oben haben zugenommen. Zudem erleben Menschen Angst, ihren sozialen Status zu verlieren, und sie betrachten Materialismus als eine Möglichkeit, ihr Leben in Relation zu anderen zu perfektionieren[14]. Damit geht eine Verschiebung der Werte und Verhaltensweisen von jungen Menschen einher. Sie sind nicht nur unzufriedener mit dem, was sie haben, sondern auch unzufriedener mit dem, wer sie sind.[15]

ACHTUNG: DER UNTERSCHIED LIEGT IM DETAIL

In diesem Zusammenhang ist es noch wichtig, eine Abgrenzung von Selbstmitgefühl und Selbstmitleid vorzunehmen. Sich selbst zu bemitleiden steht für die Tendenz, sich zu separieren und unverbunden von anderen zu sein. „Selbstmitleider" fühlen sich, als wären sie die einzigen Leidenden auf der Welt; sie kennzeichnen egozentrische Gefühle von Separierung von anderen und Übertreibung des Ausmaßes ihres persönlichen Leids, während sich Individuen, die Mitgefühl haben, mit anderen verbunden fühlen.

AN DIE KRITIKER UNTER IHNEN

Ein naheliegender Einwand könnte sein: Selbstmitgefühl führt dazu, behäbig zu werden oder weniger zu schaffen. Das Gegenteil wurde nachgewiesen: Erst mittels eines authentischen und ehrlichen Selbstbildes sind Menschen in der Lage, die notwendige intrinsische, aus ihrem Selbst entstehende Motivation zu entwickeln, um Veränderungsenergie zu mobilisieren. Hinsichtlich eigener Schwächen und Fehler selbstmitfühlend zu sein, resultiert im Wunsch, sich positiv zu verändern, mehr anzustrengen und zu lernen, denselben Fehler nicht noch einmal zu machen.[16]

Selbstmitfühlende Menschen haben weniger Angst zu versagen[17] und versuchen es eher ein weiteres Mal, wenn sie scheitern.[18] Auch für das beharrliche Verfolgen gesunder Verhaltensweisen ist diese Eigenschaft förderlich, so bleiben wir bei einer Diät eher dran,[19] hören eher auf zu rauchen[20] oder starten mit einem Fitnessprogramm.[21] Es konnte sogar schon eine direkte körperliche Veränderung gezeigt werden, wo eine kurze Übung, die das Selbstmitgefühl ansprach, den Cortisolspiegel senkte.[22] Trotz zunehmender Beachtung ist das Selbstmitgefühl ähnlich der Achtsamkeit ein Trend, der durch die massenhafte Verbreitung an Tiefe verlieren kann, da nur Teile der Idee verbreitet werden. Das Entscheidende ist die Vielschichtigkeit solcher Konstrukte. Es gibt letztlich mehrere Elemente, die das Ganze zu dem machen, was es ist. Was konkret damit gemeint ist, lesen Sie im folgenden Hinweis.

Zahlreiche persönliche Erfahrungen führten bei mir zu der Erkenntnis, dass ein grundlegendes Missverständnis bei diesen Themen weit verbreitet ist: die Begriffe Achtsamkeit oder Selbstmitgefühl sind von ihrer ursprünglichen Idee her nicht so angelegt, dass sie in einer großen Ich-Bezogenheit und Abgrenzung von anderen münden. Ein Beispiel kann dies verdeutlichen:

In einer psychosomatischen Rehabilitationsklinik, in der ich arbeitete, stand bei einem Seminar das Thema Abgrenzung auf dem Programm. In praktischen achtsamkeitsbasierten Übungen lernten die Teilnehmer dort, sich selbst in den Mittelpunkt ihres Handelns zu stellen und Nein zu sagen. Dies ergab bei einigen sehr schnell das Resultat, dass alles, was ihnen begegnete von nun an einfach aus Prinzip verneint und abgewehrt wurde. Jede Tätigkeit, die der Gemeinschaft diente, wurde zu viel, und es ging teilweise so weit, dass der Familie beim nächsten Besuch mitgeteilt wurde, „Ich achte jetzt auf mich und werde das alles, was ich für euch getan habe, nicht mehr tun." Entsprechend entsetzt waren Ehemänner, Ehefrauen und Kinder, wie Sie sich vorstellen können.

Was in dem Beispiel passiert, ist eine sehr unachtsame Art, Techniken anzuwenden, die zunächst nach Erleichterung klingen. In Wirklichkeit führt dieses Verhalten jedoch zu viel Unverständnis. Es steigert auch nicht die persönlichen Zufriedenheit.

Achtsamkeit und Selbstmitgefühl öffnen, in ihrer Ganzheitlichkeit verstanden, Tür und Tor für gute und ehrliche Begegnungen mit sich selbst und dem gesamten Umfeld. Es geht nicht um Egoismus, sondern um Verbindung zu anderen und zu sich selbst. Hier liegt des Pudels Kern in Hinblick auf soziale Verträglichkeit und Alltagstauglichkeit. Behalten Sie dies bitte stets im Hinterkopf.

FAZIT

Es lohnt sich, bei der Bewältigung von Stress auf das Repertoire der positiven Emotionen zurückzugreifen. All jenen, die jetzt erwidern, dass ja genau dies das Problem mit dem Stress sei, dass man nur Angst und negative Emotionen im Stress empfinde, denen sei gesagt: Die Veränderung unserer Emotionen liegt in unserer Hand und ist der Beginn des Weges in ein stressfreies Leben. Alle Gefühle aus dem Repertoire, dem die Selbstliebe angehört – Liebe, Wertschätzung, Barmherzigkeit, Mitgefühl für sich und andere –, helfen uns in der Regel, uns besser zu fühlen. Sie üben einen starken Effekt auf unser Stressempfinden aus. Dies kann man unter anderem mit bewährten Messmethoden (Cortisol, HRV-Rate, Biofeedback) feststellen und gezielt nutzen, um diese Gefühle verstärkt ins Leben zu integrieren.

Ziel sollte es nun sein, sich der Achse Kopf-Herz-Bauch bewusst zu werden und sie für eigene Zwecke zu nutzen. Die grundlegende Idee liegt darin, die Teile dieser Achse in stimmiger Verbindung wahrzunehmen. Keiner arbeitet gegen den anderen und alles, was Ihnen Herz, Bauch oder Kopf sagen, können Sie wahrnehmen. Gleichzeitig gilt auch hier wieder, dass eine Veränderung in dem einen Bereich immer eine Veränderung in allen anderen Bereichen bewirken kann und umgekehrt. Dafür haben wir als komplexe Wesen verschiedene Möglichkeiten, die uns zum Ziel führen können. Wir können über unsere Gedanken unsere Gefühle beeinflussen und umgekehrt. Diese Wechselseitigkeit bietet viele Chancen, da wir nicht dogmatisch nach einem Lehrbuch vorgehen müssen, sondern jeder seinen eigenen Weg und das für ihn Richtige finden darf und kann.

Die große Kunst besteht darin, sich überhaupt der Dinge bewusst zu werden, die geschehen. Emotional zu sein bedeutet dann nicht, aus der Haut zu fahren und all seinen Emotionen freien Lauf zu lassen, sondern in der Lage zu sein, das was gerade in Ihnen passiert, neutral und in aller Ruhe zu betrachten und funktional zu deuten, und dies gnädig und wertschätzend zu tun.

Erkennen in der Praxis

Nach diesem theoretischen Einschub über Gefühle und Gedanken wollen wir uns damit auseinandersetzen, wie Sie all das praktisch in Ihren Lebensalltag integrieren können.

Jeder Mensch hat aufgrund seiner eigenen Geschichte, Erziehung und Erlebnisse eine Art innere Landkarte, die seine ganz persönliche Wirklichkeit darstellt. Wir können von einer mentalen Repräsentation sprechen. Jeder sieht die Welt auf seine ganz einzigartige Weise. Ein anderer wird diese Repräsentation niemals in denselben Facetten erleben. Man nennt diese Idee auch Konstruktivismus. Das Gute am Konstruktivismus ist, dass unsere Probleme auch Teil der Wahrnehmungen und Bewertungen unserer jeweiligen Landkarten sind und damit ganz persönliche Sichtweisen, die wir konstruiert haben. Wie wir soeben festgestellt haben, hat Stress eine bewertende Komponente, er ist erst einmal das, was wir persönlich als Stress wahrnehmen. Das bedeutet in weiterer Folge, dass wir die Möglichkeit haben, mithilfe unserer Gedanken sehr bewusst eine Welt zu schaffen, in der die Dinge auch ganz anders aussehen können. Wir werden auf diese Weise zu Architekten unserer eigenen inneren Landkarte. Der entscheidende Punkt ist, dass wir die Führung in die Hand nehmen und darüber entscheiden, wie diese Realität auszusehen hat.

Daher besteht der erste Schritt darin zu erkennen, wie diese Landkarte zum gegenwärtigen Zeitpunkt der Betrachtung aussieht. Dazu gehört auch die schonungslose Auseinandersetzung mit Dingen, die uns zurzeit einschränken und hemmen. Glaubenssätze sind Teil dieser inneren Repräsentation, weshalb wir uns diesem Thema zunächst widmen. Danach gilt unsere Aufmerksamkeit der zu entwickelnden gewünschten Haltung und im letzten Schritt gestalten wir entsprechend die Ausrichtung unserer Gedanken.

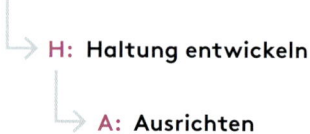

Anschauen und Ändern

Die Auseinandersetzung mit unseren eigenen Glaubenssätzen ist eine effektive Methode Veränderung anzustoßen. Um Glaubenssätze verändern zu können, ist es hilfreich, diese zunächst zu erkennen und infrage zu stellen. Wir sollten uns mit unserem eigenen Glaubenssatzsystem konfrontieren und uns der Widersprüche bewusstwerden. Nehmen Sie sich ein Beispiel an Sokrates. Er war ein Meister darin, Menschen so lange mit Fragen zu traktieren, bis sie zu der Erkenntnis kamen, dass sie nichts wissen. Diese Einsicht sollte uns dazu befähigen, die eigenen Werte und unser Selbstkonzept infrage zu stellen, und dabei – nicht wundern! – zunächst zu einem Zustand von Irritation oder gar Unzufriedenheit führen. Um diese Selbstunzufriedenheit zu reduzieren, werden wir unsere Werte so verändern müssen, dass sie in Zukunft mit unserem gewünschten Selbstkonzept in Einklang sind. Das Spüren von Diskrepanz motiviert zu Bewegung und Veränderung, und zwar jener Art von Veränderung, die emotional, kognitiv und in Bezug auf unser Verhalten gewünscht ist.

Haben Sie keine Sorge, dass die Irritation oder das Infragestellen von bisherigen Glaubenssätzen das Ende der Fahnenstange ist. Unser Ziel ist es nicht, sie irritiert, verwirrt und unzufrieden zurückzulassen. Es ist jedoch wichtig zu verstehen, dass auf dem Weg zur Selbsterkenntnis die radikale Auseinandersetzung mit uns selbst und unserem Wertsystem unerlässlich ist. Wir dürfen uns fragen, was unsere Wahrheit ist und wie wir zu ihr gekommen sind. Dazu können wir unsere gesamte Erfahrungswelt einbeziehen, all jene und jenes, die unsere Glaubenssätze entwickelt, verändert oder schon mal infrage gestellt haben.

UNSERE INNEREN STIMMEN

Als Nächstes wollen wir das, was sich gedanklich bei uns abspielt, etwas plastischer werden lassen und zwar mithilfe der sehr bewährten Technik des Transaktionsanalytischen Konzepts der inneren Antreiber. Nach diesem Konzept haben wir alle innere Stimmen, die mal leiser, mal lauter in uns sprechen und uns sozusagen antreiben. Die folgende Übung verlangt etwas Kreativität und Vorstellungsvermögen von Ihnen. Lassen Sie sich einfach auf das Experiment ein. Manchmal kann es auch hilfreich sein, einen guten Freund oder eine Freundin einzuladen, diese Übung gemeinsam zu machen. Sie werden überrascht sein, was alles in Ihnen steckt.

Die im Rahmen der Theorie vorgeschlagenen Stimmen lauten:

INNERE ANTREIBER

Sei perfekt!	Dahinter kann die Annahme stehen, nicht zu genügen und besser werden zu müssen.
Beeil dich!	Dahinter kann die Annahme stehen, das Gefühl zu haben, nie fertig zu werden und keine Zeit vergeuden zu dürfen.
Streng dich an!	Dahinter kann die Annahme stehen, sich mehr bemühen und es immer weiter versuchen zu müssen, auch wenn es nicht gelingen wird.
Mach es allen recht!	Dahinter kann die Annahme stehen, es allen recht machen und alle zufriedenstellen zu müssen.
Sei stark!	Dahinter kann die Annahme stehen, keine Schwäche zeigen oder nicht ratlos wirken zu dürfen.

Tabelle 28 Innere Antreiber

Fragen Sie sich nun, ob und welche Stimmen „alte Bekannte" sind, die sie nur zu gut kennen und die sie im Leben begleiten. Möglicherweise fallen Ihnen noch weitere ein.

TESTE DICH!

Wenn es Sie interessiert, wie Ihre inneren Antreiber in Ihnen vertreten sind, machen Sie den Test am Ende des Kapitels.

Erweitern wir diese Technik nun um das Gedankenexperiment des sogenannten inneren Teams:

Stellen Sie sich vor, jene Stimmen, die Sie kennen, werden etwas plastischer. Geben Sie ihnen Namen oder stellen Sie sich vor, wie sie als Mensch aussehen, welche Charaktereigenschaften sie haben. Wenn Sie für die ausgewählten Antreiber ein Bild vor Augen haben, überlegen Sie, in welchen Situationen sie besonders laut sind. Vielleicht sprechen sie auch alle durcheinander und es herrscht ein großes Chaos. Vielleicht gibt es aber auch Situationen, in denen einige ganz in den Hintergrund treten oder für einen Moment gar nicht anwesend sind.

Stellen Sie sich vor, alle nehmen in einem Raum Platz und unterhalten sich. Lassen Sie das Bild des Teams auf sich wirken und betrachten Sie jeden Einzelnen. Frieren Sie dieses Bild für einen Augenblick ein. Stellen Sie sich folgende Fragen:

- Welche Stimme ist in stressreichen Situationen besonders laut?
- Wer kommt in diesen Situationen zu kurz?
- Wofür sind Ihre altbekannten Stimmen gut? In welchen Situationen haben sie Ihnen bereits geholfen?
- Fragen Sie anschließend: Wer darf etwas in den Hintergrund treten und wer darf lauter werden?

UNSERE GLAUBENSSÄTZE

Im nächsten Schritt laden wir Sie ein, einen Glaubenssatz zu formulieren, der Ihrer Meinung nach dazu führt, dass Sie in dem, was Sie eigentlich wollen (siehe Kapitel „Motivation" (S. 68)), eingeschränkt werden. Die entscheidenden Fragen lauten hier:

- Was hindert mich aktuell daran, mein Ziel zu erreichen?
- Welche Vermutungen habe ich dazu?
- Welche Bedeutung hat das für mich?

Formulieren Sie nun Ihren Glaubenssatz
(z.B. „Ich muss alles unter Kontrolle haben."):

_____

_____

Nun fragen Sie sich bitte Folgendes:

1. Was löst der Glaubenssatz bei mir aus?
(z.B. „Das stimmt.")

_____

_____

2. Was führt mich zu der Annahme, dass mein Glaubenssatz wahr ist?
(z.B. „Ich habe es oft erlebt, dass es schief geht, wenn ich keine Kontrolle über die Dinge habe.")

_____

_____

3. Wer hat beschlossen, dass der Glaubenssatz wahr ist?
(z.B. „Meine Mutter sagte immer, Kind du solltest in jeder Situation die Kontrolle haben.")

_____
_____

4. Ist der Glaubenssatz wirklich wahr?
(z.B. „Emotional stimmt er für mich, rational betrachtet, kann man nicht in jeder Situation die Kontrolle haben.")

_____
_____

5. Was wäre, wenn der Glaubenssatz falsch wäre? (z.B. „Ich könnte in manchen Situationen loslassen, eine Last würde mir von den Schultern genommen.")

_____
_____

6. Gibt es Hinweise, die auf das Gegenteil hindeuten? (z.B. „Bei einem guten Freund habe ich das Gefühl, nicht alles unter Kontrolle haben zu müssen.")

_____
_____

7. Kenne ich Menschen, die für dieselbe Situation andere Glaubenssätze haben und damit bessere Erfahrungen machen? Wenn ja, welche?
(„Ja, es gibt mehrere Menschen in meinem Freundeskreis, die viel gelassener sind als ich. Ich beneide sie um diese Fähigkeit.")

_____
_____

Im nächsten Schritt beantworten Sie die folgenden Frage:

Möchte ich den Glaubenssatz weiter glauben?

O Ja   O Nein

Sollten Sie sich dafür entscheiden, den Glaubenssatz nicht mehr glauben zu wollen, formulieren Sie einen neuen Glaubenssatz (z. B. „Ich darf auch mal loslassen."):

_____
_____
_____
_____
_____
_____

UM DIE ECKE GEDACHT...

An dieser Stelle wollen wir uns mit einem Gedanken auseinandersetzen, der vielen womöglich zunächst merkwürdig oder komisch erscheint. Stress zu haben, wird von fast allen erst einmal als etwas Negatives betrachtet; ein Zustand, den es um jeden Preis zu verändern oder zu vermeiden gilt. Hier kommt nun das Aber! Stress kann noch mehr als uns belasten, manchmal sorgt er auch dafür, dass andere Dinge, die vielleicht noch belastender wären, für einen Moment in den Hintergrund treten. Stress kann auch die Chance sein, sich mit Themen nicht auseinandersetzen zu müssen oder er versetzt einen in einen Zustand, in dem Dinge geleistet werden können, die sonst nicht passieren würden. Reflektieren Sie diese Gedanken und ergänzen Sie dann die untenstehenden Sätze:

Stress sorgt dafür, dass ich

_____

_____

_____

_____

Durch Stress muss ich nicht

_____

_____

_____

_____

Und nun denken Sie darüber nach, inwiefern Ihnen Veränderung nutzen würde. Ist der Nutzen, den Sie aufgrund des Stresses haben noch zu groß, lohnt es sich näher hinzuschauen.

> Ist der Nutzen, den Sie aufgrund des Stresses haben noch zu groß, lohnt es sich näher hinzuschauen.

KONTROLLE UND EIGENVERANTWORTUNG

Wie wir im Theorieteil gesehen haben, ist die wahrgenommene Kontrolle über unser Leben eine wichtige Komponente, wenn es um Stresserleben geht. Das Gefühl keine Kontrolle zu haben und die Dinge im eigenen Leben nicht eigenmächtig verändern zu können, führen sehr häufig zu einem Überforderungs- und Stressgefühl, das einen lähmt.

Umso wichtiger ist es, ein aktiv handelnder Mensch in seinem eigenen Leben zu sein, um agieren und entscheiden zu können anstelle zu reagieren und geschehen zu lassen.

Wie sprechen wir über uns selbst und wie sehen wir uns selbst? Die Antworten auf diese Fragen verschaffen uns Zugang zu unserem Selbstbild. Man nennt dies auch das eigene „Narrativ". Manche Menschen neigen dazu sich passiv zu geben, in der Regel passieren ihnen Dinge oder sie geraten in Situationen, die sie nicht steuern können. Typisch sind Passivkonstruktionen und die Verwendung des Wortes „Man": *„Naja, das muss man halt machen, das wurde mir so aufgetragen."* Im Gegensatz zu einer passiven Rolle betrachten sich andere Menschen als aktiv handelnde Personen, die ihren Alltag steuern und lenken: *„Ich habe mich dazu entschlossen, das heute zu machen; ich habe es so gemacht, wie ich es für richtig halte."*

Suchen Sie nun nach Situationen, in denen Sie sich als aktiv handelnde Person wahrnehmen und dies auch so ausdrücken und überlegen Sie, ob es Situationen gibt, in denen sie von außen ohne viel eigene Kontrolle gesteuert werden. Beschreiben Sie die Situationen im Folgenden.

1. Situationen, in denen ich mich als passiven Menschen erlebe:

_____

_____

2. Situationen, in denen ich mich als aktiv handelnden Menschen erlebe:

_____

_____

Vielleicht fallen Ihnen auch Sätze ein, die für diese Situationen typisch sind. Überlegen Sie im nächsten Schritt, ob Sie Ihre Gedanken- und Handlungsmuster aus den aktiv erlebten Situationen nutzen und übertragen können. Möglicherweise entscheiden Sie sich mit der aktiven Handlungsweise gegen ein Option, die Sie sich offenhalten wollten oder für einen Konflikt, dem Sie aus dem Weg gehen wollten.

Auch wenn dies zunächst schmerzvoll erscheint, führt eine aktive Handlungsweise zu mehr Kontrolle und mehr Gestaltungsfreiheit.

Haltung entwickeln

Stellen wir uns folgendes Szenario vor: Der Wecker unseres Smartphones klingelt wie jeden Morgen ein wenig zu früh, und der erste Blick am Morgen geht sowieso auf das Smartphone. Sofort fällt uns auf, dass wir neue Mails haben und diverse Nachrichten, die uns daran erinnern, dass dieser Tag wieder einmal sehr stressig wird. Wir beginnen unseren Tag neben der klassischen morgendlichen Routine mit der permanenten Vorstellung, was heute alles passieren muss. Zugegebenermaßen ist alles so angelegt, dass wir es eigentlich nicht schaffen können. Aber diese Vorstellung reicht nicht, wir setzen noch einen oben drauf, indem wir uns im Spiegel betrachten und anfangen an uns selbst herumzunörgeln: „…zu langsam, zu unkoordiniert, zu dick…"

Frieren wir diese Szene in Gedanken mal ein. Jetzt betrachten Sie diese Szene mal von außen.

- Was, wenn da Ihr bester Freund oder ihre beste Freundin vor dem Spiegel stehen würde?
- Was würden Sie ihm oder ihr gerne sagen?
- Würden Sie Freunde in ihrem Handeln und ihren Gedanken unterstützen? Wären Sie gnädiger mit ihnen?

Nehmen Sie dieses Szenario als Grundlage, darüber nachzudenken, wie Sie eigentlich mit sich selbst umgehen. Welche Gedanken haben Sie über sich selbst? Wie sprechen Sie mit sich?

Ohne Einschränkungen müssen wir akzeptieren, dass wir die allermeiste Zeit im Leben mit uns selbst verbringen. Wie schade wäre es da, uns selbst nicht zu mögen und unser bester Freund zu sein! Gute Freunde dürfen durchaus auch kritisch sein und einen auf Dinge hinweisen, die ihnen auffallen, aber achten Sie mal darauf, wie Sie selbst einem guten Freund entgegentreten würden. (Wir gehen bei diesem Gedankenexperiment mal davon aus, dass Sie kein soziopathisch veranlagter Mensch sind). Ich möchte Ihnen ein Beispiel eines Klienten mit auf den Weg geben. Nachdem er angefangen hatte, sich so mit sich selbst auseinanderzusetzen, dass er sich selbst bald sehr gerne leiden konnte, kam er zu unserer Sitzung und meinte: „Wissen Sie, seitdem ich so gerne Zeit mit mir selbst verbringe, merke ich zunehmend, dass ich mich manchmal frage, ob ich heute Abend wirklich weggehen will oder nicht. Ich weiß jetzt nämlich, dass ich auch mit mir selbst viel Spaß haben kann."

Ziel ist natürlich nicht, dass Sie am Ende nur noch Zeit mit sich selbst verbringen, und es geht auch nicht darum, von nun an immer alles positiv zu sehen und wie ein Erleuchteter durch die Welt zu schreiten, für alles und jeden Verständnis zu haben (diese Eigenschaft kann übrigens viele Menschen ziemlich wütend machen, da Sie unnahbar werden und sich gefühlt über die anderen stellen – für diese Art Erhabenheit ist unsere Umwelt ziemlich sensibel, bleiben Sie also authentisch und nahbar), aber es geht darum, offen dafür zu werden, sich selbst zu entdecken und sich lieben zu lernen.

Stellen wir uns also vor, Sie würden es schaffen, öfter eine freundliche, liebevolle und sorgende Brille zu tragen, wenn Sie an sich selbst denken. Besonders Menschen, die sich rührend und viel um andere kümmern, sind im Umgang mit sich selbst wenig liebevoll und fürsorglich. Für alle anderen gelten dann bald andere Maßstäbe als für sich selbst.

Vergessen Sie bitte nicht, dass Sie sich nur dann gut um andere kümmern können, wenn Sie gut für sich selbst sorgen.

Die Beziehung zu sich selbst ist die Grundvoraussetzung dafür, auch andere und andere Beziehungen positiv zu sehen. Diese Grundhaltung ist insofern wichtig, als dass sie unsere Gedanken maßgeblich beeinflusst und uns in die Lage versetzt, uns als den wertvollen und einzigartigen Menschen zu betrachten, der wir sind, mit allen Fehlern, Schwächen und Eigenarten. Am Ende geht es dabei auch viel um die Akzeptanz, dass auch wir Fehler und Schwächen haben, die zu uns gehören, genauso wie all die positiven Aspekte. Im nächsten Abschnitt wollen wir uns damit beschäftigen, wie wir eine Reise zu uns selbst vornehmen und lernen können mit uns selbst freundlicher umzugehen.

Eine einfache und gute Möglichkeit, positivere Gedanken in unseren Alltag einzubetten, stellen sogenannte positive Affirmationen dar. Hinter diesem Ausdruck, abgeleitet aus dem lateinischen affirmatio für „Versicherung, Beteuerung", stecken einfache kurze Sätze, die wir uns entweder selbst laut oder leise vorsprechen oder anhören können. Beispiele für positive Affirmationen sind:

- Ich bin genug.
- Ich bin liebenswert.
- Ich darf mir Zeit für mich nehmen.
- Ich darf erfolgreich sein.
- Die Grenzen, die ich mir setze, sind nur in meinem Kopf.
- Ich darf mein Leben selbst gestalten.
- Ich will mein Leben selbst in die Hand nehmen.
- Ich kann mein Leben selbst in die Hand nehmen.
- Ich kann die Dinge in meinem Leben steuern.
- Ich bin der Chef in meinem eigenen Leben.

Inzwischen gibt es viele Podcasts oder Playlisten, auf denen jemand für einige Minuten solche Affirmationen in ruhiger angenehmer Weise spricht. Noch besser ist es, wenn Sie sich einige positive Affirmationen aussuchen und sie selbst laut aussprechen. Dies wird Ihnen zunächst komisch vorkommen, dieses Gefühl vergeht aber mit der Zeit. Wenn es Ihnen dennoch merkwürdig erscheint, nutzen Sie die Chance, dass sie jemand für Sie vorliest. Am Ende geht es darum, dass Sie eine freundliche Haltung sich selbst gegenüber entwickeln.

Eine besonders gute Ergänzung zu dem Thema ist das Kapitel zur Entspannung. Hier lernen Sie einige Verfahren kennen, die zum großen Teil eine Haltung vermitteln, in der es um Akzeptanz und Wertfreiheit geht. Sollten Sie beim Lesen merken, dass Ihnen dieses Thema besonders nahegeht, weil Sie Schwierigkeiten haben, sich selbst in einem positiven Licht und freundlich zu betrachten, nutzen Sie die Chance, die Übungen in diesem Teil mit Verfahren zur Entspannung oder Meditation. Zudem kann es sehr hilfreich sein, eigene körperliche Reaktionen festzustellen, wenn Sie sich auf einen freundlichen Umgang mit sich selbst einlassen.

SCHATZSUCHE

Ein sehr wesentlicher Erkenntnisschritt in Bezug auf unseren Selbstwert und unsere Haltung ist die Auseinandersetzung mit den Dingen, in denen wir richtig gut sind und die uns Freude bereiten. Jeder Mensch hat Talente und Fähigkeiten; selbst jene, die glauben, sie wären nicht damit gesegnet. Ich vergleiche dieses Thema gerne mit einer Schatzsuche. Zum einen, weil wir davon ausgehen können, dass jeder von uns irgendwo Schätze hat, einige haben sie vielleicht schon gefunden. Zum anderen, weil einige nun vielleicht viel Zeit in die Bergung verlorengegangener oder verschütteter Schätze investieren müssen. Auch hier wird wieder Ihr Vorstellungsvermögen gefordert.

Gerne erinnere ich mich bei diesem Thema an meine Arbeit mit Kindern im Jugendhilfekontext. Oftmals gab es schlechte Startbedingungen und viel erlebten Frust aufgrund von fehlenden positiven Erlebnissen, die das Selbstbewusstsein dieser jungen Menschen hätten stärken können. Die Arbeit mit Kindern in diesem Setting ähnelt den Bemühungen eines Tiefseetauchers, verschollene Schätze zu bergen. Mit Kindern lassen sich wunderbare Übungen machen, weil sie sich ohne Bedenken über mangelnde Logik oder Ungereimtheiten auf kreative Ideen und Geschichten einlassen. Solche Lösungen sind mit unseren üblichen „logischen und stringenten" Herangehensweise nicht zu erreichen. Kinder können uns in diesem Sinne wahre Vorbilder sein.

Wenn wir uns mit diesem Thema beschäftigen, besinnen wir uns zunächst darauf, uns selbst mit einer wohlwollenden und liebevollen Brille zu betrachten. Sollte Ihnen zu den Fragen nicht umgehend etwas einfallen, erinnern Sie sich daran, wie es war, als Sie ein Kind waren. Dann stellen Sie sich folgende Fragen:

- Was macht mir richtig Spaß?
- Worin gehe ich richtig auf?
- Wofür brenne ich?
- Was mache ich so gerne, dass ich dabei die Zeit aus den Augen verliere?
- Worin bin ich richtig gut oder worin war ich mal richtig gut?
- Was sagen meine Freunde und meine Familie, worin ich richtig gut bin?

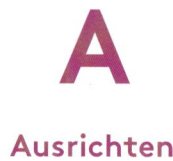

Ausrichten

Manche Menschen sind so in ihrem Stress gefangen, dass sie gar nicht in der Lage sind, sich vorzustellen ohne ihn zu leben. Dabei eröffnet diese Sicht der Dinge einen Blick auf die Sonnenseite des Lebens, und wie sich in der Forschung zeigte, ist sie auch wesentlich sinnvoller.

Indem wir den Dingen Aufmerksamkeit schenken, nach denen wir streben, bringen wir unser Gehirn unbewusst dazu, Wege zu finden, um dieses Ziel zu erreichen. Ein bekannter Spruch des Familientherapeuten Steve de Shazer lautete:

„Energy goes where Energy flows."

Nähren Sie daher Ihre positiven Assoziationen und Gedanken anstelle von stressigen Gedanken mit Mangelcharakter.

Ein erster Schritt, wie Sie Ihre Wirklichkeit beeinflussen können, besteht darin, sich mental so auszurichten, dass Sie sich diejenige Wirklichkeit vor Augen holen, die für Sie attraktiv wäre. Lassen Sie sich dabei nicht von negativen Gedanken im Sinne von „Das geht sowieso nicht." beeinflussen. Wenn Sie sich vorstellen, dass Ihre ängstlichen und sorgevollen Gedanken derzeit überrepräsentiert sind, dann werden Sie höchstwahrscheinlich in erster Linie Gedanken hegen und pflegen, die damit in Verbindung stehen.

GEDANKEN UND SPRACHE FORMEN

Unsere Sprache bietet deshalb eine gute Einflussmöglichkeit, da wir diese schnell und einfach beeinflussen können. Wie wir über uns sprechen, kann unser Handeln verändern.

Achten Sie zunächst auf Ihre Gedanken und darauf, wie Sie über sich sprechen. Vielen Menschen leuchtet das Argument sich positiver auszurichten ein, und es entsteht schnell der Gedanke: „Ja, das müsste man halt einfach mal machen." Dieser Satz stellt für mich persönlich die größte Sackgasse dar. Halt einfach mal müssen oder sollen ist der Inbegriff dessen, dass wir etwas rational zwar gehört, verarbeitet und verstanden haben, aber keinerlei echte Idee haben, wie das Ganze ohne ein „eigentlich" funktionieren kann. Verbannen Sie daher „Halt-einfach-mal-müssen"-Sätze aus Ihrem Leben: „Ich müsste halt einfach mal fünf Kilo abnehmen; ich müsste halt einfach mal mehr Sport machen, ich müsste mich halt einfach mal entspannen..." Was stört an dieser Art Satz? Alles! Dieser Satz gehört zu den resignativsten Sätzen, die mir einfallen. Er drückt zwar aus, dass wir auf eine spezielle Weise verstanden haben, dass etwas anderes nötig wird und man gut beraten wäre, es zu tun. Dennoch ist diese Botschaft emotional nicht angekommen; das Ganze bekommt etwas Statisches, geradezu Resignatives. Deutlich wird, dass die tatsächliche Veränderungsbereitschaft nicht da ist. Dinge brauchen Zeit und Aufmerksamkeit. Nebenbei und ohne Einsatz wird es nicht klappen. „Müssen" löst bei vielen Menschen Widerstand aus. Tatsächlich müssen wir die meisten Dinge auch nicht. Wir haben die Wahl, auch dann, wenn es zunächst nicht so erscheint.

Achten Sie einmal darauf, wie häufig Sie das Wörtchen „eigentlich" in Ihren Alltag einbauen: *„Danke, eigentlich geht es mir gut."* Was ist Ihre Einschränkung? Warum nur eigentlich? Denken Sie darüber nach, was Sie davon abhält zu sagen, dass es Ihnen ohne Einschränkungen gut geht. Wenn Sie dies versuchen, bauen Sie als Starthilfe zunächst anstelle eines eigentlich ein Lachen ein. Die Bedingung ist natürlich, dass Sie das in diesem Moment auch so empfinden. Seien Sie also stets authentisch mit sich selbst.

„Hoffentlich was Gutes, anstelle von hoffentlich nichts Schlechtes." Manfred Prior

Wie in diesem Satz schon deutlich wird, geht es darum, wie wir Sätze und Gedanken umformulieren können und so unseren Gedanken einen kleinen Stups geben. Achten Sie darauf, wie Sie Veränderungswünsche formulieren.

„Ich möchte weniger Stress, keinen Ärger mehr und nicht mehr ständig erreichbar sein."

Dies ist zwar zunächst einfach ausgedrückt das, was Ihnen möglicherweise dazu einfällt, weil es sich tatsächlich so anfühlt, als wäre ihr Umstand einfach ein Zuviel von etwas, von belastenden Faktoren. Erlauben Sie sich aber weiterzudenken. Verändernde Impulse sollten nicht negativ formuliert werden, sondern positiv. Sie bringen uns dann viel weiter voran, da sie die nötigen Energien freisetzen, um loszulaufen.

Der eben zitierte Satz könnte dann zum Beispiel lauten:

„Ich möchte mehr Zeit für die Dinge haben, die mir wichtig sind und Momente genießen, in denen ich nur im Moment bin."

Wer Stress entkommen will, sollte sich also weniger mit dem Gefühl des Stresses selbst beschäftigen, das heißt, wie er sich anfühlt und wie wir ihn loswerden können, als vielmehr mit der Vorstellung, wie ein Leben ohne ihn aussieht. Die richtige Frage lautet daher: Was stattdessen?

Erstellen Sie eine Stress-Stattdessen-Liste!

_____

_____

_____

_____

_____

_____

Manfred Prior liefert in Hinblick auf sprachliche Mittel sehr anschauliche Anregungen, wie wir unsere Sprache beeinflussen und ändern können. Er entwickelte die sogenannten MiniMax-Interventionen, das heißt minimale Interventionen mit maximalem Output.[23]

Der Morgen eignet sich hervorragend, um sich positiver auszurichten und anschließend zu üben; der Tag liegt schließlich noch vor uns und wir können uns den ganzen Tag darauf besinnen. Stellen wir uns also vor, wir wachen morgens auf und der erste Gedanke, der uns in den Tag trägt, ist: „Heute wird ein anstrengender Tag." Mit hoher Wahrscheinlichkeit werden Sie nicht freudestrahlend aus dem Bett springen und sich auf den Tag freuen. Viel eher werden Sie sich damit beschäftigen, was alles vor Ihnen liegt, wie es eigentlich fast unmöglich ist, diese Dinge an einem Tag zu bewältigen. Mit dieser Haltung starten Sie dann in den Tag und begegnen anderen Menschen. Eine erschreckende Zahl an Menschen in Deutschland geht übrigens laut einer Studie nur sehr widerwillig zur Arbeit und startet höchstwahrscheinlich mit ähnlichen Gedanken in den Tag. Diese können wir dann vermutlich an ihrem verbissenen Gesichtsausdruck in den öffentlichen Verkehrsmitteln erkennen. Unsere Gedanken haben einen großen Einfluss darauf, wie wir die Dinge wahrnehmen, betrachten und bewerten.

Wir wollen negative Gedanken dieser Art Sackgassengedanken nennen, da sie uns nicht weiterbringen, uns hemmen und somit unproduktiv sind. Sackgassengedanken hinterlassen ein schlechtes Gefühl. Damit sind wir bereits auf der emotionalen Seite angelangt. Es gilt das Prinzip der Wechselseitigkeit. Wenn wir durch negative Gedanken negative Gefühle oder Unwohlsein produzieren können, sind wir auch in der Lage, mit positiven Gedanken positive Gefühle hervorzurufen.

Das was nach einfacher positiver Psychologie klingt, stellt sich für viele Menschen als sehr schwierig dar. Beschäftigen wir uns daher nun mit den positiven Gedanken und nennen sie Richtungsgedanken. Sie zeigen uns auf, dass wir viele verschiedene Möglichkeiten und Wege haben, aus denen wir wählen können.

Sackgassengedanken

Stellen Sie sich bitte zunächst einen von Ihnen besonders stressreich empfundenen Tag in der letzten Zeit vor. Denken Sie an den Morgen, an dem dieser Tag begann. Was waren Ihre Gedanken an dem Morgen und wie ging es mit den Gedanken weiter? Schreiben Sie hier bitte Ihre typischen Gedanken an einem Tag wie diesem auf.

_____

_____

_____

Richtungsgedanken

Malen Sie sich nun einen Morgen aus, an dem Sie sich selbst in der Lage fühlen, Ihr Leben nach den Maßstäben zu gestalten, wie Sie es sich wünschen. Nehmen Sie sich hierfür wieder ausreichend Zeit und überlegen Sie, wie die Gedanken dazu aussehen können. Schreiben Sie hier bitte Ihre Gedanken an einem Tag wie diesem auf.

_____

_____

_____

> **Heute ist ein guter Tag für einen guten Tag.**

Test Innere Antreiber

Vergeben Sie im folgenden Test Punkte:

1 (stimme gar nicht zu), **2** (stimme kaum zu), **3** (stimme etwas zu),
4 (stimme meistens zu), **5** (stimme voll und ganz zu)

		TEST „INNERE ANTREIBER"
1		Wann immer ich eine Arbeit mache, mache ich sie gründlich.
2		Ich fühle mich verantwortlich, dass diejenigen, die mit mir zu tun haben, sich wohl fühlen.
3		Ich bin ständig auf Trab.
4		Anderen gegenüber zeige ich meine Schwächen nicht gern.
5		Wenn ich raste, roste ich.
6		Häufig sage ich: „Es ist schwierig, das so genau zu sagen."
7		Ich sage oft mehr, als eigentlich nötig wäre.
8		Ich habe Mühe, Leute zu akzeptieren, die nicht genau sind.
9		Es fällt mir schwer, Gefühle zu zeigen.
10		„Nur nicht locker lassen!" ist meine Devise
11		Wenn ich eine Meinung äußere, begründe ich sie auch.
12		Wenn ich einen Wunsch habe, erfülle ich ihn mir schnell.
13		Ich liefere einen Bericht erst ab, wenn ich ihn mehrmals überarbeitet habe.
14		Leute, die herumtrödeln, regen mich auf.
15		Es ist für mich wichtig, von den anderen akzeptiert zu werden.
16		Ich habe eher eine harte Schale, aber einen weichen Kern.
17		Ich versuche oft herauszufinden, was andere von mir erwarten, um mich danach zu richten.
18		Leute, die unbekümmert in den Tag hineinleben, kann ich nur schwer verstehen.
19		Bei Diskussionen unterbreche ich die anderen oft.
20		Ich löse meine Probleme selbst.
21		Aufgaben erledige ich möglichst rasch.
22		Im Umgang mit anderen bin ich auf Distanz bedacht.

23		Ich sollte viele Aufgaben noch besser erledigen.
24		Ich kümmere mich persönlich auch um nebensächliche Dinge.
25		Erfolge fallen nicht vom Himmel: Ich muss sie hart erarbeiten.
26		Für dumme Fehler habe ich wenig Verständnis.
27		Ich schätze es, wenn andere auf meine Fragen kurz und bündig antworten.
28		Es ist mir wichtig, von anderen zu erfahren, ob ich meine Sache gut gemacht habe.
29		Wenn ich eine Aufgabe einmal begonnen habe, führ ich sie auch zu Ende.
30		Ich stelle meine Wünsche und Bedürfnisse zugunsten anderer Personen zurück.
31		Ich bin anderen gegenüber oft hart, um von ihnen nicht verletzt zu werden.
32		Ich trommele oft ungeduldig mit den Fingern auf dem Tisch.
33		Beim Erklären von Sachverhalten verwende ich gerne die Aufzählung: „Erstens, zweitens, drittens..."
34		Ich glaube, dass die meisten Dinge nicht so einfach sind, wie viele meinen.
35		Es ist mir unangenehm, andere Menschen zu kritisieren.
36		Bei Diskussionen nicke ich häufig mit dem Kopf.
37		Ich strenge mich an, um meine Ziele zu erreichen.
38		Mein Gesichtsausdruck ist eher ernst.
39		Ich bin nervös.
40		So schnell kann mich nichts erschüttern.
41		Meine Probleme gehen die anderen nichts an.
42		Ich sage oft: „Mach mal vorwärts!"
43		Ich sage oft: „genau", „exakt", „logisch"
44		Ich sage oft: „Das verstehe ich nicht."
45		Ich sage eher: „Könnten Sie es nicht einmal versuchen" als „Versuchen Sie es einmal!"
46		Ich bin diplomatisch.
47		Ich versuche die an mich gerichteten Erwartungen zu übertreffen.
48		Beim Telefonieren bearbeite ich oft noch nebenher andere Dinge.
49		„Zähne zusammenbeißen" ist meine Devise
50		Trotz enormer Anstrengungen will mir Vieles einfach nicht gelingen.

Auswertung: Übertragen Sie Ihre Zahlenwerte für jede Fragenummer in folgende Tabelle. Zählen Sie die Zahlenwerte für jeden Antreiber zusammen. Der Antreiber mit dem höchsten Zahlenwert ihr Ihr Hauptantreiber.

Antreiber: Sei perfekt!

Frage Nr.	1	8	11	13	23	24	33	38	43	47	Summe

Antreiber: Beeil dich!

Frage Nr.	3	12	14	19	21	27	32	39	42	48	Summe

Antreiber: Streng dich an!

Frage Nr.	5	6	10	18	25	29	34	37	44	50	Summe

Antreiber: Mach es allen recht!

Frage Nr.	2	7	15	17	28	30	35	36	45	46	Summe

Antreiber: Sei stark!

Frage Nr.	4	9	16	20	22	26	31	40	41	49	Summe

Zur Veranschaulichung der Ausprägung Ihrer Antreiber übertragen Sie die Summen jedes Antreibers in unterstehendes Schema.

Skala	1	5	10	15	20	25	30	35	40	45
Sei perfekt!										
Beeil dich!										
Streng dich an!										
Mach es allen recht!										
Sei stark!										

Das ist mein(e) Hauptantreiber:

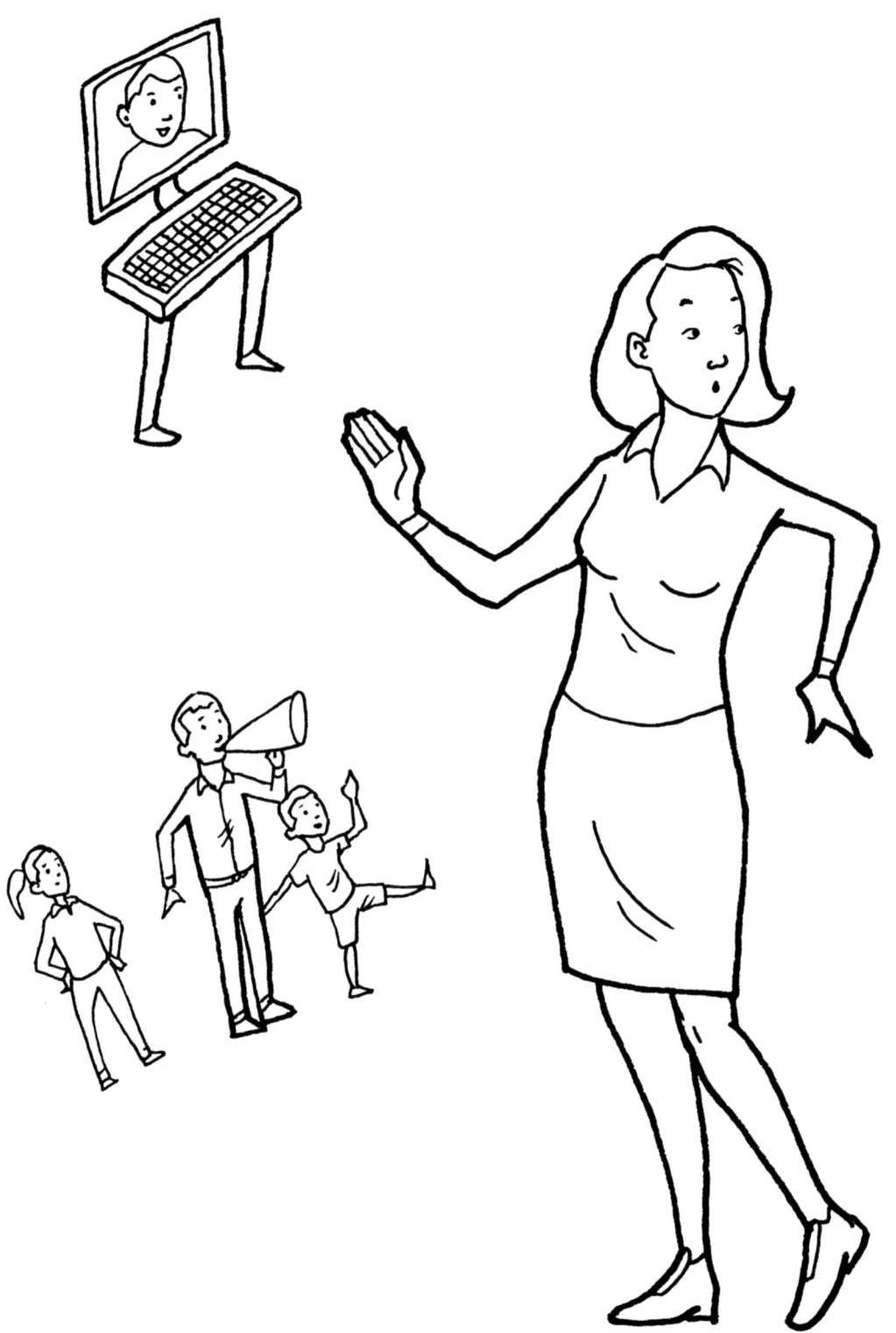

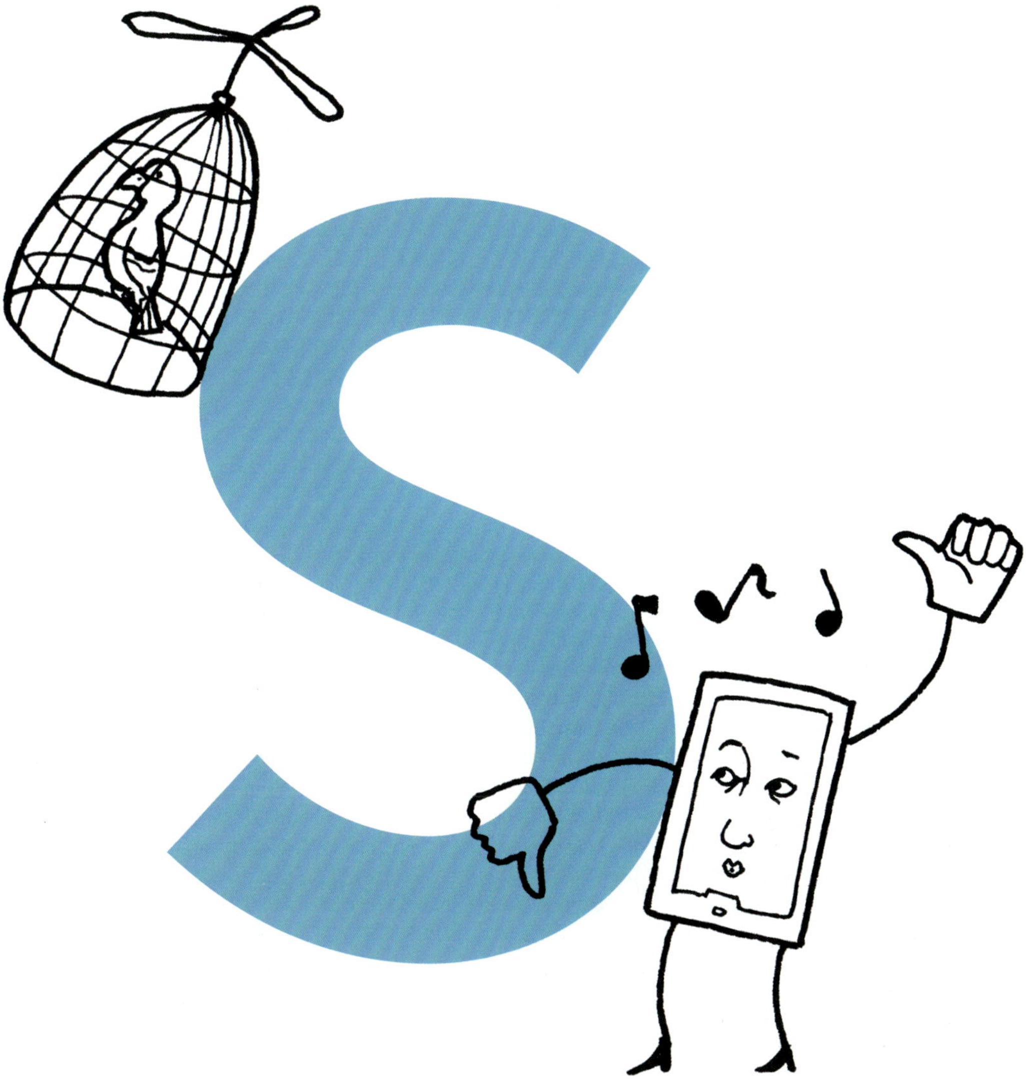

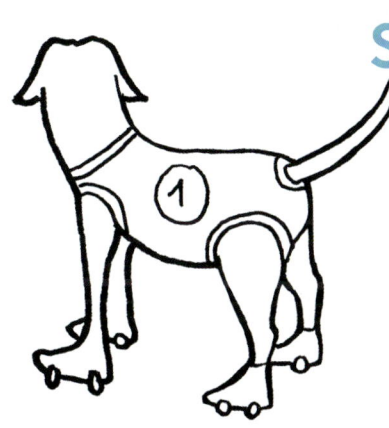

SOZIALES

Kapitel 6
SOZIALES

Nur durch Beziehungen zu anderen können wir sein.

Wir waren seit jeher soziale Wesen, sind es noch immer und werden es wohl immer sein. Rein evolutionär machte es Sinn, sich zu verbinden, zum Schutz und aus vielen logistischen Gesichtspunkten. Die Forscher John Cacioppo und William Patrick halten fest, dass Menschen soziale Wesen sind, die ein fundamentales und evolutionäres Bedürfnis nach sozialen Verbindungen haben.[1] Die Anwesenheit eines Partners in einer Stresssituation kann die physiologische Stressantwort unseres Körpers abpuffern. Bekannt wurde dieses Phänomen unter dem Begriff „Social-Buffering-Hypothese", die für kurze wie langanhaltende Stressphasen gilt.[2] Gesellschaftlich ist dennoch seit geraumer Zeit ein Trend zu beobachten, das „individualisierte Individuum" in den Mittelpunkt zu rücken. Dies entspricht nicht dem grundlegenden menschlichen Bedürfnis nach sozialen Beziehungen. Wenn wir uns mit Stress beschäftigen, ist es daher essentiell, sozialen Aspekten intensive Aufmerksamkeit zu schenken.

> Einsamkeit ist die pathologische Form des Alleinseins. Menschen sind nicht einsam, sie fühlen sich einsam.

Unsere sozialen Kontakte können – unabhängig davon, wie wichtig sie für uns selbst sind – eine mächtige Ressource gegen Stress sein, aber zugleich auch dessen Auslöser oder Verstärker: So können Menschen mit belastenden Erlebnissen besser umgehen und fühlen sich weniger gestresst, wenn sie Unterstützung von anderen erhalten. Das bedeutet zugleich, dass Menschen enorm in Stress geraten können, wenn Unterstützung fehlt.[3] Biologisch hat die Natur einige kluge Dinge entwickelt, wie zum Beispiel das Hormon Oxytocin, auch als Kuschelhormon bekannt geworden. Oxytocin wird im Körper

> Unsere sozialen Kontakte können eine mächtige Ressource gegen Stress sein, aber zugleich auch dessen Auslöser oder Verstärker.

vermehrt dann ausgeschüttet, wenn Frauen ein Kind erwarten, um zu bewirken, dass sie sich um das Baby kümmern. Oxytocin mindert Stresssymptome wie hohen Blutdruck und senkt den Cortisol-Spiegel. Weitere Effekte sind ein Anstieg der wahrgenommenen Schmerzgrenze und eine förderliche Wirkung bei Wachstum und Heilung.[4] Jede Form von positiver Berührung, wie Kuscheln und ähnliche zwischenmenschliche Interaktionen sowie Wärme erzeugende Gefühle (Erinnern Sie sich auch an das Kapitel „**Erkenntnis" (S. 212)** mit dem Hinweis zum Selbstmitgefühl), führen zu einer vermehrten Ausschüttung des Hormons. Einige Forscher gehen soweit zu behaupten, dass wir keine Kriege mehr führen würden, wären wir alle „auf Oxytocin". In jedem Fall aber können wir festhalten, dass die Ausschüttung dieses Hormons in Zeiten hoher Belastung das Stressempfinden dämpft und das allgemeine Wohlbefinden erhöht.

Trennungen und Einsamkeit können uns in puren Stress versetzen. „*Mit der zunehmenden Zahl von Single-Haushalten steigt das Problem krankmachender Einsamkeit.*" Eine Antwort der Bundesregierung auf eine FDP-Anfrage wirft ein Schlaglicht auf das Problem Einsamkeit: Das Problem Einsamkeit ist mittlerweile kein ausschließliches Altersthema. Von 2011 bis 2017 nahm die Einsamkeitsquote um 15 Prozent zu, in einzelnen Altersgruppen sogar um 59 Prozent. Bei den Jugendlichen fühlt sich jeder Vierte gelegentlich einsam.[5]

„*Einsamkeit ist die pathologische Form des Alleinseins. Menschen sind nicht einsam, sie fühlen sich einsam.*" So zitiert Lothar Schroeder den Soziologen Heinz Bude in einem Essay zum Thema „Endstation Einsamkeit".[6]

Die Bundesregierung resümiert unter Berufung auf wissenschaftliche Befunde, dass „*soziale Isolation Auftreten und Verlauf chronischer Krankheiten ungünstig beeinflusst und mit erhöhter Sterblichkeit verbunden ist.*"

Die Life-Event-Forschung (siehe Abschnitt **„Stressevolution", S. 19**) vergibt nicht ohne Grund so viele Punkte auf der Stressskala, wenn wir uns trennen oder ein geliebter Mensch verstirbt. Von Freunden, Familie und anderen sozialen Gruppen abgeschnitten zu sein, kann negative Konsequenzen für die Gesundheit mit sich bringen und zu einem frühen Tod führen.[7] Eine aktuelle Metaanalyse zeigt, dass die Auswirkungen sozialer Beziehungen auf unsere Mortalität vergleichbar sind mit dem lebensverlängernden Effekt, den das Beenden des Rauchens mit sich bringt; sie übersteigen gar die Größe der Auswirkungen von Adipositas, hohem Blutdruck und physischer Inaktivität [8]. Das Fazit dieser Studie lautet, Menschen mit guten sozialen Beziehungen haben eine 50 Prozent höhere Wahrscheinlichkeit zu überleben als solche mit schlechten Beziehungen. Ziemlich drastisch drückt dies Robert Putnam aus: Als eine Faustregel gilt, wenn du keiner Gruppe angehörst, dich aber entscheidest, einer anzuschließen, kannst du dein Risiko zu sterben über das nächste Jahr halbieren.[9] In einer Studie mit 655 Schlaganfallpatienten zeigte sich, dass Menschen, die isoliert leben, fast zweimal so wahrscheinlich innerhalb von fünf Jahren einen zweiten Anfall erleiden als jene mit bedeutungsvollen sozialen Beziehungen.[10] Seit einiger Zeit wird in Deutschland das Thema Einsamkeit zunehmend diskutiert. Manfred Spitzer, ein renommierter Gehirnforscher, plädiert für Konzepte wie Mehrgenerationenhäuser.[11]

Einsamkeit ist ein bedeutender Krankheitsfaktor, Menschen sind soziale Wesen und das Miteinander ist eine wichtige Sinnkomponente des Lebens. Nur durch Beziehung zu anderen Menschen können wir sein.

Bindungen – warum Ver-Bindung so wichtig ist

„Frei-Sein heißt nicht einfach Ungebunden- und Unverbindlich-Sein. Frei machen nicht Entbindungen und Entbettungen, sondern Einbindungen und Einbettungen. Die totale Beziehungslosigkeit wirkt beängstigend und beunruhigend. Die indogermanische Wurzel fri, worauf Wendungen wie frei, Friede und Freund zurückgehen, bedeutet ›lieben‹. So bedeutet ›frei‹ ursprünglich zu den Freunden oder Liebenden gehörend. Man fühlt sich frei gerade in der Beziehung von Liebe und Freundschaft. Nicht Bindungslosigkeit, sondern Bindung macht einen frei. Die Freiheit ist ein Beziehungswort par excellence. Ohne Halt gibt es auch keine Freiheit." (Han, 2014, S. 38) [12]

Warum ist es nicht nur im Sinne der Freiheit und aus philosophischer Sicht empfehlenswert Bindungen einzugehen? Bereits bei Babies und Kleinkindern, für die Bindungen überlebensnotwendig sind, zeigt sich der zentrale Stellenwert dieses Themas: Versetzen wir uns zurück in die Zeit, in der wir vollständig auf die Hilfe unserer Bezugspersonen angewiesen waren. Idealerweise haben wir dabei das ausgebildet, was man heute als Urvertrauen bezeichnet. Um dieses Urvertrauen auszubilden, brauchen wir in unseren ersten Lebensjahren sehr viel Rückversicherung von den Personen, die uns nahe sind. Wir brauchen immer wieder die Bestätigung, dass wir uns keine Sorgen darüber machen müssen, ob sich auch weiterhin um uns gekümmert wird.

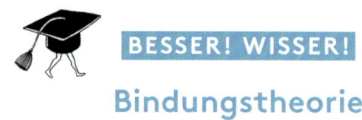

BESSER! WISSER!

Bindungstheorie

Die Bindungstheorie von John Bowlby [13] beschreibt, wie sich das Bindungsverhalten von Menschen entwickelt: Jedes menschliche Wesen will von einer Bezugsperson beachtet werden. Dabei ist es nicht wichtig, wer genau diese Person ist; wichtig ist, dass jemand da ist, der die Verantwortung der sorgenden Rolle übernimmt.

Wenn die Bezugsperson eines kleinen Kindes den Raum verlässt, erlebt das Kind Stress. Wie dieser Stress ausfällt und sich zeigt, hängt sehr stark davon ab, wie das Kind gebunden ist. Kleinkinder, die sich schnell wieder beruhigen und sich freuen, wenn die Bezugsperson zurückkommt, haben gelernt darauf zu vertrauen, dass auf kurze Trennungssequenzen stets die Rückkehr folgt. In dem als „Fremde Situation" bekannt gewordenen Experiment untersuchten Mary Ainsworth und Kollegen [14], wie sich eine kurzzeitige Trennung der Mutter vom Kind auf ein 1-jähriges Kind auswirkt. Dabei war vor allem die Phase der Wiedervereinigung nach der Trennung für die Forscher von großem Interesse. Es ließen sich acht Muster beobachten, wobei es drei Hauptgruppen gibt. Der ersten Gruppe gehören jene Babys an, die die Mutter als sichere Basis wahrnehmen, von der aus sie die Welt erkunden. Ihr Bindungsverhalten ist stark intensiviert durch die Trennungsphasen, sodass die Erkundung der Umgebung verringert wird und der Disstress steigt; in der Wiedervereinigungsphase suchen sie aber Kontakt, Nähe und Interaktion mit ihren Müttern.

Die Babys der zweiten Gruppe tendieren dazu Angst zu zeigen, auch schon in den Vortrennungsphasen; sie zeigen sich sehr gestresst durch die Trennung und die Wiedervereinigung. Sie sind ambivalent gegenüber der Mutter; suchen engen Kontakt mit ihr und gleichzeitig verweigern sie Kontakt oder Interaktion.

Babys der dritten Gruppe hingegen sind in der Trennungsphase sehr still und in den Wiedervereinigungsepisoden ambivalent. Sie wirken unentschlossen, sie schwanken zwischen Nähe suchen und Vermeidung, indem sie die Mutter zum Beispiel ignorieren. Das Erkennen elterlicher Fürsorge ist entscheidend für die optimale Entwicklung des Kindes und dessen sicheren Bindungsstil.[15]

Parentale Bildschirm-Ablenkung – ein Thema dieser Zeit

Im Hinblick auf die zunehmende Nutzung mobiler Geräte verwundert es kaum, dass die Forschung die Auswirkungen intensiver elterlicher Nutzung mobiler Geräte auf die Interaktion mit ihren Kindern in den zentralen Blickpunkt rückt: Parentale Bildschirm- Ablenkung (PSD – parental screen distraction) nennt man diesen Zustand. Hierzu zählen all jene Situationen, in denen Eltern abgelenkt sind, diejenigen Verhaltensweisen zu zeigen, die eigentlich mit ihrer elterlichen Rolle einhergehen (z. B. Rückversicherung durch Blickkontakt). Nicht dazu zählen die Momente, in denen Eltern und Kinder gemeinsam auf einen Bildschirm schauen oder darauf einfach ein Hintergrundgeräusch läuft.[16]

> Das Erkennen elterlicher Fürsorge ist entscheidend für die optimale Entwicklung des Kindes und dessen sicheren Bindungsstil.

Dazu kommt noch der wahrgenommene soziale Druck, so schnell wie möglich auf Anrufe und Nachrichten antworten zu müssen. Es zeigte sich, dass Eltern, die ihre Geräte während der Interaktion mit Kindern nutzen, sowohl verbal als auch nonverbal weniger sensibel und ansprechbar waren für die Bedürfnisse der Kinder. Kinder merken es, wenn ihre Eltern abgelenkt sind. Bei hoher elterlicher Ablenkung treten die Kinder sozusagen in den Wettbewerb um Aufmerksamkeit mit den mobilen Endgeräten. Kinder engagierten sich in weiterer Folge in riskanten und oder aufmerksamkeitssuchenden Verhaltensweisen, die zu einem Anstieg an Verletzungen führen können, wie beispielsweise das Hantieren mit gefährlichen Gegenständen. Eltern und Kinder drücken Sorge über die hohe Nutzung mobiler Geräte als auch über deren Anteil an Familienkonflikten aus. Wenn man Eltern danach fragt, so sagen sie aus, dass sie damit hadern ständig erreichbar zu sein, und drücken gleichzeitig den starken Wunsch aus, unerreichbar und stattdessen für die Familie präsent zu sein.[17]

ENDE BESSER! WISSER!

> Bei hoher elterlicher Ablenkung treten die Kinder sozusagen in den Wettbewerb um Aufmerksamkeit mit den mobilen Endgeräten.

Welche und wie viele Beziehungen?

Bei sozialen Kontakten stellen sich vor allem die Fragen „*WIE sind die Beziehungen*" und „*WIE VIELE sind es?*" Auf das WIE werden wir im späteren Verlauf eingehen. Dem WIE VIELE wollen wir uns nun widmen.

Folgende Idee klingt zunächst einleuchtend: Wir haben Stress, wenn wir zu viele Rollen im Leben innehaben. Lebensrollen sind zum Beispiel die Rollen als Mutter, Vater, Bruder, Schwester, Vorsitzender des Taubenzüchtervereins, Mitarbeiter einer Firma und viele weitere. Bei zu vielen Rollen büßen wir an Klarheit ein. Viele Rollen kosten Zeit, die ohnehin begrenzt ist. Man verzettelt sich und wird den mit den Rollen verknüpften Aufgaben nicht gerecht. Im Kapitel **„Organisation" (S. 88)** ist dies bereits beim Abschnitt Lebenshüte und -rollen angeklungen.

Zur Anzahl der Rollen erscheint es uns wenig sinnvoll, einen pauschalen Vorschlag für eine Anzahl vorzugeben, die man maximal innehaben sollte. Manch ein Ratgeber gibt hier Zahlen an (z. B. 7 als Maximum). Wir plädieren sehr für die individuelle Einschätzung. Denn für den einen mögen drei Rollen bereits zu viel sein, während ein anderer sich erst mit sieben Rollen oder mehr richtig wohlzufühlen scheint. Im TU! DAS!-Teil werden Sie die Möglichkeit haben, darüber zu reflektieren.

> Wenn es darum geht, Menschen bei Lebensveränderungen vor möglichen gesundheitlichen Bedrohungen zu schützen, ist die Zugehörigkeit zu verschiedenen sozialen Gruppen hilfreich.

Eines ist vorab bedeutsam: Unsere Rollen sind eng mit den sozialen Gruppen verknüpft, in denen wir uns bewegen. Wenn es darum geht, Menschen bei Lebensveränderungen vor möglichen gesundheitlichen Bedrohungen zu schützen, ist die Zugehörigkeit zu verschiedenen sozialen Gruppen hilfreich. Wie Jolanda Jetten und Catherine Haslam resümieren, müssen wir uns dafür nur einen Marathonläufer vorstellen, der eine schlimme Verletzung hatte, die ihn davon abhält, jemals wieder laufen zu können. Jeder Mensch wäre nach einer solchen Verletzung bestürzt; man stelle sich aber vor, wie groß die gefühlten Konsequenzen für jemanden sind, der sich in erster Linie als Läufer wahrnimmt. Ähnlich verhält es sich mit einem Workaholic, der seine Zeit nur selten mit seiner Familie und seinen Freunden verbracht hatte und daher die Umstellung auf die Rentenzeit als belastend empfindet. Die Autoren nutzen die Metapher von Eiern in Körben. Die Eier stellen unsere sozialen Identitäten in einem Korb dar. Es ist besser, so suggeriert die Forschung, seine metaphorischen Eier über eine Zahl von Körben zu verteilen (multiple soziale Identitäten), sodass der Verlust einer sozialen Identität nicht dramatisch schwer wiegt.[18]

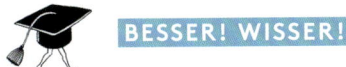

BESSER! WISSER!

WIE KOMMT ES DAZU, DASS WIR UNSERE SOZIALE IDENTITÄT ENTWICKELN?

Zunächst entwickeln wir ein Bewusstsein dafür, wie wir unser Selbst definieren, das heißt, wer wir zu sein glauben. Die Art und Weise, wie wir darüber denken, wer wir sind, definiert unser Selbst. Um uns einer Gruppe zugehörig zu fühlen, müssen wir ein Bewusstsein dafür entwickeln, welche soziale Identität wir in dieser Gruppe haben. Mit anderen Worten: Es entsteht nur dann eine Gruppe, wenn deren Mitglieder sich mit der Gruppe identifizieren und einen gemeinsamen Sinn der Gruppe erleben. Diese Annahme nennt sich **Theorie der sozialen Identität**[19] und wurde ursprünglich mit dem Ziel entwickelt, mehr darüber zu erfahren, wie Prozesse funktionieren, die bei Stereotypisierung und Diskriminierung ablaufen, und wie Menschen sich in Gruppen verhalten. Soziale Identität bezieht sich somit auf den Sinn, den Menschen aus ihrer Mitgliedschaft in sozialen Gruppen ziehen. Die Annahmen der Theorie besagen:

- Menschen streben grundsätzlich danach, ein positives Selbstbild zu entwickeln oder zu behalten.

- In vielen sozialen Kontexten entsteht ein individuelles Selbstkonzept durch eine deutliche Gruppenzugehörigkeit.

- Besonders in Kontexten, in denen die spezielle soziale Identität besonders auffallend ist (z. B. die Zugehörigkeit zu einem Fußballverein im Stadion), streben wir danach, diese Identität zu behalten, indem wir die eigene Gruppe (Fans dieses Vereins) von einer anderen Gruppe (Fans des anderen Vereins) unterscheiden.

Diese Ideen über die Bedeutung der sozialen Identität für das Verständnis sozialen Verhaltens wurden durch die **Selbstkategorisierungstheorie** erweitert.[20] Demnach unterscheiden wir verschiedene Ebenen. Auf einer untergeordneten Ebene definieren Menschen zunächst sich selbst; sie handeln als Individuen und beziehen sich auf ihre persönliche Identität. Auf einer mittleren Ebene definieren sie sich selbst und handeln mit Bezug zu der Zugehörigkeit in einer spezifischen Gruppe. Wir alle gehören verschiedenen Gruppen oder sozialen Kategorien an und können uns daher auch in verschiedenen Arten kategorisieren (als Frau, ältere Erwachsene etc.). Welche dieser verschiedenen sozialen Identitäten tritt in einem Kontext besonders hervor?

Individuen werden unterschiedlich antworten, abhängig davon, ob sie sich selbst als einzigartiges Individuum (in Bezug auf persönliche Identität) definieren oder als Gruppenmitglied (in Bezug auf soziale Identität; z. B. als Student etc.).

Um Verhalten in sozialen Kontexten zu verstehen, ist es notwendig anzuerkennen, dass Menschen ihren Sinn des Selbst, sprich wer sie zu sein glauben, nicht nur persönlich definieren (ich und mich), sondern auch in sozialen Begriffen (wir und uns). Unser Denken darüber, wer wir sind und wie wir uns selbst definieren (weniger als Ich oder Mich, aber auch als Wir und Uns) ist entscheidend für die Lebenszufriedenheit.

ENDE BESSER! WISSER!

Wie sind die Beziehungen, die wir haben?

„Wir brauchen gute Beziehungen untereinander: Von Herz zu Herz, von Mensch zu Mensch." Dalai Lama

> Wir sind glücklicher, wenn wir uns mit glücklichen Menschen umgeben.

Nun kommen wir zu dem Aspekt des WIE. In dem Zitat wird deutlich, dass die Qualität von Beziehungen thematisiert wird. Eine besonders interessante und aussagekräftige Studie in diesem Zusammenhang ist die sogenannte Framingham Heart Study.[21] In dieser Studie wurden mehr als 4.000 Personen über 20 Jahre untersucht. Die Forscher haben im Rahmen der Studie ein Netzwerk offenbart, das Gruppierungen von glücklichen und nicht glücklichen Menschen beinhaltet. Auffällig war besonders, dass Menschen, die von vielen glücklichen Menschen umgeben sind, und jene, die zentral in diesem Netzwerk sind, eine höhere Wahrscheinlichkeit haben, in der Zukunft auch glücklich zu werden. So erhöht ein zufriedener Freund, der innerhalb einer Meile entfernt wohnt, die Wahrscheinlichkeit, dass die Person glücklich wird um 25 Prozent. Und dieses Glück wirkt sogar noch weiter auf bis zu drei Grade entfernte Freunde (z. B. bis zu den Freunden der Freunde der Freunde). Ähnliche Effekte sieht man bei gemeinsam wohnenden Ehepartnern, Geschwistern, die innerhalb einer Meile wohnen und Nachbarn direkt nebenan. Der Effekt nimmt mit der zeitlichen und geografischen Trennung ab. Man kann also sagen, dass die eigene Zufriedenheit auch von der Zufriedenheit anderer abhängt, und räumliche Nähe wichtig ist. Zufriedenheit ist ein kollektives Phänomen! Ergo, wir sind glücklicher, wenn wir uns mit glücklichen Menschen umgeben.

Was heißt das nun für uns? In Beziehungen gibt es verschiedene Qualitäten und es lohnt sich darüber zu reflektieren. Beziehungen sind geprägt durch Wechselwirkungen. Alles was ich sage und tue, hat Auswirkungen auf die Menschen in meinem Umfeld und umgekehrt. Bei Beziehungen kommt es zu einem Energieaustausch. Dabei stecken wir in manche Beziehungen in einer zeitlich begrenzten Phase mehr Energie hinein als für uns herauskommt. Wir kommen auf eine negative Energiebilanz. Dies kann unter Umständen für eine Weile stimmig sein. Entscheidend ist die persönliche Bewertung, die wir vornehmen. Wenn wir jedoch das Gefühl haben, bestimmte Beziehungen und damit verbundene Aufgaben schwächen uns auf Dauer, sollten wir uns erlauben darüber nachzudenken, diese zu verändern oder zu verlassen. Nicht immer bedeutet dies den Bruch mit einer Person.

Es geht um das Prinzip der Selbstverantwortung. Menschen, von denen wir sagen, sie würden uns schlecht behandeln oder uns wütend und zornig machen, denen haben wir dies zu irgendeiner Zeit in unserem Leben gestattet. Wir haben es zugelassen. Nur wir selbst können darüber entscheiden, ob uns jemand wütend machen darf oder nicht, und gleichzeitig haben wir die Chance, zu entscheiden, wie wir das Verhältnis zu Menschen, die uns schwächen und es nicht gut mit uns meinen, gestalten wollen. Es geht auch hier um eine Entscheidung. Entscheiden Sie sich also aktiv.

Entschließen Sie sich aus moralischen oder anderen Gründen, für eine begrenzte Zeit mehr Energie in eine Beziehung zu stecken als Sie herausbekommen, kann das gut und sinnvoll sein. Abgrenzung ist nicht immer die zufriedenstellende Lösung. Erwarten Sie aber nicht automatisch im Umkehrschluss, dass Sie etwas dafür bekommen (Dankbarkeit, Aufmerksamkeit oder Ähnliches). Seien Sie vorsichtig, wenn Sie an den Punkt kommen, den wir hier Selbstaufgabe nennen wollen. Führt eine Aufgabe, beispielsweise die Pflege eines Angehörigen, dazu, dass Sie Ihr eigenes Leben und sich selbst dabei verlieren? Denken Sie daran, dass niemandem geholfen ist, wenn Sie selbst nicht gut für sich sorgen. Betrachten wir hier das Salutogenese-Konzept (siehe S. 24): Erlebte Kontrolle, Verstehbarkeit und Sinnhaftigkeit in Hinblick auf ihre sozialen Kontakte sind entscheidend.

> Gerade für vereinsamte Menschen ist der Kontakt zu einem Tier äußerst wertvoll und manchmal die noch letzte Quelle freudvoller Begegnung.

Haustiere gegen Stress

Wie die Forschung zeigt, ist Verbindung, das heißt in Beziehung treten, überlebenswichtig. Bisher war die Rede von Beziehungen zwischen Menschen. Bedeutend können auch die Beziehungen von Mensch und Tier sein. Die Forschung liefert hierzu eindeutige Ergebnisse. Sie zeigt welch ein enormes Potenzial die Beziehung von Mensch und Tier im Kontext der Stressbewältigung bietet.

„Ein Leben ohne Katze (Hund) ist möglich, aber sinnlos!"

Dieser Aphorismus zeigt humorvoll, um was es geht. Spricht man Tierhalter auf ihre Verbindung zu ihren tierischen Mitbewohnern an, wird es meist emotional. Haustiere – in Deutschland sind es überwiegend Hunde oder Katzen – werden schlicht und ergreifend als Familienmitglieder betrachtet, die man versorgt und umsorgt. Gerade für vereinsamte Menschen ist der Kontakt zu einem Tier äußerst wertvoll und manchmal die noch letzte Quelle freudvoller Begegnung. Dies ist keineswegs eine rührselige oder sentimentale Überhöhung. Studien zeigen, dass das Leben mit einem Tier lebensverlängernd wirkt. Hunde sind beispielsweise gleichzeitig „Gesprächspartner" und „Personal Trainer" auf vier Beinen. Der beste Tipp für Bewegungsmuffel ist die Anschaffung eines Hundes, denn dann gibt es keine Ausreden mehr. Handelt es sich nicht um eine kurzatmige und überzüchtete Hunderasse, will der Hund raus an die frische Luft und fordert ein ihm gemäßes Auslaufen. Aber ist es nicht nur die Bewegung, die auch dem Menschen guttut und seine Risikofaktoren für die bekannten Zivilisationskrankheiten senkt. Eine größere Rolle spielt in der sozialwissenschaftlichen Forschung die Bindung. Diese enge Beziehung von Mensch und Tier wird zunehmend therapeutisch eingesetzt. Pferde werden zum Beispiel häufig bei Muskel- und Skeletterkrankungen in der Bewegungstherapie eingebunden. Der

Umgang mit den großen und feinfühligen Vierbeinern stärkt das Selbstvertrauen der gehandicapten Patienten. Katzen sind geradezu prädestiniert für eine Ausschüttung des Kuschelhormons Oxytocin nach einer Streicheleinheit. Tiere können wie die Psychologin Dr. Andrea Beetz ausführt „eine echte soziale Unterstützung bieten. Wenn es uns schlecht geht, suchen wir Trost beim Hund, bei der Katze, beim Pferd durch Körperkontakt, durch Streicheln. Dabei schaffen Tiere, was Menschen oft schwerfällt: einfach nur da zu sein." [22]

Der Kölner Psychiater Andreas Sobottka spricht von „beeindruckenden Erfolgen" im Rahmen einer Studie zu tiergestützter Therapie mit depressiven Menschen. Diese konnten mithilfe der vierbeinigen Gefährten wieder Aktivitäten unternehmen, die vorher für sie undenkbar waren. Sobottka begründet die Erfolge mit der Fähigkeit der Tiere „die emotionale Abwehr zu unterlaufen".[23] Bei solchen therapeutischen Interventionen ist es allerdings wichtig, dass sie von gut ausgebildeten und erfahrenen Therapeuten begleitet werden.

Der Stellenwert von Tieren im Rahmen der Stressbewältigung kann, wie wir gesehen haben, sehr hoch sein. Dieser Zusammenhang wird leider selten thematisiert. Angesprochen seien aber auch Aspekte, damit Mensch und Tier glücklich miteinander leben können: Wie Menschen haben auch Tiere einen eigenen Charakter und spezifische Verhaltensweisen, die vor allem bei Hunden häufig an die Rasse gekoppelt sind. Die Anschaffung eines ungarischen Hirtenhundes, der einen extremen Bewegungsdrang hat, ist für einen gehbehinderten Senioren vielleicht nicht die beste Wahl. Vor der Anschaffung eines Tieres sollte eine Beratung vorgeschaltet sein, in der auch die Probleme angesprochen werden, die sich ergeben können. Zunächst banal scheint zum Beispiel die Frage: Wer versorgt mein Tier, wenn ich in Urlaub bin? Bei Katzen ist es die Überlegung Freigänger oder Wohnungskatze? Bei Tieren, die aus Tierheimen geholt werden, sollte geklärt werden, was das Tier vorher erlebt hat und was seine spezifischen Eigenheiten und Gewohnheiten sind.

Selbstverständlich sind auch die Kosten für die Haltung eines Tieres zu beachten, besonders bei Menschen mit einem niedrigen Einkommen. Auch hier gibt es Lösungen wie beispielsweise eine zeitweise Urlaubsbetreuung von Tieren oder Patenschaften, die von Tierheimen vergeben werden.

> Wenn es uns schlecht geht, suchen wir Trost beim Hund, bei der Katze, beim Pferd durch Körperkontakt, durch Streicheln. Dabei schaffen Tiere, was Menschen oft schwerfällt: einfach nur da zu sein.

Kommunikation und Netzwerke

Beziehungen definieren sich über einen wechselseitigen Austausch. Ein wichtiger Bestandteil des Austausches besteht in der Kommunikation. Im Teil Erkenntnis gab es bereits einen ausführlichen Teil, der sich auf unsere Sprache bezieht. Die Art und Weise, wie wir unsere Empfindungen ausdrücken, trägt maßgeblich dazu bei, wie wir uns selbst positionieren und wie wir mit anderen in Verbindung treten.

Das bekannte Vier-Seiten-Modell von Friedemann Schulz von Thun[24] betont die Vielschichtigkeit eine Nachricht. Diese beinhaltet grundsätzlich vier Aspekte:

- die Sachebene,
- die Selbstaussage oder Selbstoffenbarung,
- den Beziehungsaspekt und den
- Appellcharakter.

Die grundlegende Idee des Modells besteht darin, dass vor allem dann Konflikte auftreten, wenn das Gesagte vom Empfänger auf einer anderen Ebene wahrgenommen wird, als der Sender ausdrücken wollte.

Ein einfaches Beispiel wäre die Aussage *„Der Tisch ist noch nicht gedeckt."* mit der Antwort *„Ich kann auch nicht alles auf einmal machen!"*.

Was passiert hier? Schauen wir uns diesen Satz einmal auf allen Ebenen an: Auf der Sachebene handelt es sich um die Feststellung der Tatsache, dass der Tisch noch nicht ganz gedeckt ist, eine sachlich betrachtet korrekte Tatsache. Die Selbstoffenbarung könnte darin bestehen, dass der Sender Hunger hat und erwartet hatte, dass der Tisch bereits gedeckt ist, wenn er nach Hause kommt. Die Appellebene kann die Aufforderung an den Partner sein, den Tisch zu decken. Auf der Beziehungsebene kann der Satz einerseits als Absicht gedeutet werden, beim Tischdecken helfen zu wollen.

Eine andere Interpretation deutet ihn als Machtdemonstration. Es liegt nahe, dass der Sender mit der Nachricht nicht das Angebot zur Hilfe meint, sondern einen Vorwurf ausspricht. Wie wir anhand dieser wenigen Sätze erkennen können, beeinflusst die Art und Weise, wie wir Dinge kommunizieren, eindrücklich unser Miteinander.

In stressigen Zeiten wird unsere Kommunikation vorwiegend von kurzen, knappen, vorwurfsvollen Appellen dominiert, was das Stressempfinden der Adressaten unserer Botschaften eher erhöht. Denken Sie an dieser Stelle bitte daran, mit welchen Menschen Sie sich gerne umgeben. Es sind wahrscheinlich eher jene, die friedvoll und gelassen mit Ihnen kommunizieren. Konzepte wie jenes der gewaltfreien Kommunikation sind besonders in Zeiten des Stresses dankbare Helfer. Gerade in Stresszeiten ist es besonders wichtig, mit sich und den eigenen Bedürfnissen im Kontakt zu sein, sich auszudrücken und zu verbinden. Hilfreich sind dabei die Benennung konkreter Situationen anstelle von Generalisierungen (wie die Klassiker „immer", „nie"...), Ich-Botschaften, mit deren Hilfe Sie Ihre Gefühle ausdrücken und der Ausdruck dessen, was Sie sich wünschen.

Das angesprochene Beispiel spielt auf eine klassische Interaktion im Dialog an. Die Möglichkeiten zu kommunizieren, haben sich in den letzten Jahren stark gewandelt. Wir wollen im Folgenden auf die Vielfalt unserer Kommunikationsmöglichkeiten eingehen. Dabei unterscheiden wir zwischen der Kommunikation in natürlichen Netzwerken, unnatürlichen Netzwerken sowie den dazwischen geschalteten Brücken.

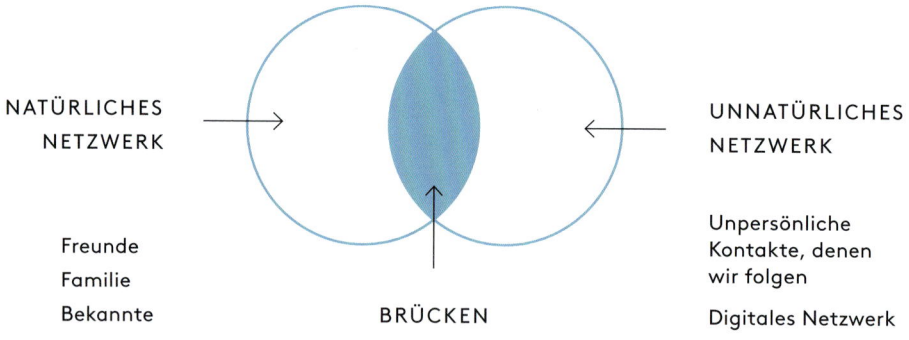

Abb. 36 *Natürliche und unnatürliche Netzwerke*

Kommunikation im natürlichen Netzwerk

Die natürlichen Netzwerke zeichnen sich dadurch aus, dass wir die Menschen darin unmittelbar erleben. Sie sind physisch, emotional anwesend: unsere Familie, Bekannte, vielleicht auch Kollegen, die wir tagtäglich sehen oder Vereinsmitglieder, die wir regelmäßig antreffen. All jene Menschen also, mit denen wir uns umgeben, die uns im Alltag in realer Form begleiten, die wir begleiten und mit denen wir die meiste Zeit unseres realen Lebens verbringen.

Kommunikation mit Brücken

Dann gibt es noch jene Personen, die zu unserem natürlichen Netzwerk zählen, aber in unserem Alltag persönlich nicht oder nur wenig anwesend sind oder sein können. Wir können aber aufgrund der zunehmenden medialen Möglichkeiten Kontakt halten oder herstellen. Die sozialen Medien können es uns erleichtern, mit unseren Freunden in Kontakt zu sein und uns zu verabreden.

Kommunikation mit unserem unnatürlichen Netzwerk

Demgegenüber steht als „unnatürliches Netzwerk" die Gesamtheit jener Kontakte, die wir nicht persönlich kennen, die aber dennoch einen großen Teil unseres Lebens oder unserer Identität beeinflussen. In sozialen Netzwerken mag es Personen geben, denen wir in digitaler Form nacheifern. Sie verkörpern vielleicht einen Lebensstil oder Angewohnheiten, die wir bewundern. Bei manchem digitalen „User" könnte sich die Idee entwickeln (teilweise bewusst initiiert durch die persönliche Ansprache der Person), es handle sich um echte Freunde, die echtes Interesse an dem persönlichen Wohlergehen ihrer „Freunde" haben. Freunde sind in der digitalen Welt jedoch ein dehnbarer Begriff. Die Ansprache öffentlicher Influencer an ihre „Follower" ist bewusst freundschaftlich gehalten und bis auf einige Kommentare meist sehr einseitig: Mein Idol spricht zu mir, in Form von kurzen Sätzen, Hashtags oder Bildern; ich kann reagieren, indem ich eine Bewertung vornehme oder auf eine Frage antworte. Zusätzlich werde ich über Inhalte mit immer mehr Themen

> Eine große Herausforderung der heutigen Zeit ist es, die Netzwerke, in denen wir uns bewegen, zu koordinieren und unsere begrenzte Zeit sinnvoll aufzuteilen.

konfrontiert, die laut meines Profils zu mir passen. Die Fragen an die „Follower", die persönlich wirken, erfüllen den Zweck, die Konversation in der Community anzuregen, um den Algorithmus zu bedienen, der noch mehr „Follower" generieren soll. Sinn und Zweck ist am Ende die Steigerung der Anzahl der „Follower". Inzwischen gehört es zum erklärten Berufswunsch einiger junger Menschen „Influencer" zu werden. Dies ist die hauptberufliche Inszenierung des eigenen Selbst, oft verknüpft mit der Wunschvorstellung, dafür nichts wirklich können zu müssen. Betrachtet man den Alltag des in der Öffentlichkeit permanent bewerteten „Influencers" einmal näher, wirken die meisten in unserer subjektiven Einschätzung reichlich geplagt und gehetzt. Der persönliche Schutzraum des „Influencers" scheint verloren zu gehen; der Schein muss immer aufrechterhalten werden. Selbst jene, die zu Beginn womöglich ein echtes Interesse daran hatten, Wissen und Themen zu teilen, kommen nicht daran vorbei, am Ende Teil einer großen Vermarktungsmaschinerie zu sein.

Verkörpert werden meist ideale Welten, perfekte Körper, perfekt geschminkte Menschen, Fitnessjunkies, besondere Hobbies und vieles mehr. Zu nahezu jedem Thema gibt es Tutorials, Anleitungen und Coaches. Auch Momente, in denen die Person nicht perfekt ist, werden als „nicht perfekte Momente" inszeniert. Der „Follower" bekommt den Eindruck, man müsse nicht perfekt sein, eigentlich sollte dies den sozialen Druck mindern. Der angebliche „Unperfektionismus" erhebt aber gleichsam einen Anspruch und unterliegt der permanenten Bewertung. Besonders beliebt sind Wundergeschichten. Eine Person, die vorher übergewichtig war und ihr „altes Leben" als Desaster beschreibt, verwandelt sich in kürzester Zeit in einen Menschen mit dem perfekten Körper und dem perfekten „Mindset". Alle Schwierigkeiten im Leben werden von nun an als „Challenge" betrachtet, und wenn du nur hart genug an dich glaubst, wirst du es auch schaffen. Solche Personen scheinen eine unausgesprochene Erlaubnis tausender Menschen zu erhalten: *„Sie haben es ja schließlich selbst geschafft."* Dies rechtfertigt jede geteilte Information und Handlungsanleitung. Als Argument reicht aus: *„Das hat XY gesagt." „Ach so, ja dann...!"*

Eine große Herausforderung der heutigen Zeit ist es, die Netzwerke, in denen wir uns bewegen, zu koordinieren und unsere begrenzte Zeit sinnvoll aufzuteilen.

Überlegen Sie, wie sich Ihre Zeit auf die drei beschriebenen Netzwerke verteilt. Dafür nutzen wir die Übung des realen sozialen Netzes als eine Möglichkeit, sich mithilfe grafischer Elemente Gedanken darüber zu machen, mit wem wir uns in der Regel umgeben, welche Beziehungen wir mit den Menschen in unserem Umfeld haben und wir sie wahrnehmen.

Die Übung lehnt sich an eine Methode von Jacob Levy Moreno an. Sie dient dazu, Beziehungen und ihre Qualität deutlich zu machen. Sinn und Zweck solcher Methoden ist, dass die Reflexion über zwischenmenschliche Beziehungen leichter wird, wenn wir sie visualisieren, also bildlich darstellen.

1. Schritt

In der Mitte verorten Sie sich selbst. Wählen Sie dafür ein Symbol aus, das Ihnen zusagt (z. B. Stern, Herz, Blume etc.).

2. Schritt

Von der Mitte aus erweitern Sie das Netz um jene Menschen, die Sie umgeben. Hier geht es zunächst um alle Personen, die Bedeutung haben, unabhängig davon, wie Sie die Qualität der Beziehung bewerten. Bevor Sie beginnen, die Personen aufzuschreiben, stellen Sie sich folgende Fragen:

- Welche Personen sind Ihnen räumlich am nächsten (weil sie beispielsweise mit ihnen zusammenleben; denken Sie auch an Haustiere und Vereine)?
- Mit wem verbringen Sie die meiste Zeit?
- Welche Personen sind Ihnen emotional nah?
- Wer wohnt vielleicht weit weg, ist Ihnen aber dennoch sehr wichtig oder stresst Sie ungemein?
- Wer gehört noch dazu? Denken Sie auch an Ihr unnatürliches Netzwerk

3. Schritt

Zeichnen Sie nun jene Personen auf, die Ihnen bei diesen Fragen in den Sinn kommen und entscheiden Sie dabei intuitiv, wie nah oder fern Sie diese Personen im Abstand zu sich zeichnen und welche Symbole Sie für die Personen verwenden möchten.

4. Schritt

Versuchen Sie die emotionale Bindung, die Sie zu den Personen haben, auszudrücken. Dies können Sie zum Beispiel wie folgt machen:

- - - gestrichelte Linie: nicht enge Beziehung/lockere Beziehung

—— normale Linie: enge Beziehung

=== doppelte Linie: sehr enge Beziehung

5. Schritt

Bewerten Sie nun die Beziehungen zu den Personen, indem Sie sich fragen, welche Beziehungen Sie überwiegend als bereichernd und stärkend und welche Sie als belastend wahrnehmen. Ein guter Indikator zur Bewertung der Beziehungsqualität sind folgende Fragen: Wo kann ich so sein wie ich bin? Wo werde ich als Mensch mit meinen Stärken und Schwächen geliebt und wertgeschätzt?

Nutzen Sie dafür Farben oder Symbole wie einen Blitz oder ein Herz.

6. Schritt

Überlegen Sie nun, wie sich ein gutes Gleichgewicht in Ihrem sozialen Netzwerk anfühlen würde:

- Zu wem möchte ich in Zukunft eine andere Verbindung haben und wie kann diese aussehen?
- Wen brauche ich möglicherweise dazu?
- Zu wem möchte ich den Kontakt intensivieren?

SOZIALES

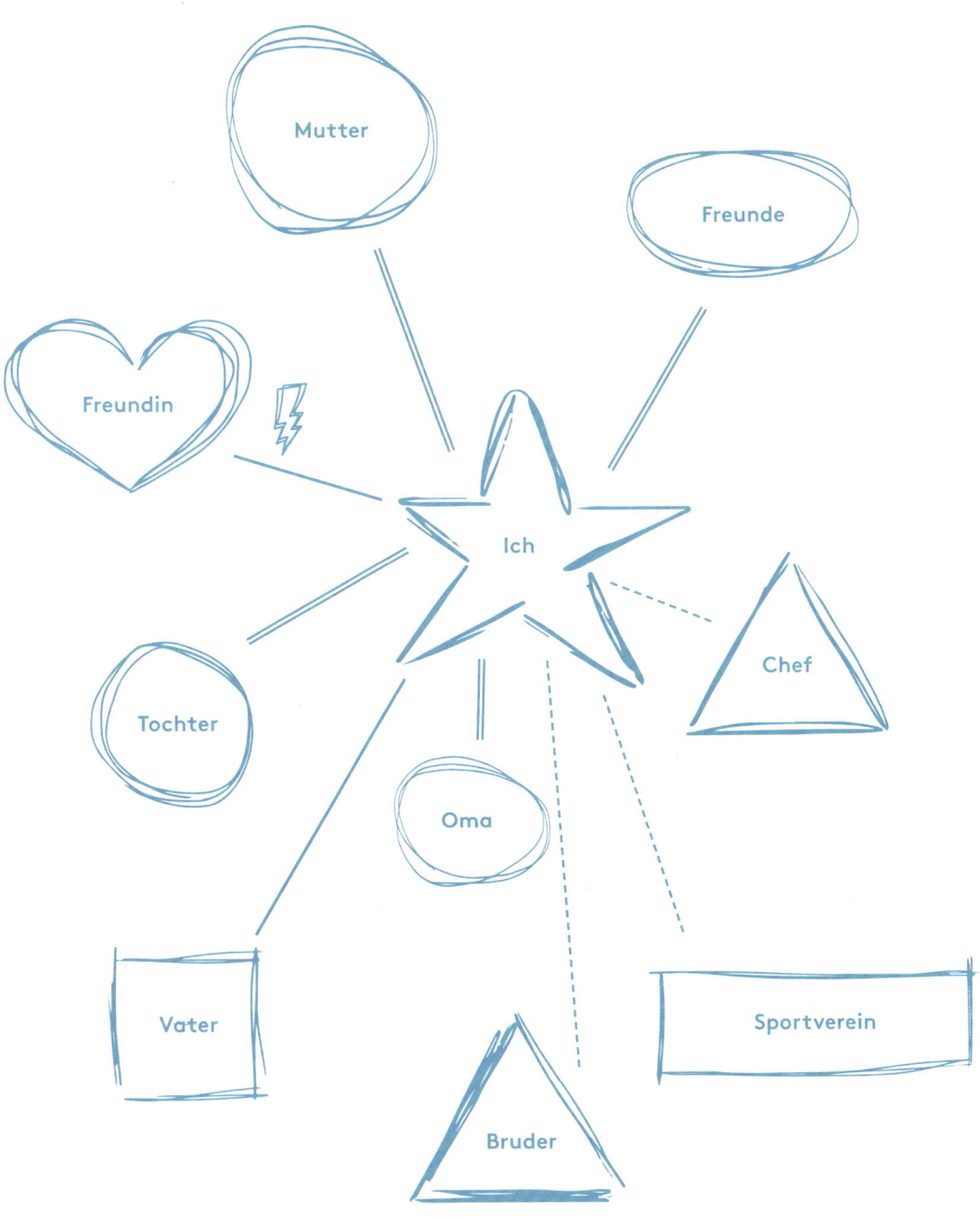

- - - - nicht enge/lockere Beziehung
———— enge Beziehung
═══ sehr enge Beziehung

*Abb. 37 Soziale Beziehungen.
Das Soziale Atom nach J. L. Moreno*

Ständige Erreichbarkeit

Ein Gedankenexperiment:

Sie steigen morgens in Ihr Auto, auf Ihr Fahrrad oder in die Bahn. Sie haben bereits ein Drittel des Weges zum gewünschten Ort zurückgelegt, als Sie bemerken, dass Sie Ihr Handy zu Hause liegengelassen haben (Wenn Sie bereits an diesem Punkt denken, das wäre absolut nicht möglich, dann denken Sie nun dennoch einen Augenblick intensiv darüber nach, dass es so wäre, und lesen Sie anschließend weiter).

Versetzen Sie sich in diese Situation und überlegen Sie, wie Sie reagieren würden. In unserem Gedankenexperiment fahren Sie nicht zurück nach Hause, um das Handy zu holen, denn sonst kämen Sie ja viel zu spät zu Ihrem Termin. In unserem Szenario halten Sie daher diesen Zustand den ganzen Tag aus. Nun die Fragen:

Was kommt Ihnen dazu in den Sinn und was wären Ihre Reaktionen? (Würden Sie hektisch über alle anderen verfügbaren Medien all Ihre Freunde darauf aufmerksam machen, dass Sie heute nur per Mail erreichbar wären, oder hektisch WhatsApp auf Ihrem Tablet installieren, falls Sie dies nicht schon längst getan haben?)

Wie halten Sie es mit der Verbindlichkeit von gemachten Verabredungen? (Würde nun zum Beispiel jemand auf Sie warten müssen, weil Sie in der Regel immer erst kurz vorher Bescheid geben, dass Sie es nicht rechtzeitig schaffen?)

Wie würde Ihr Umfeld reagieren, wenn Sie einen Tag lang nicht zu erreichen wären? (Wichtig: Es geht hier um Ihre Vorstellung davon, wie Ihr Umfeld reagieren würde.)

Und vor allem:

Was täten Sie in all den Momenten, in denen Sie normalerweise auf Ihr Handy schauen würden, und wie geht es Ihnen dabei?

Unser digitales Alter Ego

Es war nie einfacher als heutzutage sich mit hunderten von Freunden, Kollegen, Bekannten oder sogar berühmten Personen zu vernetzen. Eine neue Form sich zu verbinden oder zu „connecten", anderen Menschen zu folgen oder zu „followen", ergibt sich seit einigen Jahren aufgrund der zunehmenden Möglichkeiten sozialer Medien. Mit über 220 Millionen Menschen, die weltweit Online-Netzwerke nutzen, ist die Möglichkeit, mit Menschen auf der ganzen Welt vernetzt zu sein, größer denn je. Im Grunde dürfte sich also kein Mensch mehr einsam oder alleine fühlen, dennoch haben die sozialen Netzwerke zuweilen sogar genau den gegenteiligen Effekt.

> Entgegen der Idee, dass soziale Onlineplattformen dabei helfen, eingebunden zu sein, kann die soziale Isolation größer werden.

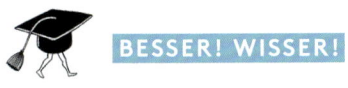

BESSER! WISSER!

Digitale Einsamkeit

„Auch die neuen Medien und Kommunikationstechniken bauen immer mehr den Bezug zum anderen ab. Die digitale Welt ist arm an Andersheit und deren Widerständigkeit. In den virtuellen Räumen kann sich das Ich praktisch ohne das Realitätsprinzip bewegen, das ein Prinzip des Anderen und des Widerstandes wäre. Dort begegnet das narzisstische Ich vor allem sich selbst. Die Virtualisierung und die Digitalisierung bringen das widerstehende Reale immer mehr zum Verschwinden."

(Han, 2015, S. 75) [25]

Entgegen der Idee, dass soziale Onlineplattformen dabei helfen, eingebunden zu sein, kann die soziale Isolation größer werden. Laut einer Umfrage an der Brigham-Young-Universität waren ausgerechnet jene Nutzer, die am häufigsten in den digitalen sozialen Netzwerken unterwegs waren, jene, die von sich behaupteten am wenigsten in Gemeinschaften um sie herum eingebunden zu sein. Die Autoren resümieren, dass dies ein Hinweis darauf sein kann, dass virtuelle Netzwerke eine Art Ersatz für echte Eingebundenheit in der realen Welt sein könnten.[26] Eine Studie zum Thema Facebook und Stress zeigte, dass der Erhalt von sozialer Unterstützung auf Facebook den Stress der Probanden nicht, wie vermutet, linderte und die Lebenszufriedenheit erhöhte, sondern im Gegenteil sich eher noch Stress aufbaute, wenn die Probanden soziale Unterstützung für ihre Freunde auf Facebook bereitstellen mussten. Als mögliche Erklärung nannten die Autoren, dass die Unterstützung via Facebook nicht die wirklichen Bedürfnisse der Empfänger anspricht. Dies könnte unter anderem daran liegen, dass viele Facebook-Freunde die Unterstützung suchende Person nicht gut genug kennen. Eine andere Vermutung der Autoren ist, dass der Erhalt von sozialer Unterstützung auf Facebook bei einigen das Gefühl wahrgenommener Kontrolle im Leben verringern könnte, was als eine wichtige psychologische Ressource für Lebenszufriedenheit darstellt.[27]

In Hinblick auf Persönlichkeitseigenschaften wurde gezeigt, dass die Intensität der Nutzung sozialer Medien positiv mit Neurotizismus korrelierte.[28] Bei hohen Neurotizismuswerten neigen Menschen dazu, normale Situationen eher als bedrohlich wahrzunehmen. In einer Umfrage mit 211 Angestellten zeigte sich, dass jene Personen, die stark von sozialen Medien abhängig waren, dazu tendierten weniger achtsam zu sein und eher einen emotions- als problemfokussierten Bewältigungsstil nutzten, um mit Stress umzugehen (erinnern Sie sich an Emil Emotionsregler (S. 213). Sie neigten also eher zu einem Copingstil der Problemvermeidung und Ablenkung, anstatt mit dem Problem umzugehen. Ein Defizit von Achtsamkeit und emotionsfokussiertes Handeln waren zudem mit einer höheren emotionalen Erschöpfung verbunden.[29]

Adam Alter ist Professor für Psychologie in New York. Er ist Autor des Buches „Unwiderstehlich: der Aufstieg suchterzeugender Technologien und das Geschäft mit unserer Abhängigkeit."[30] Darin verweist er auf die perfide Intelligenz der Maschinerie rund um die neuesten Technologien. Sie zielen primär darauf ab, uns abhängig zu machen. Es ist eine Geschichte von „digitalen Dealern" und ihren „Junkies". Ein aufschlussreiches Indiz seiner Thesen ist das Ergebnis einer Recherche des New-York-Times-Journalisten Nick Bilton. Er fand heraus, dass viele berühmte Entwicklergenies der sozialen Dienste den digitalen Technikkonsum ihrer Kinder zu Hause rigide regulieren. Vielleicht kennen sie die Konsequenzen der inflationären Nutzung nur zu genau?

ENDE BESSER! WISSER!

„Abgrenzen" – wie soll das eigentlich gehen?

Ständige Erreichbarkeit ist für viele Menschen ein Thema. Ein gutgemeinter Tipp, den man dann oft hört, lautet: „Naja, du musst dich halt einfach gut abgrenzen." Das klingt zunächst leicht, doch dahinter verbirgt sich eine soziale Identität mit allen Facetten. Stellen wir uns vor, jemand bricht unvermittelt aus heiterem Himmel seine bis dato von allen geschätzte ständige Erreichbarkeit ab, löscht diverse Onlineidentitäten und erklärt allen, er finde nun sich selbst! Man benötigt nicht viel Phantasie, um sich die Irritationen im sozialen Umfeld vorzustellen. Hinzu kommen die Eltern, die darauf verweisen, dass Sie für Ihre Kinder in Notfällen erreichbar sein müssen. Das, was mit Abgrenzung gemeint ist, sollte langsam und überlegt erfolgen und vor allem sollte es kommuniziert werden. Es braucht im Übrigen keinen Grund und keine Rechtfertigung.

Wie immer gilt aber auch hier das goldene Mittelmaß. Wie ein Eremit zu leben, ist höchst wahrscheinlich nicht Ihr erklärtes Ziel. Nicht umsonst wollen wir „verbunden" bleiben, aber auch hier entscheiden wir selbst darüber, in welchen Maß, über welchen Kanal, wann und wo. Zusätzlich zu den genannten Entscheidungen machen Sie sich im Vorhinein zu folgenden Fragen Gedanken:

- Wie möchte ich damit umgehen, dass ich etwas verpassen könnte, und was brauche ich stattdessen?
- Wie halte ich es aus, wenn das Gefühl aufkommt, ich schließe mich selbst aus und gehöre nicht dazu? Wo schaffe ich für mich neue Zugehörigkeit?
- Wie halte ich es aus, dass meine Nicht Erreichbarkeit für einige Menschen schwierig sein wird, und wie halte ich es aus, dass mich jemand vielleicht nicht mehr mag?

Rituale

Ein echtes Anti-Stress-Heilmittel

An dieser Stelle folgt ein kleiner Ausflug zum Thema Rituale machen und zunächst ein persönliches Beispiel: Im Rahmen meiner psychologischen Arbeit im Bereich der Jugendhilfe durfte ich Einblick in viele verschiedene Lebensrealitäten werfen und dabei Lebenskonzepte verschiedener Familien kennenlernen. Oftmals handelte es sich um Familien, die angaben, hochbelastet zu sein, bei denen also wenig so funktionierte, wie sich die Familien das wünschten. Man spricht in diesen Fällen auch von Multiproblemfamilien, in denen es so viele Baustellen gibt, dass man gar nicht genau weiß, wo man anfangen soll. Bei diesen Familien wurde eines sehr deutlich: Es gab wenig Struktur und Gemeinschaft. Es gab zwar Zeiten, in denen die Familie zusammenkam; dennoch war jeder bei sich und mit sich beschäftigt. Vor allem beim Thema Essen fiel mir schmerzlich auf, dass meist vor und mit Fernseher oder Mobilgeräten gegessen wurde und es keinen Rahmen gab, in dem man sich sicher bewegen konnte. Es gab also keine klare Idee dazu, was man gemeinsam essen wollte, wie und wer was kocht, wo gegessen wird und es gab keinen klaren Anfang und kein klares Ende. Alles verlief beiläufig und verlor an Bedeutung. Niemand hatte dem Thema Bedeutung gegeben. So wie beim Essen lief es in vielen anderen Bereichen ab.

Für mich bildete dies den Startschuss, mich mit dem Thema Rituale auseinanderzusetzen. Ich merkte schnell, dass ich mit vielen Ritualen in meiner Familie aufgewachsen war. Es gab durch den ostfriesischen Einschlag den obligatorischen gemeinsamen Nachmittagstee, den Ausflug zum Markt am Samstag mit anschließendem Eiscafebesuch oder bedeutsame Essen in speziellen Lokalitäten zur Feier und Ehrung besonderer Ereignisse von Familienmitgliedern. Es drehte sich, wie Sie erkennen können, viel ums Trinken und Essen…

All diese Rituale sind Balsam für die Seele. Sie geben Halt und Struktur. Sie entschleunigen ungemein und geben den Dingen Bedeutung. Dabei müssen es keine großen Taten und Zeremonien sein. Es können kleine Dinge sein, die Sie entweder zunächst für sich selbst oder mit Familie und Freunden einführen können.

WAS ZEICHNET RITUALE AUS?

In der Wissenschaft geht man von einem Spektrum aus, das von ritualhaftem Verhalten bis hin zu Ritualen im Sinne richtiger Zeremonien reicht. Trotz des Mangels an einer einheitlichen Definition des Begriffes gibt es einige charakteristische Eigenschaften, die Rituale teilen: So sind Rituale meist an Handlungen geknüpft. Sie adressieren oftmals Themen, die bedeutsame Ereignisse im Leben der Menschen darstellen, sind oft mit Traditionen verknüpft und folgen einem gewissen Schema. Sie werden in der Regel wiederholt, man spricht hier von ihrem repetitiven Charakter (Inhalt oder Gelegenheit) und sie halten eine gewisse Form ein, das heißt, die Ritualteilnehmer verhalten sich meist gemäß vorgeschriebenen Erwartungen. Und Rituale werden gerne als eine Form der sozialen Aktion gesehen, bei der die Werte und die Identität einer Gruppe verdeutlicht werden.

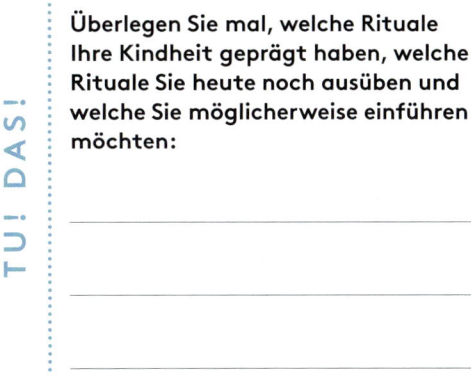

TU! DAS!

Überlegen Sie mal, welche Rituale Ihre Kindheit geprägt haben, welche Rituale Sie heute noch ausüben und welche Sie möglicherweise einführen möchten:

_____

_____

_____

Bei Herausforderungen kann es zum Beispiel sehr hilfreich sein, die eigene Familie oder den Partner als Team zu betrachten, das gemeinsam Herausforderungen meistert. Rituale wie Abklatschen oder ein High five nach einer gemeinsamen Aktion können das gemeinsame Erleben und Bewältigen von Herausforderungen stärken. Probieren Sie es mal aus und achten Sie darauf, inwiefern sie sich in belastenden und stressigen Situationen als Einzelkämpfer betrachten oder als Teil eines Teams, das Herausforderungen meistert. Gemeinsam stressige Situationen zu bewältigen, stellt eine große Chance dar, von den verschiedenen Ressourcen, die unterschiedliche Menschen zur Bewältigung einbringen, mal ganz abgesehen.

Albernheit

Ein kleiner philosophischer Exkurs zum Thema Albernheit

Der Philosoph Volker Nentzel befasst sich seit einiger Zeit mit dem Phänomen der Albernheit. Vielleicht gehören Sie zu jenen Menschen, die ab und an albern sein können. Laut Volker Nentzel ist Albernheit erlernbar. Wir möchten Sie an dieser Stelle – mehr aus eigener Erfahrung heraus als auf Basis wissenschaftlicher Studien, die in diesem Bereich ohnehin noch fehlen – dazu einladen, zuweilen das Kind in Ihnen zu befreien. Gerade wenn Sie in Ihrem Job eine verantwortungsvolle Rolle einnehmen, die Ihnen viel „Zusammenreißen" abverlangt, kann diese Form der Lockerheit ein wahres Anti-Stress-Mittel sein.

Hier ein kleiner Essay zum Thema, den Volker Nentzel speziell für dieses Buch geschrieben hat. Lassen Sie sich inspirieren und überlegen Sie einmal, ob Sie ab und zu albern sind und mit wem Sie es sein können.

ALBERNHEIT BEFREIT

Albernheit wird von ihren Akteuren nicht geplant, bei geeigneter Gelegenheit aber bewusst und freudig zugelassen. Das Zulassen gewöhnlich ungewollter Sinnlosigkeiten, die der Zufall mit sich bringt, gehört zu den wichtigen Bedingungen für die Befreiung. Der vernünftige Alltag verbannt dieses Ungewollte unter dem Stichwort irrational, und damit unnütz, aus seinem Einflussbereich. Es sind die zivilisatorischen Strukturen, die solches bewerkstelligen. Genau gegen diese Macht der Kultur wenden sich die Unsinns-Aktionen der Albernen. Ihr Verfahren ist eine besondere Regression und sie bedeutet eine dezidierte Absage an das konventionelle Niveau gesellschaftlicher Kommunikation und Interaktion. Wenn bei einem Mädelsabend immer wieder Kichern und Gelächter ertönt und die Anlässe für diese Heiterkeit Außenstehenden eher befremdlich und kindisch als komisch erscheinen, dann hat sich hier hemmungslose Albernheit Bahn gebrochen (vergleichbares kann selbstverständlich auch in ausgelassenen Jungsrunden passieren). Die Frauen haben sich im trauten Klübchen der Etikette und wohl etlicher personaler Korsettstangen entledigt. Unerklärtes Ziel der eskalierenden Verrücktheiten ist Distanz zu kulturellen Einengungen und Zumutungen. Letztere werden durch das meist pointenschwache Gaga-Verhalten, das den bewussten Niveauverzicht zum Ausdruck bringt, unterlaufen und zerlegt. Das Agieren der Albernen findet schließlich in einer Sphäre relativen Durcheinanders statt und dieses Chaos trägt zum subjektiven Wohlbefinden bei. Nur hier ist man frei, unvernünftige Dinge zu tun und fast jeder Quatsch gerät zum Erfolg. Freiheits- und Glücksgefühle sind der Lohn der Faxen, Grimassen, Blödeleien und Hampeleien. Das manchmal nicht enden wollende Lachen signalisiert einen euphorischen Gefühlsaufschwung. Man kann sagen, dass Albernheit zu denjenigen humanen Potenzialen zählt, die man fördern und nicht verdrängen sollte, die für eine Balance zwischen Kultur und unregulierbaren Kräften sorgen, sowohl im Subjekt als innermenschlich als auch zwischenmenschlich.

FAZIT

Zusammenfassend lässt sich festhalten, dass soziale Kontakte für uns Menschen unverzichtbar sind und eine wahre Quelle der Zufriedenheit und Gesundheit. Eine Besonderheit an dem Kapitel ist, dass soziale Kontakte gleichzeitig auch der Auslöser für Stress sein können. Es lohnt darüber zu reflektieren, wie viele Rollen wir selbst innehaben, wie viele Beziehungen zu anderen wir haben und pflegen und wie sich die wahrgenommene Beziehung zu diesen Kontakten gestaltet. Heutzutage kommunizieren wir zudem nicht nur auf direktem Wege, sondern bewegen uns in verschiedenen Netzwerken, die wir in diesem Buch als natürliche Netzwerke, Brücken und unnatürliche Netzwerke beschrieben haben. Idealerweise machen wir uns bewusst, wie viel Zeit wir in den jeweiligen Netzwerken verbringen, wie wir unsere begrenzte Zeit aufteilen, was uns dabei guttut und was wir gerne ändern möchten. Beim Thema der ständigen Erreichbarkeit geht es vor allem um unsere persönliche Positionierung und unsere aktive Gestaltung und Kommunikation des Themas. Rituale und Albernheit werden als Denkanstöße eingebracht, als Ansätze, über die es sich lohnt mal wieder nachzudenken. Am Ende bleibt zu sagen: Seien Sie achtsam sozial, wenn Sie weniger Stress haben möchten!

Literaturverzeichnis

I STRESS

1 Stressevolution

1. Cannon, W. B. (1975). *Wut, Hunger, Angst und Schmerz: eine Physiologie der Emotionen.* München: Urban & Schwarzenberg
2. Hans Selye:
   - Selye H. (1946). The general adaptation syndrome and the diseases of adaptation. *The journal of clinical endocrinology*, 6(2), 117-230.
   - Selye, H. (1952). Allergy and the general adaptation syndrome. *International Archives of Allergy and Immunology*, 3(4), 267-278.
   - Selye, H. (1976). The stress concept. *Canadian Medical Association Journal*, 115(8), 718.
3. Rabkin, J. G., & Struening, E. L. (1976). Life events, stress, and illness. *Science*, 194(4269), 1013-1020.
4. Holmes, T.H. & Rahe, R. (1967). The social readjustment rating scale. *Journal of Psychosomatic Research*, 11, 213-218.
5. Rohmert, W. & Rutenfranz, J. (1975): Arbeitswissenschaftliche Beurteilung der Belastung und Beanspruchung an unterschiedlichen Industriearbeitsplätzen. Bonn: Bundesministerium für Arbeit und Sozialordnung.
6. Karasek, R. A. (1979). Job demands, job decision latitude, and mental strain: Implications for job redesign. *Administrative science quarterly*, 285-308.
7. Johnson, J. V., & Hall, E. M. (1988). Job strain, work place social support and cardiovascular disease: A cross sectional study of a random sample of the Swedish working population. *American Journal of Public Health* 78, 1336-1342.
8. Aaron Antonovsky:
   - Antonovsky, A. (1979). *Health, stress and coping.* San Francisco: Jossey-Bass.
   - Antonovsky, A. (1987). *Unraveling the Mystery of Health.* San Francisco: Jossey-Bass.
   - Antonovsky, A. (1996). The salutogenic model as a theory to guide health promotion. *Health Promotion International*, 11(1), 11-18.
9. Eriksson, M. (2005). Validity of Antonovsky's sense of coherence scale: a systematic review. *Journal of Epidemiology & Community Health*, 59(6), 460-466.
10. Eriksson, M. (2006). Antonovsky's sense of coherence scale and the relation with health: a systematic review. *Journal of Epidemiology & Community Health*, 60(5), 376-381.
11. French, J. R., Caplan, R. D., & Harrison, R. V. (1982). *The mechanisms of job stress and strain.* Chichester, England: Wiley.
12. Richard Lazarus:
    - Lazarus, R.S. & Folkman, S. (1984). *Stress, appraisal, and coping.* New York: Springer.
    - Lazarus, R.S. (1993). Coping theory and research: Past, present, and future. *Psychosomatic Medicine*, 55, 243-247.
    - Lazarus, R.S. (1966). *Psychological stress and the coping process.* New York: McGaw Hill.
13. McEwen, B. S. (1998). Stress, adaptation, and disease. Allostasis and allostatic load. *Annals of the New York Academy of Sciences*, 840, 33-44.
14. Sterling, P. & Eyer, J. (1988). Allostasis: a new paradigm to explain arousal pathology. In: Fisher S, Reason J, (Hrsg.), *Handbook of life stress, cognition and health* (S.629-649). New York: Wiley.
15. Hobfoll, S.E. (1988). *The ecology of stress.* New York: Hemisphere.

16 Hobfoll, S.E. & Buchwald, P. (2004). Die Theorie der Ressourcenerhaltung und das multi-axiale Copingmodell – eine innovative Stresstheorie. In P. Buchwald, C. Schwarzer & E. Hobfoll (Hrsg.), *Stress gemeinsam bewältigen. Ressourcenmanagement und multiaxiales Coping* (S. 11–26). Göttingen: Hogrefe.

17 Siegrist, J. (1996). Adverse health effects of high effort – low reward conditions at work. *Journal of Occupational Health Psychology*, 1, 27–43.

18 Segerstrom, S. C., & Miller, G. E. (2004). Psychological Stress and the Human Immune System: A Meta-Analytic Study of 30 Years of Inquiry. *Psychological Bulletin*, 130(4), 601–630.

19 Lohmann-Haislah, A. (2012). *Stressreport Deutschland 2012. Psychische Anforderungen, Ressourcen und Befinden.* [Bundesanstalt für Arbeitsschutz und Arbeitsmedizin]. Verfügbar unter [abgerufen am 30.01.2018]: https://www.baua.de/DE/Angebote/Publikationen/Berichte/Gd68.pdf?blob=publicationFile

20 McGonigal, K. (2013). How to make stress your friend. *Ted Global, Edinburgh, Scotland*, 6, 13.

2 Stressphysiologie

1 World Health Organization (2002). *The World Health Report 2002. Reducing Risks, Promoting Healthy Life.* Geneva: World Health Organization.

2 Rensing, L., Koch, M., Rippe, B. u. V. (2013). *Mensch im Stress.* Berlin, Heidelberg: Springer Spektrum

3 Shafy, S. (2011). Wenn die Hirnmasse schrumpft. *Spiegel Wissen* 1, 28–33.

4 Martin, M, Biegel, T., Sudowe, S. (2019.) *Cortisol- und Glukokortikoid-Sensitivität.* [GANZIMMUN Diagnostics AG, Fachinformation 0073]. Verfügbar unter [abgerufen am 18.07.2019]: https://www.ganzimmun.de/downloadcenter/?get_file=5099

3 Über guten und schlechten Stress

1 Willmann, U. (2016). *Stress – Ein Lebensmittel.* München: Pattloch

4 Burnout – Was ist das eigentlich genau?

1 Bundespsychotherapeutenkammer (2012). *BPtK – Studie zur Arbeitsunfähigkeit. Psychische Erkrankungen und Burnout.* [BPtK]. Verfügbar unter [abgerufen am 18.07.2019]: https://www.bptk.de/wp-content/uploads/2019/01/20120606_AU-Studie-2012.pdf

2 Kaschka, W. P., Korczak, D., & Broich, K. (2011). Burnout: a fashionable diagnosis. *Deutsches Ärzteblatt International*, 108(46), 781–7.

3 Leiter, M. P., & Maslach, C. (2016). Latent burnout profiles: A new approach to understanding the burnout experience. *Burnout Research*, 3(4), 89–100.

4 Freudenberger, H. J., & North, G. (1994). *Burn-out bei Frauen: über das Gefühl des Ausgebranntseins.* Frankfurt a.M.: Fischer-Taschenbuch-Verlag.

5 Ponocny-Seliger, E., & Winker, R. (2014). Entwicklung, Implementierung und erste testtheoretische Analysen eines Burnout-Screenings basierend auf dem 12-Phasen-Modell von Herbert Freudenberger und Gail North. *Arbeitsmedizin Sozialmedizin Umweltmedizin*, 49 (12), 927–935.

6 Hillert, A. & Marwitz, M. (2006). *Die Burnout-Epidemie oder brennt die Leistungsgesellschaft aus?* München: CH Beck.

| 5 | **Aktuelle Zahlen** |

1. Lohmann-Haislah, A. (2012). *Stressreport Deutschland 2012. Psychische Anforderungen, Ressourcen und Befinden.* [Bundesanstalt für Arbeitsschutz und Arbeitsmedizin]. Verfügbar unter [abgerufen am 30.01.2018]: https://www.baua.de/DE/Angebote/Publikationen/Berichte/Gd68.pdf?blob=publicationFile
2. Matud, M. P. (2004). Gender differences in stress and coping styles. *Personality and Individual Differences, 37*(7), 1401–1415.

| 6 | **Stressdiagnostik** |

1. Lohmann-Haislah, A. (2012). *Stressreport Deutschland 2012. Psychische Anforderungen, Ressourcen und Befinden.* [Bundesanstalt für Arbeitsschutz und Arbeitsmedizin]. Verfügbar unter [abgerufen am 30.01.2018]: https://www.baua.de/DE/Angebote/Publikationen/Berichte/Gd68.pdf?blob=publicationFile
2. Kirkamm, R, Lennertz, A. & Mayer, J. (2015). *Stresshormone und Neurotransmitter.* [GANZIMMUN Diagnostics AG, Fachinformation 0028]. Verfügbar unter [abgerufen am 24.07.2019]: https://www.ganzimmun.de/downloadcenter/?get_file=5012

II MOTIVATION

1. Heckhausen, H., & Gollwitzer, P. M. (1987). Thought contents and cognitive functioning in motivational versus volitional states of mind. *Motivation and emotion, 11*(2), 101–120.
2. Festinger, L. (1964). *Conflict, decision, and dissonance.* Stanford: Stanford University Press.
3. Gollwitzer, P. M., Heckhausen, H. & Steller, B. (1990). Deliberative and implemental mindsets: Cognitive tuning toward congruous thoughts and information. *Journal of Personality and Social Psychology, 59,* 1119–1127.
4. Gollwitzer, P. M. & Bayer, U. (1999). Deliberative versus implemental mindsets in the control of action. In S. Chaiken & Y. Trope (Hrsg.), *Dual-process theories in social psychology* (S. 403–422). New York: Guilford.
5. Brandstätter, V. & Frank, E. (2002). Effects of deliberative and implemental mindsets on persistence in goal-directed behavior. *Personality and Social Psychology Bulletin, 28,* 1366–1378.
6. DiClemente, C.C., Prochaska, J.O., Fairhurst, S., Velicer, W.F., Rossi, J.S., & Velasquez, M. (1991). The process of smoking cessation. *Journal of Consulting and Clinical Psychology, 59,* 295–304.
7. Prochaska, J. O., & Velicer, W. F. (1997). The transtheoretical model of health behavior change. *American Journal of Health Promotion, 12,* 38–48.
8. Cass R. Sunstein & Richard H. Thale (2008). *Nudging – Wie man kluge Entscheidungen anstößt* (5. Aufl.). Berlin: Econ.
9. Torma, G., Aschemann-Witzel, J., & Thøgersen, J. (2018). I nudge myself: Exploring 'self nudging' strategies to drive sustainable consumption behaviour. *International journal of consumer studies, 42*(1), 141–154.
10. Wansink, B., & Sobal, J. (2007). Mindless eating: The 200 daily food decisions we overlook. *Environment and Behavior, 39*(1), 106–123.
11. Lally, P., Van Jaarsveld, C., Potts, H., & Wardle, J. (2010). How are habits formed: Modeling habit formation in the real world. *European Journal of Social Psychology, 1009,* 998–1009.
12. Bonezzi, A., Brendl, C. M., & De Angelis, M. (2011). Stuck in the middle: The psychophysics of goal pursuit. *Psychological science, 22*(5), 607–612.
13. Duckworth, A. L., Peterson, C., Matthews, M. D., & Kelly, D. R. (2007). Grit: Perseverance and Passion for Long-Term Goals. *Journal of Personality and Social Psychology, 92*(6), 1087–1101.

14 Duckworth, A. (2013). Grit: The power of passion and perseverance. *Ted.com*, *4*(4), 3586.
15 Sevincer, A. T., Busatta, P. D., & Oettingen, G. (2014). Mental Contrasting and Transfer of Energization. *Personality and Social Psychology Bulletin*, *40*(2), 139–152.
16 Locke, E.A., Latham, G.P. (2002). Building a Practically Useful Theory of Goal Setting and Task Motivation. *American Psychologist*, 57(9), 705–717.
17 Budden, J. S., & Sagarin, B. J. (2007). Implementation intentions, occupational stress, and the exercise intention-behavior relationship. *Journal of Occupational Health Psychology*, *12*(4), 391–401.

III ORGANISATION

1 Schindler, J. (2014). Gegen die Uhr – Die hektische Suche nach einem entschleunigten Leben. *Der Spiegel*, 36, 114–120.
2 Han, B. C. (2014). *Duft der Zeit: ein philosophischer Essay zur Kunst des Verweilens*. Bielefeld: transcript Verlag.
3 Grünewald, S. (2013). *Die erschöpfte Gesellschaft: Warum Deutschland neu träumen muss*. Campus Verlag.
4 Rosa, H. (2017) *Beschleunigung. Die Veränderung der Zeitstruktur in der Moderne*. Suhrkamp taschenbuch wissenschaft
5 Roenneberg, T. (2010): *Wie wir ticken – Die Bedeutung der Chronobiologie für unser Leben*. Köln: Dumont Verlag
6 Roenneberg, T., Koestner, N. (2018). *Wie wichtig ist die innere Uhr für Menschen?* [Radiointerview Stuttgart: SWR 1]. [abgerufen am 18.07.2019]: https://www.swr.de/swr1/bw/swr1leute/Prof,aexavarticle-swr-20948.html
7 Koch, C. J. & Kleinmann, M. (2002). A stitch in time saves nine: Behavioural decision-making explanations for time management problems. *European Journal of Work and Organizational Psychology*, *11*(2), 199–217.
8 Claessens, B. J., Van Eerde, W., Rutte, C. G., & Roe, R. A. (2007). A review of the time management literature. *Personnel review*, *36*(2), 255–276.
9 Claessens, B., Roe R. & Rutte, C. (2009). Time management: logic, effectiveness and challenges. In: Roe R, Waller M, Clegg S (Hrsg.), *Time in organizational research*. (S. 23–41). London: Routledge.
10 Seiwert, L. J., Küstenmacher, W.T. (2001) *Simplify your life*. Frankfurt: Campus Verlag
11 Nussbaum, C. (2015). *Zeitmanagement – Mein Übungsbuch für mehr Zeit und Lebensqualität*. München: Gräfe & Unzer Verlag.
12 Csikszentmihalyi, M. (1991). *Flow: The psychology of optimal experience*. New York: HarperPerennial.
13 Quelle unbekannt, zitiert nach Rosboud, I. *Die wichtigen Dinge*. Verfügbar unter [abgerufen am 20.07.2019]: http://www.isabellarosboud.at/die-wichtigen-dinge/
14 Clear, James. *How to Stop Procrastinating on Your Goals by Using the "Seinfeld Strategy"*. Verfügbar unter [abgerufen am 18.07.2019]: https://jamesclear.com/stop-procrastinating-seinfeld-strategy
15 Beutel, M. E., Klein, E. M., Aufenanger, S., Brähler, E., Dreier, M., Müller, K. W. & Wölfling, K. (2016). Procrastination, distress and life satisfaction across the age range – a German representative community study. *PloS one*, *11*(2).
16 Stöber, J., & Joormann, J. (2001). Worry, Procrastination, and Perfectionism: Differentiating Amount of Worry, Pathological Worry, Anxiety, and Depression. *Cognitive Therapy and Research*, *25*(1), 49–60.

17 Flett, G. L., Blankstein, K. R., Hewitt, P. L., & Koledin, S. (2006). Components of Perfectionism and Procrastination in College Students. *Social Behavior and Personality: An International Journal, 20*(2), 85–94.
18 Grant, A. (2016). Why I taught myself to procrastinate. *The New York Times.*
19 Quelle unbekannt, zitiert nach Wolf, Karin. *Die Metapher vom Holzfäller der keine Zeit hatte.* Verfügbar unter [abgerufen am 20.07.2019]: https://mehrentspannung.de/der-holzfaeller-der-keine-zeit-hatte/
20 Scharnhorst, J. (2017). *Pausen machen munter: Kraft tanken am Arbeitsplatz.* Haufe-Verlag.
21 Levy, D. (2018). *Erstmals geben Tech-Leute zu: Wir haben ein echtes Problem.* [Interview geführt von Peitz, Dirk, ZEIT Online]. Verfügbar unter [abgerufen am 20.07.2019]: https://www.zeit.de/digital/2018-07/smartphonenutzung-sucht-david-levy-computerwissenschaftler
22 Spitzer, M. (2012). *Digitale Demenz – wie wir uns und unsere Kinder um den Verstand bringen.* München: Droemer Knaur Verlag
23 Markowetz, A. (2015). *Digitaler Burnout: warum unsere permanente Smartphone-Nutzung gefährlich ist.* Droemer eBook.
24 Te Wildt, B. (2015). Digital Junkies. *Internetabhängigkeit und ihre Folgen für uns und unsere Kinder.* München: Droemer-Knaur Verlag
25 Behrendt, D. (2016). *Generation genügsam.* [Hannoversche Allgemeine]. Verfügbar unter [abgerufen am 18.07.2019]: https://www.haz.de/Sonntag/Top-Thema/Generation-genuegsam-Minimalismus-als-Lebensentwurf2
26 Eilenberger, W. (2015): Räum Dein Leben auf. *Focus, 06*(15), 76–86.
27 Minkmar, N. (2015). Viel zu viel Zeug. *SPIEGEL-WISSEN,* 5.
28 Fromm, E., Funk, R., & Stein, B. (1979). *Haben oder Sein: die seelischen Grundlagen einer neuen Gesellschaft.* Deutsche Verlags-Anstalt.
29 Kingston, K. (2003). *Feng Shui gegen das Gerümpel des Alltags. Richtig ausmisten. Gerümpelfrei bleiben.* Rohwolt: Hamburg.
30 Kondo, M. (2014). *The life-changing magic of tidying: A simple, effective way to banish clutter forever.* Random House.
31 Elgin, D. (1981). *Voluntary simplicity: Toward a way of life that is outwardly simple, inwardly rich.* New York: Morrow.
32 Kahneman, D., Knetsch, J. L., & Thaler, R. H. (1990). Experimental tests of the endowment effect and the Coase theorem. *Journal of political Economy, 98*(6), 1325–1348.

IV   VITALITÄT

1   Bewegung

1 Klaperski, S., von Dawans, B., Heinrichs, M. & Fuchs, R. (2014). Effects of a 12-week endurance training program on the physiological response to psychosocial stress in men: A randomized controlled trial. *Journal of Behavioral Medicine,* 37, 1118–1133.
2 Blumenthal, J. A., Babyak, M. A., Doraiswamy, P. M., Watkins, L., Hoffman, B. M., Barbour, K. A. & Hinderliter, A. (2007). Exercise and pharmacotherapy in the treatment of major depressive disorder. *Psychosomatic medicine, 69*(7), 587.
3 Erickson, K. I., Voss, M. W., Prakash, R. S., Basak, C., Szabo, A., Chaddock, L. & Wojcicki, T. R. (2011). Exercise training increases size of hippocampus and improves memory. *Proceedings of the National Academy of Sciences, 108*(7), 3017–3022.
4 Heinrich, C. (2013) Lauf Dich schlau. *Spiegel online.* Verfügbar unter [abgerufen am 22.07.2019]: https://www.spiegel.de/gesundheit/ernaehrung/sport-steigert-das-gehirn-leistungsvermoegen-a-917596.html

5   Weineck, J. (2012) Der Einfluss von Sport und Bewegung auf die zerebrale Leistungsfähigkeit. [Deutscher Sportlehrerverband Landesverband Bayern e.V.] Verfügbar unter [abgerufen am 22.07.2019]: https://www.dslv-bayern.de/der-einfluss-von-sport-und-bewegung-auf-die-zerebrale-leistungsfaehigkeit-2/

6   Kastner, J., Lipsius, M., Hecking, M., Petermann, F., Petermann, U., Mayer, H., & Springer, S. (2011). Kognitive Leistungsprofile motorisch- und sprachentwicklungsverzögerter Vorschulkinder. *Kindheit und Entwicklung*, 20, 173–185.

7   Sperlich, B. (2015). Sitzen die unterschätzte Gefahr. *Stern Heft* (16).

8   Chi Pang Wen et al. (2014). Minimal amount of exercise to prolong life. To walk, to run or just mix it up? *Journal of the American College of Cardiology*, 64 (5).

9   Löllgen, H. *Die zehn goldenen Regeln für gesundes Sporttreiben*. [Deutsche Gesellschaft für Sportmedizin und Prävention (DGSP)]. Verfügbar unter [abgerufen am 22.07.2019]: https://www.dgsp.de/seite/375183/bewegung.html

10   Bergmann, J. (2019). *Superkompensation*. [Akademie für Sport und Gesundheit]. Verfügbar unter [abgerufen am 22.07.2019]: https://www.akademie-sport-gesundheit.de/lexikon/superkompensation.html

11   Borg, G. (2004). Anstrengungsempfinden und körperliche Aktivität. *Deutsches Ärzteblatt*. 101 (15), 1016–1021.

12   DLV Deutsches Lauftherapiezentrum e.V. wurde 1988 auf Initiative von Prof. Dr. Alexander Weber in Paderborn gegründet. Auf der Grundlage wissenschaftlich gesicherten Wissens fördert das DLZ insbesondere die pädagogischen und therapeutischen Möglichkeiten des Laufens in Theorie und Praxis. Verfügbar unter [abgerufen am 22.07.2019]: http://www.lauftherapiezentrum.de/

13   Moeckel, F. (2007). Bewegung und Sport statt Medikamente? *Bayerisches Ärzteblatt* (6), 344–347.

14   Hottenrott, K., & Neumann, G. (2008). *Methodik des Ausdauertrainings*. Schorndorf: Hofmann.

15   Froboese, I. (2016). *Das Fitness Minimalprogramm*. Gräfe & Unzer Verlag

16   Dietmaier, K. (2014). *Die Vermessung des Stresses*. [Odysso SWR Fernsehen, Sendung vom 10.04.2014]. Verfügbar unter [abgerufen am 22.07.2019]: (https://www.swr.de/odysso/die-vermessung-des-stresses/-/id=1046894/did=12961906/nid=1046894/5ocjaz/index.html

17   Richter-Kuhlmann, E. A. (2003). Laufstudie: Jogger sollten kürzer treten. *Deutsches Ärzteblatt*, 100, (49).

18   Froboese, I. (2014). *Das Turbo Stoffwechsel Prinzip*. Gräfe & Unzer Verlag

2   Ernährung

1   Predel, H.-G, Preuß, M., Rudinger, G. (2013). Healthy Campus. Über eine Gesundheitsinitiative für Studenten. *Forschung und Lehre* 20(3): 722.

2   Eichinger, U. & Hoffmann, H. (2014) *Die Anti-Stress-Ernährung*. Lünen, Systemed Verlag, (2. Aufl.), 23–9.

3   Men's Health (2008). *Der Fast Food Survival Guide*. Stuttgart: Rodale-Motor-Presse GmbH & Co. KG Verlagsgesellschaft.

4   Bruch, H. (1973). *Eating disorders: Obesity, anorexia nervosa, and the person within*. New York: Basic Books.

5   Greeno, C. G., & Wing, R. R. (1994). Stress-induced eating. *Psychological bulletin*, 115(3), 444.

6   Polivy, J., Herman, C. P., & McFarlane, T. (1994). Effects of anxiety on eating: Does palatability moderate distress-induced overeating in dieters?. *Journal of Abnormal Psychology*, 103(3), 505.

7   Evers, C., Stok, F., & de Ridder, D. T. D. (2010). Feeding your feelings: Emotion regulation strategies and emotional eating. *Personality and Social Psychology Bulletin*, 36(6), 792–804.

8   Kempton, M. J., Ettinger, U., Foster, R., Williams, S. C., Calvert, G. A., Hampshire, A. & Smith, M. S. (2011). Dehydration affects brain structure and function in healthy adolescents. *Human brain mapping, 32*(1), 71–79.
9   Richter, M. (2016). Kaffee Teil 1. *Ernährungs-Umschau, 05*, S. 17–20.
10 Richter, M. (2016). Kaffee Teil 2. *Ernährungs-Umschau, 09*, S. 33–36.
11 Richter, M. (2017). Kaffee Teil 3. *Ernährungs-Umschau, 04*, S. 13–16.
12 Deutsche Gesellschaft für Ernährung e.V. (2005). Ist Kaffee ein „Flüssigkeitsräuber"? *DGE-aktuell*, 01.
13 Chow, H. S., & Hakim, I. A. (2011). Pharmacokinetic and chemoprevention studies on tea in humans. *Pharmacological research, 64*(2), 105–112.
14 Mann, K. et al. (2016). *S3-Leitlinie „Screening, Diagnose und Behandlung alkoholbezogener Störungen".* [Hrsg.: Arbeitsgemeinschaften der Wissenschaftlichen Medizinischen Fachgesellschaften (AWMF), Deutsche Gesellschaft für Psychiatrie und Psychotherapie, Psychosomatik und Nervenheilkunde (DGPPN), Deutsche Gesellschaft für Suchtforschung und Suchttherapie e.V. (DG-SUCHT)]. Verfügbar unter [abgerufen am 22.07.2019]: https://www.awmf.org/uploads/tx_szleitlinien/076-001l_S3-Leitlinie_Alkohol_2016-02.pdf
15 Sellerberg, U. (2010) Lebenswichtige oder schädliche Fette. *Pharmazeutische Zeitung*, 01.
16 Eder, K. (2012). *Butterstudie der Universität Gießen.* [Universität Gießen]. Verfügbar unter [abgerufen am 22.07.2019]: https://www.blmedien.de/mediadb/57088826/57088827/butterstudie.pdf
17 Deutsche Gesellschaft für Ernährung (Hrsg.) (2016): *trans-Fettsäuren und ihr Einfluss auf die Gesundheit Teil 1 – Entstehung und Vorkommen.* [DGEinfo Teil 1, 05, 66–68]. Verfügbar unter [abgerufen am 22.07.2019]: https://www.dge.de/wissenschaft/weitere-publikationen/fachinformationen/trans-fettsaeuren/
18 Deutsche Gesellschaft für Ernährung (Hrsg.) (2016): *trans-Fettsäuren und ihr Einfluss auf die Gesundheit Teil 2 – Entstehung und Vorkommen.* [DGEinfo Teil 2, 06, 86–88]. Verfügbar unter [abgerufen am 22.07.2019]: https://www.dge.de/wissenschaft/weitere-publikationen/fachinformationen/trans-fettsaeuren/
19 Bundesamt für Strahlenschutz (Hrsg.) (2018): *Natürliche Radioaktivität in der Nahrung.* Verfügbar unter [abgerufen am 22.07.2019]: http://www.bfs.de/DE/themen/ion/umwelt/lebensmittel/radioaktivitaet-nahrung/radioaktivitaet-nahrung_node.html
20 Deutsche Gesellschaft für Ernährung (DGE), Österreichische Gesellschaft für Ernährung (ÖGE), Schweizerische Gesellschaft für Ernährungsforschung (SGE), Schweizerische Vereinigung für Ernährung (SVE) (Hrsg.) (2018). *Referenzwerte für die Nährstoffzufuhr* (4. Aufl.). Umschau Verlag.
21 Kusche-Vihrog, K & Oberleithner, H. (2012). Ein neues Konzept zum Verständnis der vaskulären Salzsensitivität, *Nephro-News, 14*(5/12).
22 Lewis III. J.L. (2016). *Hyperphosphatämie.* [MSD Manual]. Verfügbar unter [abgerufen am 22.07.2019]: https://www.msdmanuals.com/de-de
23 Lachner, C., Steinle, N. I., & Regenold, W. T. (2012). The neuropsychiatry of vitamin B12 deficiency in elderly patients. *The Journal of neuropsychiatry and clinical neurosciences, 24*(1), 5–15.
24 Van den Heuvel, M. (2018) Gesundheit im Wandel der Zeit. *Pharmazeutische Zeitung pta Forum*, (09).
25 Obeid, R. et al. (2015). *Folate Status and health: challenges and opportunities.* [Arbeitskreis Folsäure und Gesundheit (Hrsg.)]. Verfügbar unter [abgerufen am 22.07.2019]: https://asbh.de/download/fachbeitraege/wissenschaftliche_tagung/2015/Cremer_Folsaeure.pdf

26 Beck, A, Weber, A. (2011) *Hefeextrakte in ökologischen Lebensmitteln – Wertvolle Zutat oder Geschmacksverstärker*. [Büro Lebensmittelkunde & Qualität Bad Brückenau]. Verfügbar unter [abgerufen am 22.07.2019]: https://aoel.org/wp-content/uploads/2016/10/Fachartikel_Hefeextrakt_110527.pdf

27 Robert-Koch-Institut (2008). *Oxidativer Stress und Möglichkeiten seiner Messung aus umweltmedizinischer Sicht.* [Bundesgesundheitsblatt-Gesundheitsforschung-Gesundheitsschutz, 51:1464–1482 Springer Medizin Verlag].

28 ATBC Cancer Prevention Study Group. (1994). The alpha-tocopherol, beta-carotene lung cancer prevention study: design, methods, participant characteristics, and compliance. *Annals of epidemiology*, 4(1), 1–10.

29 Verordnung (EG) Nr. 1924/2006 Nährwert- und Gesundheitsbezogene Angaben über Lebensmittel

30 Peters. A. (2011). *Das egoistische Gehirn.* (2. Aufl .). Ullstein Verlag

31 Guo-Chong, C. et al. (2019). *Association between regional body fat and cardiovascular disease risk among postmenopausal women with normal BMI.* [European Heart Journal ehz 391]. Verfügbar unter [abgerufen am 22.07.2019]: https://doi.org/10.1093/eurheartj/ehz391

32 Vester, F. (2003). *Phänomen Stress – Wo liegt sein Ursprung, warum ist er lebenswichtig, wodurch ist er entartet* (18. Aufl.). dtv Verlag.

33 Link Verbraucherzentrale: https://www.verbraucherzentrale.de/klartext-nahrungsergaenzung

34 Burgerstein, U. P., Schurgast, H., & Zimmermann, M. B. (2018). *Handbuch Nährstoffe: Vorbeugen und heilen durch ausgewogene Ernährung: Alles über Vitamine, Mineralstoffe und Spurenelemente.* Georg Thieme Verlag.

3 Natur

1 Wilson, E.O. (2001). *Des Lebens ganze Fülle: Eine Liebeserklärung an die Wunder der Natur.* Classen Verlag.

2 Arvay, C.G (2016). *Der Biophilia-Effekt: Heilung aus dem Wald.* Ullstein Verlag

3 Ulrich, R.S. (1984). View through a window may influence recovery from surgery. *Science*, 224(4647), 420–1.

4 Schimmel, K.C. (Hrsg.) (1986). *Lehrbuch der Naturheilverfahren* (Band I). Hippokrates Verlag.

5 Michalsen, A (2017). *Heilen mit der Kraft der Natur.* Insel Verlag.

6 Bircher-Benner, M (1984). *Ordnungsgesetze des Lebens als Wegweiser zur echten Gesundheit.* (Unveränderte Neuausgabe). Bircher-Benner: Bad Homburg v.d.H.

7 Gillert, O. (1990). *Hydrotherapie und Balneotherapie: Theorie und Praxis.* München: Pflaum Verlag.

8 Wichtl, M. (Hrsg.) (2016). *Wichtl-Teedrogen und Phytopharmaka – ein Handbuch für die Praxis* (6. Aufl.). Stuttgart: Wissenschaftliche Verlagsgesellschaft.

9 Mohr,K. (1994). *Naturheilkunde für den Alltag.* Buchverlag der reform-Rundschau.

10 de Oliveira D.R., Leitão S.G. (2016) Fortifier, Tonic, and Rejuvenating Plants and the Adaptogen Concept. In: Albuquerque U., Nóbrega Alves R. (eds) Introduction to Ethnobiology. Springer, Cham.

11 Committee on herbal medicine products (HMPC). (2004). The Committee on Herbal Medicinal Products (HMPC) is the European Medicines Agency's (EMA) committee responsible for compiling and assessing scientific data on herbal substances, preparations and combinations, to support the harmonisation of the European market.

12 European Scientific Cooperative on Phytotherapy (ESCOP). (1989). Umbrella organisation representing national herbal medicine or phytotherapy societies across Europe

13 Kasper, S., & Dienel, A. (2012). Rhodiola-rosea-Extrakt in der Behandlung von Stress-Symptomen. *Zeitschrift für Phytotherapie, 33*(S 01), P18.
14 Klauck, G. (2205). Schisandrafrüchte (Wuweizi). *Pharmazeutische Zeitung*. GOVI-Verlag.
15 Marschall, J. et al. (2019). *DAK-Gesundheitsreport 2019* [IGES Institut GmbH]. Verfügbar unter [abgerufen am 22.07.2019]: https://www.dak.de/dak/download/dak-gesundheitsreport-2019-sucht-pdf-2073718.pdf
16 Schaeffer, M. (2017). Phytotherapie für einen erholsamen Schlaf. *Naturheilkunde Journal* 17(02), S. 12–14.
17 Wendt, C. (2018). Weißdorn ist Arzneipflanze des Jahres 2019. *Pharmazeutische Zeitung*, 18(20).
18 Vlachojannis, J., & Chrubasik-Hausmann, S. (2018). Knoblauch zur Gesunderhaltung. *Zeitschrift für Phytotherapie, 39*(05), 216–220.
19 Häuser, W., Marschall, U. & Grobe, T. (2019). Häufigkeit, Komorbiditäten, Versorgung und Kosten des Reizdarmsyndroms. *Deutsches Aerzteblatt*, 116(27–28).
20 Meyer, E-A. (2010). Phytotherapie – die richtige Mischung für den Magen. Pharmazeutische Zeitung. *pta Forum Ausgabe*, 10(3).

4 Entspannung und Regeneration

1 Shainna, A. (2019). Is Self-Care just a trend? Selfcare has increased popularity, but will it last? Psychology Today, posted Jan 22,2019
2 Kabat-Zinn, J. (1990). *Full catastrophe living: Using the wisdom of your body and mind to face stress, pain and illness*. New York: Delacorte.
3 Nilsson, H., & Kazemi, A. (2016). Reconciling and thematizing definitions of mindfulness: The big five of mindfulness. *Review of General Psychology, 20(2), 183–193.*
4 *Grossman, P., Niemann, L., Schmidt, S., & Walach, H. (2004).* Mindfulness-based stress reduction and health benefits: A meta-analysis. *Journal of Psychosomatic Research.*
5 Chiesa, A., & Serretti, A. (2009). Mindfulness-Based Stress Reduction for Stress Management in Healthy People: A Review and Meta-Analysis. *The Journal of Alternative and Complementary Medicine, 15*(5), 593–600.
6 Khoury, B., Sharma, M., Rush, S. E., & Fournier, C. (2015). Mindfulness-based stress reduction for healthy individuals: A meta-analysis. *Journal of Psychosomatic Research.*
7 Löhmer, C., Standhardt, R. (2014). *MBSR Die Kunst das ganze Leben zu umarmen. Einübung in Stressbewältigung und Achtsamkeit.* Fachbuch Klett-Cotta
8 Kabat-Zinn, J (2019). Gesund durch Meditation. Fachbuch Droemer/Knaur
9 Schultz, J. H. (2003). *Das autogene Training: konzentrative Selbstentspannung; Versuch einer klinisch-praktischen Darstellung.* Georg Thieme Verlag.
10 Jacobson, E. (1990): *Entspannung als Therapie. Progressive Relaxation in Theorie und Praxis* (7. Aufl.). Stuttgart: Klett–Cotta.
11 Ohm, D. (1994): *Entspannungstraining – Forschungsergebnisse und praktische Erfahrungen zu Autogenem Training, Progressiver Relaxation und Anwendungskombinationen.* In: Zielke, M.; Sturm, J. (Hrsg.): Handbuch der stationären Verhaltenstherapie. Weinheim: Psychologie Verlags Union, 378–394
12 Grawe K, Donati R, Bernauer F. (1994) Psychotherapie im Wandel. Göttingen: Hogrefe 1994
13 Haus, K.-M. et al. (2016). *Praxisbuch Biofeedback und Neurofeedback.* Springer Verlag 2. Aufl.
14 Häuser, W., Hagl, M., Schmierer, A., Hansen, E.(2016). Wirksamkeit, Sicherheit und Anwendungsmöglichkeiten medizinischer Hypnose. Deutsches Ärzteblatt, Jg. 113, Heft 17, S. 289–296

V ERKENNTNIS

1. Lazarus, R.S. (1966). *Psychological stress and the coping process*. New York: McGaw Hill
2. Matheny, K. B., Curlette, W. L.,Aycock, D.W., Pugh, J. L.,& Taylor,H. F. (1987). *The coping resources inventory for stress*. Atlanta: Health Prisms
3. Matud, M. P. (2004). Gender differences in stress and coping styles. *Personality and Individual Differences, 37*(7), 1401–1415.
4. Garnefski, N., & Kraaij, V. (2006). Relationships between cognitive emotion regulation strategies and depressive symptoms: A comparative study of five specific samples. *Personality and Individual Differences, 40*(8), 1659–1669.
5. Dweck, C. S. (2008). Can Be Personality The Role of Beliefs in Personality Changed? and Change. *Current Directions in Psychological Science, 17*(6), 391–394.
6. Dweck, C.S. (1999). *Self-theories: Their role in motivation, personality and development*. Philadelphia: Taylor and Francis/Psychology Press.
7. Aronson, J., Fried, C., & Good, C. (2002). Reducing the effects of stereotype threat on African American college students by shaping theories of intelligence. *Journal of Experimental Social Psychology, 38*, 113–125.
8. Fredrickson, B. L. (2001). The Role of Positive Emotions in Positive Psychology. *American Psychologist, 56*(3), 218–226.
9. Diener, E., Sandvik, E., & Pavot, W. (1991). Happiness is the frequency, not the intensity, of positive versus negative affect. In F. Strack (Hrsg.), *Subjective well-being: An interdisciplinary perspective* (S. 119–139). Oxford, England: Pergamon Press. Dolhinow
10. Childre, D., & Martin, H. (2000). *Die Herzintelligenz-Methode. Grundlagen, Anwendungen, Perspektiven*, Kirchzarten bei Freiburg: VAK.
11. Neff, K. (2003). Self-Compassion: An Alternative Conceptualization of a Healthy Attitude toward Oneself. *Self and Identity, 2*, 85–101.
12. Curran, T., & Hill, A. P. (2017). Perfectionism Is Increasing Over Time: A Meta-Analysis of Birth Cohort Differences From 1989 to 2016. *Psychological Bulletin*.
13. Kasser, T., Ryan, R. M., Couchman, C. E., & Sheldon, K. M. (2004). Materialistic values: Their causes and consequences. In T. Kasser & A. D. Kanfer (Hrsg.), *Psychology and consumer cultures: The struggle for a good life in a materialistic world* (S. 11–28). Washington, DC: American Psychological Association.
14.
    - De Botton, A. (2004). *Status anxiety*. New York, NY: Pantheon.
    - Marmot, M. (2004). Status syndrome. *Significance, 1*(4), 150–154.
    - Scott, K., Martin, D. M., & Schouten, J. W. (2014). Marketing and the new materialism. *Journal of Macromarketing, 34*, 282–290.
15. Eckersley, R. (2006). Is modern Western culture a health hazard? *International Journal of Epidemiology, 35*, 252–258.
16. Breines, J. G., & Chen, S. (2012). Self-compassion increases self-improvement motivation. *Personality and Social Psychology Bulletin, 38*(9), 1133–1143.
17. Neff, K. D., Hsieh, Y. P., & Dejitterat, K. (2005). Self-compassion, achievement goals, and coping with academic failure. *Self and identity, 4*(3), 263–287.
18. Neely, M. E., Schallert, D. L., Mohammed, S. S., Roberts, R. M., & Chen, Y. J. (2009). Self-kindness when facing stress: The role of self-compassion, goal regulation, and support in college students' well-being. *Motivation and Emotion, 33*(1), 88–97.
19. Adams, C. E., & Leary, M. R. (2007). Promoting self-compassionate attitudes toward eating among restrictive and guilty eaters. *Journal of social and clinical psychology, 26*(10), 1120–1144.
20. Kelly, A. C., Zuroff, D. C., Foa, C. L., & Gilbert, P. (2010). Who benefits from training in self-compassionate self-regulation? A study of smoking reduction. *Journal of Social and Clinical Psychology, 29*(7), 727–755.

21 Magnus, C. M., Kowalski, K. C., & McHugh, T. L. F. (2010). The role of self-compassion in women's self-determined motives to exercise and exercise-related outcomes. *Self and identity*, 9(4), 363–382.
22 Rockliff, H., Gilbert, P., McEwan, K., Lightman, S., & Glover, D. (2008). A pilot exploration of heart rate variability and salivary cortisol responses to compassion-focused imagery. *Clinical Neuropsychiatry: Journal of Treatment Evaluation*.
23 Prior, M. (2002). *MiniMax-Interventionen*. Heidelberg: Carl-Auer-Systeme Verlag

VI SOZIALES

1 Cacioppo, J.T. & Patrick, W. (2008). Loneliness. Human nature and the need for social connection. New York, NY: W.W. Norton & Company
2 Hennessy, M. B., Kaiser, S., & Sachser, N. (2009). Social buffering of the stress response: Diversity, mechanisms, and functions. *Frontiers in Neuroendocrinology*, 30(4), 470–482.
3 Luria, Gil; Torjman, A. (2009). Resources and coping with stressful events. *Journal of Organisational Behavior*, 30, 685–707.
4 Uvnäs-Moberg, K., & Petersson, M. (2005). Oxytocin, ein Vermittler von Antistress, Wohlbefinden, sozialer Interaktion, Wachstum und Heilung. *Zeitschrift Für Psychosomatische Medizin Und Psychotherapie*, 51(1), 57–80.
5 Deutscher Bundestag (2019): *Einsamkeit und die Auswirkung auf die öffentliche Gesundheit*. [Deutscher Bundestag, Drucksache 19/10456] Verfügbar unter [abgerufen am 26.07.2019] http://dip21.bundestag.de/dip21/btd/19/104/1910456.pdf
6 Schröder, L. (2019). *Endstation Einsamkeit – Essay zu gesellschaftlichem Problem*. [RP Online]. Verfügbar unter [abgerufen am 26.07.2019]: https://rp-online.de/panorama/deutschland/essay-warum-einsamkeit-eine-folge-unserer-gesellschaftlichen-entwicklung-ist_aid-39129449
7 Jetten, J., Haslam, C., Haslam, S. A., & Branscombe, N. R. (2009). The social cure. *Scientific American Mind*, 20(5), 26–33.
8 Holt-Lunstad, J., Smith, T. B., & Layton, J. B. (2010). Social relationships and mortality risk: a meta-analytic review. *PLoS medicine*, 7(7), e1000316.
9 Putnam, R. D. (2000). *Bowling alone: America's declining social capital*. In Culture and politics (S. 223–234). Palgrave Macmillan, New York.
10 Boden-Albala, B., Litwak, E., Elkind, M. S. V., Rundek, T. M. D. P., & Sacco, R. L. (2005). Social isolation and outcomes post stroke. *Neurology*, 64(11), 1888–1892.
11 Spitzer, M. (2018). *Einsamkeit – die unerkannte Krankheit: schmerzhaft, ansteckend, tödlich*. Droemer eBook.
12 Han, B. C. (2014). *Duft der Zeit: ein philosophischer Essay zur Kunst des Verweilens*. transcript Verlag.
13 Bowlby, J. Attachment and loss: Vol. 1. Attachment. New York: Basic Books, 1969.
Bowlby, J. Attachment and loss: Vol. 2. Separation: Anxiety and anger. New York: Basic Books, 1973.
14 Ainsworth, M. D. S., Blehar, M. C., Waters, E., & Wall, S. N. (2015). *Patterns of attachment: A psychological study of the strange situation*. Psychology Press.
15 Ainsworth, M. S. (1979). Infant-mother attachment. *American psychologist*, 34(10), 932.
16 Kildare, C. A., & Middlemiss, W. (2017). Impact of parents mobile device use on parent-child interaction: A literature review. *Computers in Human Behavior*, 75, 579–593.
17 Harmon, E., & Mazmanian, M. (2013, April). Stories of the smartphone in everyday discourse: Conflict, tension & instability. In *Proceedings of the SIGCHI conference on human factors in computing systems* (pp. 1051e1060).

18 Haslam, S.A., Jetten, J., Postmes, T., & Haslam, C. (2009). Social identity, health and well-being: An emerging agenda for applied psychology. *Applied Psychology: An International Review*, 58, 1–23.

19 Tajfel, H., & Turner, J. C. (1979). The social identity theory of intergroup conflict. *The Social Psychology of Intergroup relations*. Brooks/Cole, Monterey, CA, 188–204.

20 Turner, J. C., Oakes, P. J., Haslam, S. A., & McGarty, C. (1994). Self and collective: Cognition and social context. *Personality and social psychology bulletin*, 20(5), 454–463.

21 Fowler, J. H., & Christakis, N. A. (2009). Dynamic spread of happiness in a large social network: Longitudinal analysis over 20 years in the Framingham Heart Study. *BMJ (Online)*, 338(7685), 23–26.

22 Beetz, A. (2019). Tierische Therapeuten. *Apotheken Umschau* (B 02), 11–19.

23 Bültmann, S. & Sobottka, A. (2017). Tiergestützte Therapien und Psychotraumafolgestörungen. *Trauma-Zeitschrift für Psychotraumatologie und ihre Anwendungen–Schwerpunkt Tiergestützte Traumatherapie* (15).

24 Von Thun, F. S. (2013). *Miteinander reden 1: Störungen und Klärungen: Allgemeine Psychologie der Kommunikation* (Vol. 1). Rowohlt Verlag GmbH.

25 Han, B. C. (2015). *Müdigkeitsgesellschaft*. Matthes & Seitz Berlin Verlag.

26 Nyland, R., Marvez, R., & Beck, J. (2007, February). MySpace: Social networking or social isolation. In *AEJMC Midwinter Conference* (pp. 23–24).

27 Chen, Yixin; Bello, Richard, S. (2017). Does Receiving or Providing Social Support on Facebook Influence Life Satisfaction – Stress as Mediator and Self-Esteem as Moderator. *International Journal of Communication*, 11, 2926–2939.

28 Seidman, G. (2013). Self-presentation and belonging on Facebook: How personality influences social media use and motivations. Personality and Individual Differences, 54(3), 402–407.

29 Sriwilai, K., & Charoensukmongkol, P. (2016). Face it, don't Facebook it: impacts of social media addiction on mindfulness, coping strategies and the consequence on emotional exhaustion. *Stress and Health*, 32(4), 427–434.

30 Alter, A. (2018). *Unwiderstehlich: der Aufstieg suchterzeugender Technologien und das Geschäft mit unserer Abhängigkeit*. eBook Berlin Verlag.

Tabellen- und Abbildungsverzeichnis

Abbildungen

S. 18	Abbildung 1	Stressevolution
S. 20	Abbildung 2	Allgemeines Adaptationssyndrom
S. 23	Abbildung 3	Das Anforderungs-Kontroll-Modell in Anlehnung an Karasek (1979)
S. 24	Abbildung 4	Salutogenese-Modell
S. 26	Abbildung 5	Das Transaktionale Stressmodell in Anlehnung an Lazarus (1984)
S. 27	Abbildung 6	Das Modell der Gratifikationskrisen in Anlehnung an Siegrist (1996)
S. 30	Abbildung 7	Klassischer Teufelskreis bei Stress
S. 32	Abbildung 8	Die Achsen der Stressreaktion
S. 35	Abbildung 9	Stressphysiologie als Feuerwehreinsatz
S. 40	Abbildung 10	Adrenalinwirkungen auf die Organe
S. 42	Abbildung 11	Cortisolspiegel im Tagesverlauf
S. 45	Abbildung 12	Cortisol im Überschuss
S. 48	Abbildung 13	Das 12 Phasen-Modell in Anlehnung an Freudenberger und North (1994)
S. 60	Abbildung 14	S\MOVES-Kreis
S. 64	Abbildung 15	S\MOVES-Kreis Beispielauswertung
S. 72/73	Abbildung 16	Traumberufe
S. 77	Abbildung 17	Stufen des Transtheoretischen Veränderungsmodells
S. 78	Abbildung 18	Elemente der Verhaltensänderung
S. 94	Abbildung 19	Optimaler Tagesrhythmus
S. 100	Abbildung 20	Von der Vision zur Tagesplanung
S. 103	Abbildung 21	Das Eisenhower Prinzip
S. 104	Abbildung 22	Die ALPEN-Methode
S. 106	Abbildung 23	Paretoprinzip
S. 110	Abbildung 24	Der Sägeblatteffekt
S. 122	Abbildung 25	Teufelskreis Stress und Lebensstil
S. 130	Abbildung 26	Das Prinzip der Superkompensation
S. 137	Abbildung 27	Die Herzfrequenzvariabilität
S. 139	Abbildung 28	Laktat-Leistungsdiagnostik
S. 142	Abbildung 29	Die Bewegungspyramide
S. 154	Abbildung 30	Fettsäurenkette
S. 156	Abbildung 31	Fettsäuregehalte in Ölen
S. 162	Abbildung 32	Der Citratzyklus
S. 170	Abbildung 33	Androide und gynoide Fettverteilung
S. 174	Abbildung 34	Mineralstoffe intra- und extrazellulär
S. 201	Abbildung 35	Big Five der Achtsamkeit
S. 254	Abbildung 36	Natürliche und unnatürliche Netzwerke
S. 257	Abbildung 37	Soziale Beziehungen. Das soziale Atom nach J.L. Moreno

Tabellen

S. 31	Tabelle 1	Stressreaktionsmuster
S. 36/37	Tabelle 2	Sympathikus und Parasympathikus
S. 43	Tabelle 3	Wirkungen des Cortisol
S. 43	Tabelle 4	Konzentration des Cortisol zur Bewertung des Stresslevels
S. 44	Tabelle 5	Auswirkungen von Cortisolmangel und -überschuss
S. 46	Tabelle 6	Stressauswirkungen
S. 50	Tabelle 7	Stress nach Altersgruppen
S. 67	Tabelle 8	Diagnostik: medizinische Parameter
S. 97	Tabelle 9	Verhaltensdimensionen des Zeitmanagement
S. 98	Tabelle 10	Umgang mit der Zeit
S. 129	Tabelle 11	Die 10 Regeln der Sportärzte
S. 131	Tabelle 12	Die 5 Säulen der Fitness
S. 132	Tabelle 13	Die Borg-Skala
S. 134	Tabelle 14	Energieverbrauch verschiedener Aktivitäten
S. 135	Tabelle 15	Intensitätsbereiche der maximalen Herzfrequenz nach Hottenrott
S. 136	Tabelle 16	Berechnung der maximalen Herzfrequenz nach Froboese
S. 144	Tabelle 17	Analyse von Timos Fast-food-Ernährungstag
S. 146	Tabelle 18	Stress und Nährstofferhöhung in Anlehnung an Eichinger & Hoffmann (2014)
S. 157	Tabelle 19	Die Fettampel
S. 160	Tabelle 20	Mengenelemente und Stress
S. 161	Tabelle 21	Spurenelemente und Stress
S. 164	Tabelle 22	B-Vitamine und Stress
S. 168	Tabelle 23	Einkaufsliste von Superfood gegen Stress
S. 172	Tabelle 24	Nahrungsergänzungsmittel – Referenzwerte bei Stress
S. 190	Tabelle 25	Unterschiede in der Kennzeichnung von Lebensmitteln zu Arzneimitteln
S. 198	Tabelle 26	Regenerationsmaßnahmen
S. 218	Tabelle 27	Förderliche Ressourcen im Umgang mit Stress
S. 229	Tabelle 28	Innere Antreiber

Impressum

© 2021 Bernd Küllenberg und Janna Küllenberg

Originaltitel:
S\MOVES – Umdenken im Stress

Für diese Ausgabe:
© 2021 Bernd Küllenberg und Janna Küllenberg
Eigenverlag

Alle Rechte vorbehalten.

ISBN: 978-3-00-067635-2

Autoren:
Bernd Küllenberg
Janna Küllenberg

Gestaltung und Satz:
Alexandra Ludwig

Illustrationen:
Martin Armbruster
für blickpunkt x, Köln
www.blickpunkt-x.de

Lektorat:
Lisa Duhme

Druck und Bindung:
LOCHER Print + Medien GmbH, Lohmar

1. Auflage 2021